U0216573

福建省碘缺乏病防控与实践

主编 ● 陈志辉　张远天

厦门大学出版社
XIAMEN UNIVERSITY PRESS
国家一级出版社
全国百佳图书出版单位

图书在版编目（CIP）数据

福建省碘缺乏病防控与实践 / 陈志辉，张远天主编.

厦门 ：厦门大学出版社，2025. 3. -- ISBN 978-7-5615-9703-3

Ⅰ. R591.1

中国国家版本馆 CIP 数据核字第 2025GR8817 号

责任编辑 杨红霞

美术编辑 李嘉彬

技术编辑 许克华

出版发行 厦门大学出版社

社 址 厦门市软件园二期望海路 39 号

邮政编码 361008

总 机 0592-2181111 0592-2181406(传真)

营销中心 0592-2184458 0592-2181365

网 址 http://www.xmupress.com

邮 箱 xmup@xmupress.com

印 刷 厦门市明亮彩印有限公司

开 本 787 mm×1 092 mm 1/16

印 张 12.75

插 页 2

字 数 296 千字

版 次 2025 年 3 月第 1 版

印 次 2025 年 3 月第 1 次印刷

定 价 48.00 元

厦门大学出版社
微信二维码

厦门大学出版社
微博二维码

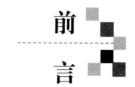

前言

　　碘缺乏病是由于自然环境碘缺乏使机体摄入碘不足从而影响人体生长发育的一种地方病。除地方性甲状腺肿(俗称"大脖子")和地方性克汀病(以呆、小、聋、哑、瘫为主要症状)两种典型临床表现外,缺碘最主要的危害是影响胎儿的脑发育,导致儿童的智力和体格发育迟滞或永久性障碍,造成病区人群的智力、体格损害。正因为如此,世界卫生组织、联合国儿童基金会和各成员国致力于实现消除碘缺乏病,我国政府采取了普遍化食盐加碘的措施。

　　福建省是历史上地方病流行较为严重的省份之一,全省83个县(市、区)和平潭综合实验区曾不同程度存在碘缺乏病的流行。据1976年和1988年两次调查,福建省54个县(市、区)被确定为碘缺乏病区。1995年全省范围内开展的碘缺乏病流行病学调查,进一步证实了历史上认为"非病区"的沿海县(市、区)同样存在碘营养不足的公共卫生问题。1995年后省政府决定在全省范围内开展供应碘盐工作。在省委、省政府的重视下,经过各级政府、各有关部门和单位以及广大地方病防治工作者的共同努力,通过实施以食盐加碘为主的综合防治措施,福建省碘缺乏病防治工作取得显著成效。2000年福建省实现了基本消除碘缺乏病的阶段目标。2010年,福建省在省级水平上实现消除碘缺乏病的阶段目标,96.4%的县(市、区)实现消除碘缺乏病阶段目标。2020年,三年攻坚终期评估结果显示,福建省84个县(市、区)保持消除碘缺乏病状态,全省人群碘营养水平总体处于适宜状态。

　　本书全面系统地展示了福建省碘缺乏病流行情况、防控历程、防治项目、科学研究、健康教育和所取得的成果,尊重史实,力求重现历程。回顾福建省碘缺乏病防控历程,所取得的成果是来之不易的,离不开各级党政部门的领导和广大人民群众的大力支持,离不开各相关部门的密切配合,离不开各级卫生健康行政部门的领导和业务指导,离不开一代代不为名、不为利、付出辛勤汗水的地方病防治工作者,他们把自己的智慧和精力都献给了地方病防治事业,为福建省消除碘缺乏病作出了不可磨灭的贡献。在此,向奋斗在地方病防控一线的各位防治工作者表示崇高的敬意和诚挚的谢意!

由于时间仓促,书中难免有疏漏及错误之处,恳请读者批评、指正。

陈志辉　　张远天

2024 年 7 月

目 录

第一章　防控历程 ·· 1

    第一节　福建省碘缺乏病防控历程 ·· 1

    第二节　南平市碘缺乏病防治历程 ·· 23

    第三节　厦门市碘缺乏病防治历程 ·· 30

第二章　防治项目 ··· 39

    第一节　1999 年福建省居民用户碘盐监测试点研究报告 ················· 39

    第二节　1999—2005 年福建省碘缺乏病综合干预项目总结报告 ········ 46

    第三节　2009 年福建省沿海地区居民碘营养状况调查报告 ············· 61

    第四节　福建省碘盐监测工作回顾(1983—2012 年) ······················ 71

    第五节　福建省新标准碘盐试点项目总结报告(2012—2013 年) ········ 77

    第六节　实施有效碘干预对儿童智力和精神运动影响的系列研究

              (2002—2004 年) ·· 90

    第七节　消除碘缺乏病评价体系指标的再构建与应用(2021—2023 年)

              ·· 95

    第八节　福建省水源性高碘危害防治与实践(1986—2008 年) ··········· 108

第三章　防治监测 ··· 117

    第一节　1999 年福建省碘缺乏病病情监测分析 ····························· 117

    第二节　福建省 2000 年碘盐监测结果分析 ································· 119

    第三节　2001 年福建省碘缺乏病病情监测分析 ····························· 122

    第四节　福建省 2002 年碘盐监测结果分析 ································· 124

    第五节　2003 年福建省碘缺乏病病情监测分析 ····························· 127

    第六节　2005 年福建省碘缺乏病病情监测分析 ····························· 130

第七节　福建省 2005 年"盐民自用盐"监测结果分析 ·················· 133

第八节　2006 年福建省碘缺乏病病情监测分析 ······················ 137

第九节　福建省 2007 年碘盐监测结果分析 ·························· 140

第十节　福建省碘缺乏病高危地区监测报告 ·························· 142

第十一节　福建省 2012 年居民户碘盐监测报告 ······················ 145

第十二节　2014 年福建省重点人群碘营养及相关健康状况调查报告 ··· 148

第十三节　福建省 2014 年碘盐监测报告 ···························· 153

第十四节　2016 年福建省碘缺乏病监测报告 ························ 156

第十五节　2017 年度福建省生活饮用水水碘、水氟含量报告 ·········· 159

第十六节　2017 年福建省碘缺乏病监测报告 ························ 162

第十七节　2018 年福建省碘缺乏病监测报告 ························ 165

第十八节　2019 年福建省碘缺乏病监测报告 ························ 169

第十九节　2020 年福建省碘缺乏病监测报告 ························ 172

第二十节　2021 年福建省碘缺乏病监测报告 ························ 175

第二十一节　2022 年福建省碘缺乏病监测报告 ······················ 178

第二十二节　碘盐新标准实施前后诏安县碘盐监测结果分析 ·········· 181

第二十三节　2013—2022 年诏安县重点人群碘营养状况分析 ········ 184

第四章　健康教育 ·· 189

第一节　碘缺乏病宣传日活动 ···································· 189

第二节　重点县碘缺乏病健康教育 ································ 191

附录　科研成果 ·· 193

附录 1　获奖科研成果 ·· 193

附录 2　获奖优秀论文 ·· 195

附录 3　标准制修订 ·· 196

附录 4　专利 ·· 197

▶▶▶ 第一章
防控历程

第一节　福建省碘缺乏病防控历程

　　碘元素是人体不可缺少的营养素,缺乏时机体会出现一系列的障碍。由于机体缺碘的时期、程度不同,机体表现的障碍性质与程度也不同。现在将由于自然环境碘缺乏造成机体碘营养不良所表现的一组疾病和危害,包括地方性甲状腺肿、地方性克汀病、地方性亚临床克汀病,以及碘缺乏导致的流产、早产、死产、先天畸形等统称为碘缺乏病(iodine deficiency disorder,IDD)。

　　地方性甲状腺肿和地方性克汀病是人类最先认识到的两种碘缺乏病表现形式。古籍《山海经》中就有"瘿病"的记载,并认为与水质不好有关;古代医学经典《黄帝内经》将颈部肿物分为"气瘿"与"血瘿"。地方性甲状腺肿简称"地甲病",俗称"大脖子病""粗脖子病",最主要的变化是甲状腺增生、肿大,外观上可由在颈部稍可触及直到颈部变粗,甚至变形。16世纪初,欧洲人开始注意到缺碘的母亲所生的下一代不但可能有甲状腺肿大,而且还可能引起精神发育迟滞、聋哑、身材矮小、瘫痪等障碍,他们称之为地方性克汀病,简称"地克病",俗称"呆小病";20世纪30年代,瑞士医生著书对阿尔卑斯山地区的地克病作了详细的描述;随着研究的深入,人们发现如果长期存在碘摄入不足,机体身心健康就会受到影响,出现一系列的障碍,这种障碍由轻到重犹如一个谱带;1983年,Basil Hetzel教授提出了碘缺乏病的概念。据世界银行调查统计,发展中国家由于包括碘缺乏在内的各种营养不良造成的智力发育障碍、劳动能力丧失、免疫力下降以及疾病等带来的直接损失占国内生产总值的3‰~5‰。因此,碘缺乏病已不单纯是一种疾病,而是关系到社会和经济可持续发展的问题。1990年世界儿童问题首脑会议通过的《儿童生存、保护和发展世界宣言》提出了全球在2000年实现消除碘缺乏病的目标,时任总理李鹏代表我国政府签字进行承诺,1993年国务院召开"中国2000年实现消除碘缺乏病目标动员会",1995年后福建省在全省范围内开展供应碘盐工作。数十年来,在省委、省政府的领导和关怀下,经过全省各有关部门的共同努力,消除碘缺乏病工作取得了突出成绩,以食盐加碘为主的综合防治措施得到全面落实,消除了碘缺乏的危害,一般人群整体处于碘营养适宜的状态。

一、碘缺乏病流行情况

(一)20世纪90年代前碘缺乏病流行情况

福建省位于我国东南沿海,属丘陵地带,亚热带地区,海洋性气候,然在离海岸较远的闽西及西北地区,多山谷,多溪流,居民中有着不同程度的地方性甲状腺肿流行,20世纪50年代以前,没有这方面具体的调查资料。1958年4月,为了摸清病情,创造经验,以便今后在本省各地区全面开展防治工作,以期控制并消灭地方性甲状腺肿在本省的流行,福建省卫生研究所成立了"福建省地方性甲状腺肿防治研究小组",在光泽县华桥乡开展试点调查工作。

华桥乡位于光泽县西北部,系一多山地区。1958年,华桥乡由23个自然村组成,乡有居民704户,人口总数2818人,其中男性1413人,女性1405人,居民主食为大米,喜吃辣椒。当时试点调查2124人,患病1047人,患病率为49.3%;在检查的2124人中,男性1117人,患病率为35%,女性1007人,患病率为65.1%,男女患病比例为1:1.86;在患病1047人中,年龄最小为20个月,最大为72岁,患者年龄多在16~45岁之间。腺肿类型以弥漫型居多,占94.6%,结节型5.4%,未发现囊状型;根据腺肿的大小分为轻度腺肿(+)、中度腺肿(++)、重度腺肿(+++),占比分别为83.5%、13.6%、2.9%;地方性甲状腺肿患者约有20.3%的病例合并有各种不同程度因腺肿压迫周围组织或器官而引起的压迫症状,其中以行动性气急或平时气急最为常见。在这次试点调查地方性甲状腺肿的同时,发现地方性克汀病12例,患病率为0.56%,所发现的12例患者中1例4岁,1例19岁,余者在8~14岁之间。这些患者均有文献上所描述的典型的克汀病临床表现。

1975年10月,根据上级文件精神,福建省卫生防疫站在光泽县召开了"全省地方性甲状腺肿防治方案学习班",布置了在42个山区县(市、区)开展地方性甲状腺肿(以下简称地甲病)普查的工作,从此拉开了我省地甲病普查的序幕。到1976年9月,我省先后在武平、浦城、永春、建宁、屏南等17个县(市、区)85个公社,663个大队,2110个生产队(场)的142万人中调查了117万人,发现甲状腺肿患者105161人,平均发病率为9.0%。此后,调查工作进展缓慢,到1978年6月底,在已开展调查的24个县(市、区)的600万人口中,仅调查了100多万人;另有18个县未开展调查,当时由于病情不清,无法考虑碘盐的普及。为此,1978年7月3日至5日,省卫生防疫站在龙岩县召开了全省地甲病防治工作座谈会,会议发布了《福建省地方性甲状腺肿调查方案(修订稿)》,要求各地组织人力,逐级举办培训班,培训公社卫生院医生、赤脚医生和卫生员,统一认识,统一方法,统一诊断标准,查一片,清一片,各公社调查率要大于总人口的90%。沿海县的山区公社也要进行普查,在1979年春节前保质保量地完成任务。1979年3月,在福建省27个县(市、区)433万人中,普查了300万人,发现甲状腺肿大的患者40万人,肿大率13.3%,甲状腺肿患者22万余人,患病率为7.5%,个别县(市、区)高达10%。1980年在河南辉县全国第一届地甲病学术交流会上讨论并通过了全国统一的诊断标准(即三型四度)和防治工作标准,并要求南方各省全面开展查治工作,这次会议后,我省的地甲病查治工作有了较大的进展。因我省普查时间较长,调查时间不一,分度标准曾采用三度分度法、五度分度法及四度分度法。1981 年省卫生防疫站统一将各地材料按原分度用北办四度分度法进行折算,至此全省先后普查了 55 个县(市、区)8852833 人,普查率88.2%,查出患者 344415 人,总患病率为 3.9%,除沿海的泉州市(今鲤城区)未查出外,其余各县(市、区)均有不同程度的发病,患病率最高的龙岩县(现新罗区)为 22.9%。各县以公社为单位划分病区,共计 183 个,其中属轻病区的(居民患病率在 3%~10%)有 123 个,重病区(居民患病率大于 10%)有 60 个,受危及的有 27 个县(市、区)320 万人,大部分病人分布与武夷山脉、戴云山脉的走向一致。分析 257460 例地甲病患者:Ⅰ度占 77.9%,Ⅱ度占 19.2%,Ⅲ度占 2.4%,Ⅳ度占 0.5%;弥漫型占 95.1%,结节型占 3%,混合型占 1.9%。在 153536 例患者中,男性占 52710 例,女性占 100826 例,男女之比为1∶1.91,从患者的年龄构成看,各年龄组均有发病,大多集中在 29 岁以下年龄组,20 岁以后随着年龄的增长逐渐下降,20 岁以前男性高于女性,20 岁以后女性患者多于男性。到 1982 年 5 月,全省已普查 56 个县(市、区)8891180 人,查出地甲病患者 359041 人,患病率为 4.0%,全省已确定病区公社有 202 个,其中轻病区公社有 142 个,重病区公社有 60 个,波及的县(市、区)有 29 个,计 355.7 万余人,其中光泽、龙岩、崇安、顺昌等四县的公社为病区,全省地甲病的重点地区是龙溪(现漳州市)、建阳(现南平市)、龙岩和三明地区,其次是晋江地区(现泉州市),福州地区在闽清县和永泰县也查出了病区。光泽县发现地方性克汀病患者 188 人,仅该县司前公社就发现克汀病人 43 例,患病率 0.25%,其中男 27 例,女 16 例,年龄最小 5 岁,最大 38 岁,16 岁以上的有 34 例,占 79%,43 例中,有 12 例兄弟姐妹。继之,崇安、邵武、建宁、武平、南靖、龙岩等县(市、区)也发现了克汀病人。

　　据 1985 年统计资料,福建省自 1975 年以来,先后调查了 880 多万人,查出 47 个地甲病区县(市、区),这 47 个病区县(市、区)除福清、长乐两县(市、区)病因不明外,余下的 45 个县(市、区)是三明、南平、龙岩下辖的 28 个县(市、区),和安溪、永春、德化、华安、平和、长泰、南靖、闽清、诏安、漳浦、龙海、云霄、芗城、集美、同安、福安、罗源等 17 个县(市、区),均为缺碘地区;查出 453 个病区乡(镇)(轻病区 287 个、中病区 107 个、重病区 59 个)。病人 84.3 万余人,克汀病患者 546 例,受威胁人口 881.8 万余人。1988 年以后,我省组织力量对部分非地甲病区开展病情复查,本次调查以乡为单位,随机抽取 12~15 个村民小组,每个点检查 100 人以上,被调查县(市、区)有古田、屏南、周宁、寿宁、柘荣、莆田、仙游、永泰及原来只有个别乡(镇)被定为病区的闽清、罗源,通过调查又确认上述前 8 个县(市、区)106 个乡(镇)为病区,地甲病患者达 26 万多人,病区受威胁人口达 300 多万人。

　　通过上述一系列调查,对调查结果综合分析,按照新的行政区划,确定 54 个县(市、区),600 个乡(镇)为碘缺乏病区,有 1500 万人生活在碘缺乏病区,累计发现地克病患者 1100 多人,推算全省地甲病患者达 100 多万例,儿童智力落后者在 100 万~150 万,其中亚克汀病患者为 15 万~20 万例。

(二)全民食盐加碘实施前福建省碘缺乏病流行状况

为了及时了解和掌握福建省碘缺乏病情状况和干预措施的落实情况,同时也为全民食盐加碘措施的实施提供科学依据,1995年5月,根据卫生部新颁发的监测方案,结合我省的实际情况,我省重新修订和下发新的监测方案,该监测方案除保留全国监测方案的主要精神外,还要求各县(含原来所谓的非病区县)均按照容量比例概率抽样法(PPS)开展碘缺乏病流行现状调查。为了保证监测方案的顺利实施,省卫生防疫站在福州市福马酒家召开了1995年度福建省碘缺乏病防治工作会议,这次会议是历年来参加人数最多,规模最大的一次会议。全省各县(市、区)均派代表参加,其中半数以上为各县(市、区)卫生防疫站的主要领导,会上,各代表就省卫生厅将要下发的监测方案作了说明和讲解。同年5月,在省卫生防疫站举办尿碘检测技术研讨班,各市及部分县卫生防疫站的实验检测人员参加了培训,本次研讨班同时也是师资培训班。在此之后,三明、龙岩、南平、宁德、莆田、泉州、漳州、福州等地(市)的卫生防疫站受省卫生防疫站的委托,分别举办了辖区各县卫生防疫站检测人员培训班;紧接着在5月底,省卫生防疫站在长乐市举办了专业技术人员培训班,统一思想、统一认识;上述各项培训班的举办,在质量上保证了1995年病情现状调查任务的圆满完成。

1.省级水平碘缺乏病流行概况

1995年4—7月,省卫生防疫站根据卫生部颁发的全国碘缺乏病监测方案的精神,组织开展病情监测工作,监测指标有碘盐合格率、儿童甲状腺肿大率(以下简称甲肿率)、尿碘等。监测以县(市、区)为单位,按PPS从全省81个县(市、区)中抽取30个,再根据单纯随机抽样原则抽取一所小学40名8~10岁儿童,碘盐检测采用直接滴定法,尿碘检测用酸消化法。

本次调查共检1226名8~10岁儿童,甲肿率29.5%,其95%可信区间为27.0%~32.2%,检测357名儿童尿样,其尿碘中位数为111.8 $\mu g/L$,检测1179份儿童家中的盐样,盐碘中位数为19.3 mg/kg,碘盐合格率44.6%(碘盐合格标准为用户盐碘含量≥20 mg/kg)。为了更好地对病情监测结果进行分析,进一步将这30个县(市、区)分为三组:一组是原来定为所谓的非病区且未供应碘盐的沿海县(市、区),共10个,简称沿海组;一组是已供应碘盐未达到基本控制碘缺乏病的病区县(市、区),共8个,简称未控制组;一组是已基本控制碘缺乏病的病区县(市、区),共12个(基本控制标准按当时卫生部有关文件判定,人群甲肿患病率轻、中、重病区分别小于3%、5%、8%或7~14岁儿童甲肿率小于20%),简称已控制组。从结果来看:第一,沿海组412名被检儿童中甲肿率为24.3%,114名儿童尿碘中位数仅为58.8 $\mu g/L$;第二,已控制组的儿童甲肿率为29.1%(143/492),低于未控制组的37.0%(119/322),差异有统计学意义($P<0.05$);第三,尿碘中位数沿海组<未控制组<已控制组,分别为58.8 $\mu g/L$、131.8 $\mu g/L$、147.7 $\mu g/L$,但未控制组与已控制组的尿碘中位数均在100 $\mu g/L$以上;第四,盐碘中位数已控制组为34.0 mg/kg,明显高于未控制组23.5 mg/kg,碘盐合格率也是如此,已控制组为74.3%,未控制组为60.2%,差异有统计学意义(P均小于0.01)。将原来的已供应碘盐的病区按近2年内是否服碘油丸分为有服碘油丸组和未服碘油丸组两组,结果

服碘油丸组其儿童甲肿率为 31.2%(143/459),低于未服碘油丸组的儿童甲肿率(38.3%，136/355),差异有统计学意义($P<0.01$),而尿碘中位数则是服碘油丸组(158.7 $\mu g/L$)高于未服碘油丸组(117.1 $\mu g/L$),差异有统计学意义($P<0.01$)。

本次监测结果反映,我省目前的碘缺乏病病情相当严重,特别是从沿海组的有关指标来看,过去因沿海的地理位置,从而导致碘缺乏病问题被忽视,将这次监测结果对照有关国际组织推荐的指标,可以认为,在我省沿海县(市、区)同样不容忽视碘缺乏病的防治。而且,这次对沿海县的监测结果与 1994 年在福州市区的调查结果相比较,无论是儿童甲肿率,还是尿碘中位数,两者都基本吻合,这证实福建沿海各县(市、区)也存在碘缺乏病流行情况。监测结果也反映:未加碘的走私私盐对盐业市场的冲击有从沿海向山区蔓延的趋势,从已控制组(大多为闽西北山区)采集的 452 份盐样检测结果来看,非碘盐 40 份,约占 9%。

2.各县(市、区)碘缺乏病流行状况

在 1995 年,福建省各县(市、区)结合开展病情监测,在当地开展碘缺乏病流行状况调查。以县为单位(按照省卫生厅有关文件,福州市区 5 个区,厦门市区 6 个区,莆田市区 3 个区,三明市区 2 个区各自合并为 1 个单位)按 PPS 在每个县先确定 30 所小学,然后在被抽到的小学中,随机抽查 40 名 8～10 岁儿童,做甲状腺检查,每县的总样本量为 1200 名,同时每个学校抽查 7 名儿童家中食用盐和该儿童的尿样做碘盐和尿碘含量测定,即每个县分别检测 210 份的盐样和尿样。

全省 62 个县(市、区)共检查 78866 名 8～10 岁儿童,甲状腺肿大 21443 名,肿大率 27.2%,见表 1-1,其中最严重的 10 个县:平和县 82.4%,古田县 56.7%,柘荣县 49.7%,福安市 46.5%,寿宁县 45.2%,尤溪县 44.8%,鲤城区 41.1%,福清市 40.2%,上杭县 40.0%,霞浦县 38.3%。

表 1-1　1995 年福建省各县(市、区)8～10 岁儿童甲状腺检查结果

县(市、区)	调查人数	肿大人数	肿大率/%	县(市、区)	调查人数	肿大人数	肿大率/%
福州市区	1244	395	31.8	沙县	1200	128	10.7
长乐	1200	306	25.5	宁化	1200	237	19.8
福清	1208	486	40.2	大田	1200	167	13.9
连江	1200	280	23.3	泰宁	1200	139	11.6
平潭	1318	257	19.5	尤溪	1200	538	44.8
闽清	1237	455	36.8	清流	1453	316	21.8
永泰	—			永安	1200	336	28.0
闽侯	—			将乐	1200	404	33.7
罗源	—			三明市区	1258	473	37.6
莆田市区	1203	386	32.1	上杭	1200	480	40.0
莆田市	—			永定	1241	305	24.6

续表

县（市、区）	调查人数	肿大人数	肿大率/%	县（市、区）	调查人数	肿大人数	肿大率/%
仙游	—			武平	1169	165	14.1
鲤城	1200	493	41.1	连城	1475	99	6.7
石狮	1201	336	28.0	长汀	1276	207	16.2
惠安	1343	311	23.2	漳平	1258	300	23.9
南安	1200	380	31.7	龙岩	1231	300	24.7
晋江	—			延平	1200	363	30.3
永春	—			邵武	1200	262	21.8
德化	1200	219	18.3	建阳	1200	355	29.6
安溪	1200	198	16.5	建瓯	1200	191	15.9
厦门市区	1387	228	16.4	浦城	1200	251	20.9
厦门郊区	1293	266	20.6	顺昌	1200	310	25.8
同安	2611	651	24.9	武夷山	1200	154	12.8
南靖	1292	277	21.4	光泽	1229	193	15.7
平和	1200	989	82.4	松溪	1200	270	22.5
华安	1208	356	29.5	政和	1200	343	28.6
长泰	1272	280	22.0	宁德	1200	358	29.8
东山	1157	289	25.0	福鼎	1200	405	33.8
云霄	1200	391	32.6	霞浦	1200	460	38.3
漳浦	1374	300	21.8	福安	1200	558	46.5
诏安	1201	248	20.7	周宁	1200	411	34.3
龙海	1200	342	28.5	寿宁	1200	542	45.2
芗城	1239	117	9.4	屏南	1200	400	33.3
建宁	1200	247	20.6	古田	1340	760	56.7
明溪	1200	184	15.3	柘荣	1200	596	49.7

所调查的 62 个县（市、区）中原来定为"非病区"而未采取补碘措施或只零星受到碘干预施影响的如福州市区、莆田市区、同安等，其尿碘水平基本上未达到 100 μg/L 水平，同时受私盐冲击较为严重的漳州市，大部分县（市、区）尿碘水平基本上也未达到 100 μg/L 水平；反之，多年来采取以食盐加碘为主、碘油为辅的综合防治措施的三明市、龙岩地区、南平市所属各县（市、区）儿童的尿碘水平能达 100 μg/L 以上，即使是供应碘盐较晚的宁德地区各县（市、区），儿童碘营养水平也有很大的改善，见表 1-2。

表 1-2　1995 年福建省各县(市、区)8～10 岁儿童尿碘水平监测结果

县(市、区)	例数	中位数/(μg/L)	0～	20～	50～	100～	县(市、区)	例数	中位数/(μg/L)	0～	20～	50～	100～
			频数分布/%							频数分布/%			
福州市区	216	59.0	7.9	27.3	49.5	15.3	沙县	210	340.6	0	1.5	3.3	95.2
长乐	210	96.8	1.4	12.4	38.1	48.1	宁化	228	166.7	3.5	0	3.5	93.0
福清	202	94.1	9.4	19.3	23.8	47.5	大田	210	269.2	0.0	0.5	4.3	95.2
连江	205	91.7	3.9	11.7	45.4	39.0	泰宁	210	151.0	2.9	1.9	10.0	85.2
平潭	207	86.3	2.9	10.1	55.6	31.4	尤溪	210	135.0	0.0	0.0	10.5	89.5
闽清	213	74.0	4.7	22.5	51.6	21.2	清流	182	105.4	0.0	7.7	34.6	57.0
永泰	—						永安	210	299.9	0.0	0.0	6.2	93.8
闽侯	—						将乐	210	275.0	0.0	1.4	6.2	92.4
罗源	—						三明市区	228	128.3	3.5	9.7	16.7	70.1
莆田市区	165	69.3	0	17.0	61.2	21.8	上杭	210	218.2	0.0	1.0	1.9	97.1
莆田市	—						永定	344	172.4	1.5	0.6	7.6	91.3
仙游	—						武平	210	315.0	1.0	3.8	10.0	86.0
鲤城	217	75.9	14.3	19.3	27.2	39.2	连城	210	305.0	0.0	0.0	4.8	95.2
石狮	200	88.8	5.0	16.0	35.0	44.0	长汀	217	254.2	0.0	0.0	8.3	91.7
惠安	202	71.8	0.5	24.7	59.9	14.9	漳平	213	104.2	0.0	0.9	34.3	64.8
南安		67.0					龙岩	210	328.3	0.0	1.4	4.8	93.8
晋江	—						延平	210	129.7	0.0	0.0	3.8	96.2
永春	—						邵武	208	251.2	3.4	3.4	3.9	89.8
德化	60	375.0					建阳	210	156.9	11.9	8.6	17.6	61.9
安溪	62	154.9					建瓯	280	197.4	9.6	11.8	16.8	61.8
厦门市区	364	137.5	3.6	5.2	14.5	76.7	浦城	210	112.7	1.9	4.8	11.9	81.4
厦门郊区	338	102.1	4.7	9.2	34.6	51.5	顺昌	210	250.5	2.4	1.9	4.8	90.9
同安	344	89.3	0.3	3.1	52.1	44.5	武夷山	207	245.2	3.4	3.4	3.9	89.3
南靖	235	108.9	7.6	14.9	17.9	59.6	光泽	196	212.5	0.5	1.0	6.1	92.4
平和	210	22.3	48.3	13.6	15.7	22.4	松溪	240	125.2	0.0	0.0	13.3	86.7
华安	210	26.1	30.0	27.6	21.9	20.5	政和	150	164.7	1.3	5.3	17.4	76.0

续表

县（市、区）	例数	中位数/（μg/L）	0～	20～	50～	100～	县（市、区）	例数	中位数/（μg/L）	0～	20～	50～	100～
			频数分布/%							频数分布/%			
长泰	210	208.3	4.3	7.1	13.8	74.8	宁德	210	166.3	0.0	2.4	10.5	87.1
东山	85	73.2	4.7	24.8	48.2	22.3	福鼎	210	176.4	1.4	4.8	18.1	75.7
云霄	210	25.8	40.5	30.0	17.6	11.9	霞浦	210	88.6	10.5	20.5	24.8	44.2
漳浦	110	42.6	15.5	43.6	28.2	12.7	福安	210	156.0	1.0	1.0	11.9	86.1
诏安	105	109.5	3.8	7.6	19.1	69.5	周宁	210	138.4	0.0	0.5	26.2	73.3
龙海	210	76.1	0.5	6.3	68.5	24.7	寿宁	210	95.0				32.4
芗城	208	121.2	0	13.0	23.6	63.5	屏南	210	188.5				93.3
建宁	160	193.7	0.6	0.6	10.0	88.8	古田	210	122.0				61.0
明溪	210	171.3	1.5	5.4	17.1	76.0	柘荣	240	209.3	0.8	4.6	7.1	87.5

注：0～、20～、50～、100～分别表示尿碘为 0～19.9、20～49.9、50～99.9、≥100，单位为 μg/L。

二、碘缺乏病的防控工作

（一）领导与管理

我省碘缺乏病普查工作起步虽晚，但防治步伐进展很快，尤其是在党的十一届三中全会以后，省委、省政府加强了地方病防治工作的领导与管理。1982 年省委根据党中央的有关文件精神和我省的实际情况，将原"省委血吸虫病防治领导小组"改为"省委地方病、血吸虫病防治领导小组"，正式把地甲病等地方病防治和监测工作列入议事日程，统筹规划，统一安排。1984 年 8 月 4 日，省政府在严格控制人员编制的情况下，还决定增加地方病防治人员编制 166 名。1986 年 7 月 1 日，省政府发布了《福建省人民政府关于严禁未经加碘的食盐流入地甲病区的通告》。1986 年 9 月，省委又根据中央文件精神，撤销了"省委地方病、血吸虫病防治领导小组"及其办事机构，同时由省编委下文，决定在省卫生厅设立地方病防治处，具体负责全省的地方病等疾病的防治工作。为了加强地方病防治工作协调，1992 年省政府同意成立以省卫生厅计克良为组长的福建省地方病、血吸虫病防治领导小组，并于同年 11 月 26 日在福州举行了第一次成员扩大会议。1993 年省政府决定调整福建省地方病、血吸虫病防治领导小组，组长为省政府王良溥副省长；8 月、10 月省政府办公厅连续两次发文，要求各行政公署，各市、县人民政府，省直有关单位，采取切实有效措施，加强盐业管理，遏制非碘盐冲击病区；11 月 24 日省政府召开了"福建省 2000 年消除碘缺乏病目标运动会"，贯彻落实"中国 2000 年实现消除碘缺乏病目标运动会"的精神，部署我省消除碘缺乏病的工作。会议之后，各级政府充实、调整、加强了原有的地方病防治领导小组，如龙岩地区、三明市、南平市等，原来未成立地方病防治领导小组的也纷纷成立，如福州市、泉州市、漳州市等，加大消除碘缺乏病工作的领导力度。各有关地、县政府还分别召集有关部门制定本地区的防治规划，使控制碘缺乏病工作落到实处。1994 年，省政府同意设立福建省地方病、血吸虫病防治领导小组办公室（设在省卫生厅地方病防治处），负责制定全省的防治规划，协调有关部门开展地方病防治工作；省委书记贾庆林所作的《政府工作报告》中明确提出"2000 年消除碘缺乏病目标"，同年《人民日报》"记者来信"栏目报道了福建省个别地方存在私盐冲击的问题，省领导非常重视，陈明义省长、施性谋副省长等就碘盐供应工作作了专门的指示；省地方病、血吸虫病防治领导小组向各地下发了《福建省 2000 年消除碘缺乏病规划实施方案》；6 月，省政府再次发布了《关于坚决禁止未加碘食盐流入碘缺乏病区的通告》；10 月，省政府再次召开电话会议，就贯彻国务院下发的《中国 2000 年消除碘缺乏病规划纲要》《食盐加碘消除碘缺乏危害管理条例》（简称《条例》）以及我省全民食盐加碘工作进行了部署。

1995 年省政府在《关于进一步加快卫生事业改革和发展的若干意见》中强调"到 2000 年实现消除碘缺乏病目标"。同年 2 月在全省盐业工作会议上，王良溥副省长明确提出 1995 年全省基本实现全民食盐加碘的目标。10 月 27 日，省委宣传部、省教委、省卫生厅联合在福州市举办了在儿童中开展"普及 2000 年消除碘缺乏病知识"的新闻发布会。1996 年 1 月，省卫生厅向各地下发了《关于下发 1996 年地方病等防治监测工作要点和"九五"计划及 2010 年规划设想的通知》，5 月省政府发布了《福建省碘盐管理办法》，5 月 5 日，省卫生厅、轻工厅等单位联合召开了全民食盐加碘新闻发布会，王良溥副省长参加了会议。同年，省卫生厅为加强碘盐的监测监督工作，在全省地方病防治管理与专业机构中聘任了 229 名食品卫生碘盐监督员，加大了碘盐的监督执法力度。为了 2000 年如期实现消除碘缺乏病阶段目标，1997 年针对我省当时碘盐普及率仅 51％的情况，省政府批转了省轻纺工业总公司、省卫生厅关于在省部分地区推行碘盐供应分配制工作意见的通知，通知规定从 1997 年 4 月 1 日起逐步推行碘盐配给制，强化碘盐供应和管理，沿海 5 个地（市）是推行碘盐配给制的重点地区。通知发出后，各地政府尤其是沿海县（市、区）政府纷纷行动起来，成立"碘盐配给制领导小组"，采取各种有力措施，贯彻省政府的通知精神，使私盐冲击盐业市场的势头得到遏制。1998 年 5 月 5 日下午，8 个厅（局）的领导参加了关于"认真贯彻落实江泽民总书记指示，进一步做好消除碘缺乏病工作"的电视会议，省卫生厅曾昭鸿副厅长受潘心城副省长委托就福建省今后碘缺乏病防治工作作了重要指示，为了规范我省补碘工作，加强对补碘工作的管理，根据卫生部《关于防止滥用碘制品和加碘食品的紧急通知》的精神，省卫生厅及时将传真电报转发各地，并组织人员对我省的碘食品和碘制品进行全面清理整顿，严令禁止医疗、保健及计划生育机构使用含碘食品和保健品。2000 年在省级机构改革完成后，省政府决定继续保留省地方病、血吸虫病防治领导小组并成立以潘心城副省长为组长的省地方病、血吸虫病防治领导小组；省政府下发了《福建省人民政府办公厅关于加快福建省盐业结构调整实行食盐生产总量控制的通知》。

2001 年，时任省长的习近平同志对碘缺乏病防治工作作了重要批示，福建省人民政府办公厅转发省卫生厅等部门关于进一步加强消除碘缺乏病工作意见的通知，这些都表明省政府坚决贯彻《条例》规定和对人民群众健康的高度负责，以及对做好消除碘缺乏病工作的信心和决心。福建省人民政府在《福建省妇女发展纲要（2001—2010年）》和《福建省儿童发展纲要（2001—2010年）》中明确提出合格碘盐食用率达到90%的目标，应继续推广食盐加碘的适宜技术，宣传碘缺乏病的危害和预防保健知识。福建省人民政府为了落实《条例》和有关会议的精神，于11月6日召开了全省消除碘缺乏病工作电视电话会议。在主会场参加会议的有防治领导小组组长、副省长潘心城，防治领导小组副组长、省政府副秘书长林辉，防治领导小组副组长、省卫生厅厅长杨平，以及省政府办公厅、省卫生厅、省经贸委、省教育厅、省计生委、省广电局、省工商局、省质量技术监督局、省盐务局、省卫生防疫站的负责人，省电视台、省广播电台、福建日报、健康报福建记者站、福建经济快报、福建卫生报等新闻单位的记者。在分会场参加会议的有各设区的市分管领导，卫生、经贸委、教育、计生、广电、工商、质量技术监督局、盐务局、卫生防疫站的负责人以及辖区内未实现消除碘缺乏病阶段目标的晋江、石狮、华安、平潭、涵江、云霄、诏安、漳浦、东山、泉港、福清、永春、平和等13个县（市、区）以及湄州岛管委会分管领导，卫生、经贸委负责人。这次会议主要是总结福建省在消除碘缺乏病工作中所取得的经验，分析形势，研究对策，部署今后的碘缺乏病防治工作任务。会议由林辉副秘书长主持，潘心城副省长在会上作了重要讲话。省卫生厅杨平厅长、省经贸委薛金炼副主任对我省基本消除碘缺乏病进展和经验进行认真总结，并对今后的碘缺乏病防治工作进行具体部署。会议表彰一批在我省碘缺乏病防治工作中做出显著成绩的单位和个人，这次会议对我省的碘缺乏病防治工作产生积极的影响，为我省实现持续消除碘缺乏病目标起到重要推动作用。

2002年省委、省政府出台了《关于进一步加强农村卫生工作的实施意见》，提出"到2010年100%的县（市、区）实现消除碘缺乏病目标"。2003年10月，在北京召开的持续消除碘缺乏病国际会议上，福建省副省长汪毅夫到会向与会的国内外的代表作了题为"认真履行政府职责，持续消除碘缺乏病"的演讲，介绍了福建省在持续消除碘缺乏病工作中通过加强领导，在中小学健康教育、盐业结构调整方面所取得的成功经验，并表示福建省将进一步加大工作力度，切实加强宣传教育，扩大中小学健康教育示范点，加大盐场废转力度，不断提高碘缺乏病防治水平，为人民健康造福。

2005年3月，福建省人民政府办公厅转发了福建省卫生厅等部门《关于福建省地方病防治规划（2005—2010年）》的通知，提出"到2005年，以省为单位实现消除碘缺乏病目标；到2009年，以县为单位，全省95%以上的县（市、区）实现消除碘缺乏病目标"。针对福建省个别地区非碘盐问题较为严重的状况，成立了以叶双瑜副省长为组长的福建省整顿和规范盐业市场秩序工作领导小组，以省政府的名义召开了全省整顿和规范盐业市场秩序工作会议，全面部署从2005年5月下旬至8月下旬，在全省范围内开展整顿和规范盐业市场秩序专项整治行动。叶双瑜副省长亲自带领有关部门深入厦门、泉州、莆田等重点地区就盐业市场的问题进行检查和专题调研，并多次对有关问题作出重要批示，进一步促进了全省整顿和规范盐业市场秩序工作的落实。省政府办公厅印发了《福建省整顿和规范盐业市场工作方案》《关于加快我省盐业结构调整实行食盐生产总量控制的通知》，对一些散、乱、差的小盐场进行废转，整顿产区生产秩序，规范管理，累计废转盐场119家，废转盐田面积5800公顷，促进了碘缺乏病防治工作的开展。

为了巩固地方病防治成果,继续有效预防和控制地方病的流行,根据《国务院办公厅关于转发卫生部等部门全国地方病防治"十二五"规划的通知》,结合福建省实际,2012年省卫生厅、省发展改革委、省财政厅、省经贸委联合制定并由省政府办公厅转发了《福建省"十二五"地方病防治规划》。

2017年省卫生计生委、发展改革委、财政厅联合印发《福建省贯彻落实〈"十三五"全国地方病防治规划〉实施方案》。结合《"健康福建2030"行动规划》《健康中国行动(2019—2030年)》,因地制宜推动我省地方病防治规划实施;省政府与国家卫生健康委签订了目标责任书,把地方病防治工作纳入政府目标管理,将地方病防治指标作为约束性指标纳入《健康福建行动实施方案》。省卫生健康委印发《关于进一步做好碘缺乏病防治工作的通知》。

为进一步巩固全国地方病防治成果,持续落实地方病综合防治措施,提升基层防治能力,健全地方病防治长效机制,从源头上预防控制地方病危害,国家疾控局、国家发展改革委等17部门联合印发《全国地方病防治巩固提升行动方案(2023—2025年)》。2023年5月,省卫生健康委等13部门联合出台《福建省地方病防治巩固提升行动方案(2023—2025年)》(简称《行动方案》)。《行动方案》明确,到2025年底,福建将实现持续消除碘缺乏危害,全省83个县(市、区)和平潭综合实验区保持消除碘缺乏危害状态,人群碘营养总体保持适宜水平,并提出巩固综合防控措施、加强患者救治水平、优化监测评价网络、创新宣传教育手段、强化防治能力建设、加强科技研发支持力度等六大重点任务。《行动方案》要求,继续落实以食盐加碘为主的综合防控策略,建立健全人群碘营养适宜水平监测评估体系,以县为单位开展碘缺乏病监测,实现监测全覆盖;拓展地方病水碘、水氟、水砷监测覆盖面,提高疾病发现预警能力,实现地方病精准防控。

碘缺乏病防治工作是一项复杂的社会系统工程,需要卫生、盐业、教育、工商、公安、供销、民政等有关部门共同参与,密切配合。在实现消除碘缺乏病的进程中,我省各有关部门根据各自职责,分工协作,开展碘缺乏病防治工作,盐政、供销部门为生产合格碘盐,贮存、运输、销售碘盐做了大量工作,盐政部门还与工商、公安、技术监督、卫生等部门配合,经常开展组织查禁非碘盐、走私碘盐的行动。卫生部门承担了病情调查,盐碘、尿碘监测,防治效果分析评价等工作,向政府提出防治规划、实施意见,当好政府的参谋。病情监测、防治效果评价等工作都在学校进行,这些活动都得到教育系统的大力支持。1995年为了解决因全民食盐加碘而需购买碘酸钾的资金缺口,省物委在政策上予以支持,同意以盐价调整方式予以解决。2000年上半年在三明市查获的一宗188吨假冒碘盐的案件,就是多部门成功合作的典范。

(二)防治措施

1.早期防治简况

我省对地甲病的普查工作可追溯到1958年,当时省卫生研究所在光泽县开展试点调查,同时也对查出的患者进行治疗。在这次试点工作中所发现的病例,除部分外出及年老体弱或有禁忌证未能给予治疗外,有949例接受了治疗,按地区将其分为4组,分别以4种不同的方法给药,第一疗法组服用由河北省甲状腺研究所赠送的治瘿丸(由山药粉与碘化钾制成小丸,每丸含碘化钾 0.01 g),每日 1 丸,连服 20 天,休息 30 天为 1 疗程,治疗 1～3 疗程;第二疗法组服用福建省中医研究所制造的碘化钾片(由山药粉与碘化钾混合,压成片剂,制成淡黄色的药片,每片含碘化钾 0.01 g),每日早、晚各 1 片,连服 10 天,休息 15 天为 1 疗程,治疗 1～3 疗程;第三疗法组用上述碘化钾片每日早、中、晚各 1 片连服 7 天,休息 7 天为 1 疗程,治疗 1～3 疗程;第四疗法组采用福建省中医研究所制造的五海片(由海藻、海带、海盐、浮海石、昆布、当归、海螵蛸、川花椒配成,以上各三钱,加以等量红糖,混合后压成等量片剂 30 片,每 2 片为 1 剂),每日 1 剂,连服 15 天,休息 15 天为 1 疗程,治疗 1～3 疗程。经过观察,无论是采用碘化钾或是五海片,大约有 2/3 的病例可以有不同程度的收效,其中包括治愈或是进步。第一疗法治愈率为 59.2%,第二疗法治愈率为 44.2%,第三疗法治愈率为 46.0%,第四疗法治愈率为 33.8%,而且疗程的长短可以影响碘化钾的治疗效果,以疗程长的第一疗法治疗效果较好,第四疗法的五海片对结节性腺肿有独特的疗效,有 27.7% 的病例治愈,61.2% 的病例腺肿缩小。所采用的 4 种治疗方法,在治疗过程中,反应均很轻微,常见的有头昏,产妇奶量减少,五海片在治疗过程中能引起月经来潮次数增多。

对地方性克汀病患者的治疗,当时研究小组也做了初步探讨,采用甲状腺片试行治疗 5 个病例,治疗了 2～4 周,效果不显著,仅有 1 例在服药后一星期走路状况稍有进步,而引起的治疗反应却很显著,在治疗后 7～8 天,患病儿童食欲一般降低,有 2 例发热、呕吐。

2.碘盐

(1)碘盐发展概况

碘盐就是把少量的含碘化合物与大量食盐混合均匀后供居民食用的盐,即以盐为载体把碘带入机体内满足人的生理需要的一种手段,碘盐防治甲状腺肿的有效与否,在于盐中含碘的多少,有两种形式的碘能用于生产碘化食盐,一种是碘化物碘盐,另一种是碘酸物碘盐,统称为碘盐。

1982 年 6 月,我省选择龙岩江山公社铜钵、山塘、村美三个大队进行 1/50000 浓度的碘盐防治效果试点观察。1983 年,首先在厦门珩厝盐场(产盐区)设立了碘盐加工厂,生产了浓度为 1/50000 的碘盐 937 吨,供应给龙岩、邵武 2 个病区县(市、区),1983 年,在龙岩、光泽、邵武、建宁、泰宁、漳平 6 个县(市、区)供应了碘盐。1984 年,我省在龙岩、邵武、建瓯、福安建立了 4 个碘盐加工厂,年产碘盐达 22400 多吨(其中小包装 4200 多吨),供应光泽、崇安、邵武、松溪、政和、建瓯、泰宁、建宁、闽清、武平、上杭、永定、龙岩、漳平、厦门市郊区等病区县(市、区)。1985 年,我省又在三明荆西、龙海石码、福州建立了碘盐加工厂,同时惠安、永安的加工厂也在基建筹备中,这年,生产碘盐 40000 多吨,供应碘盐的病区县(市、区)除前述的 15 个县(市、区)外,又增加了建阳、顺昌、南平(今延平)、将乐、明溪、三明(今梅列)、宁化、清流、永安、尤溪、长汀、连城、德化、永春、安溪、华安、长泰、南靖、漳州、龙海、漳浦、云霄、诏安、福安等 24 个县(市、区)。1986 年,惠安钟厝、永安 2 个新的碘盐加工厂也正式投产,全省 9 个碘盐加工厂年产碘盐 67184 吨,供应 42 个病区县(市、区)。1987 年,我省又在南平、浦城 2 个县(市、区)建立碘盐加工厂,另在沙县、厦门、漳埔竹屿等地建立了碘盐加工厂点,年产碘盐 7.6 万吨。到 1988 年,全省已设立 10 个碘盐加工厂和 7 个碘盐加工点,共生产碘盐 97634 吨,其中小包装 53918 吨。1991 年,为了解决永泰县新病区碘盐供应问题,省盐业公司又在涵江区新建了一个碘盐加工厂。1992 年,省轻工厅从盐业发展基金中拨款 30 万元,扩建福安赛岐碘盐加工厂,仙游县政府从地方财政中拨款数十万元在枫亭兴建碘盐加工厂,此外又增设了宁德、福鼎 2 个碘盐加工厂。至 1992 年底,仙游、莆田、古田、屏南、闽清、寿宁等新病区供应了碘盐,全省年产碘盐 7.6 万吨。1993 年罗源县新建了一个碘盐加工厂,年底,罗源、周宁 2 个病区县供应碘盐,三明、龙岩、南平三地(市)全民实现食盐加碘,该年碘盐产量 7.7 万吨。1994 年全省碘盐产量 9.0 万吨,宁德地区实现全民食盐加碘。为了保证 1995 年我省实现全民食盐加碘的目标,我省又新建了一部分碘盐加工厂,到 1995 年底全省碘盐加工厂有 28 个,基本实现了全民食盐加碘的目标。为了把好碘盐出厂质量关,省盐业公司对碘盐的生产加工从分散式加碘改为集中式加碘,对现有分散在全省各地的 20 多个碘盐加工厂采取关、停、并、转举措。根据中国盐业总公司的统一安排,确定分别在福州、惠安、龙海、厦门等地设立了 6 家国家级定点碘盐加工厂,完善企业内部质量保障体系。1996 年全省碘盐销量 9.5 万吨,1999 年为 11.0 万吨,2000 年为11.9 万吨,2001 年为 13.6 万吨。

(2)碘盐中的碘含量

我省最早在龙岩试用碘盐防治碘缺乏病的效果观察所采用的碘盐浓度为1/50000,1986 年 3 月至 4 月,省委办公室组织供销、盐业、卫生等部门到三明、龙岩、漳州等地检查工作后认为我省原来生产的浓度为 1/50000 的碘盐的浓度偏低,应将含碘浓度提高到 1/30000,即1 吨食盐加 33 g 碘化钾。1988 年受碘化钾供应不足的影响,碘盐的浓度一度降为 1/40000(1 吨食盐加 25 g 碘化钾),1990 年 5 月,碘化钾的供应保证后,又提高到 1/30000,1990 年 10 月,根据卫生部的有关文件精神,我省配制碘盐的碘化钾改为碘酸钾,碘盐浓度为1/28500,即 1 吨食盐加 35 g 碘酸钾。1993 年 4 月,卫生部要求碘盐加工厂生产中 1 吨食盐加入 50 g 碘酸钾,1995 年 2 月执行碘盐加工厂碘盐出厂不低于 40 mg/kg(以碘离子计)的标准,此间盐业部门在生产过程中实际 1 吨食盐加入 70 g 碘酸钾,1996 年 7 月后改为加工过程 1 吨食盐加入 80 g 碘酸钾。2000 年我省盐业部门执行《食用盐》(GB 5461—2000)标准,盐碘含量从 20 ~ 60 mg/kg 下调为 20 ~ 50 mg/kg。2012 年,根据《食用盐碘含量》(GB 26878—2011)规定和福建省居民碘营养状况实际,食盐加碘含量标准调整为 25 mg/kg,允许波动范围为±30%。

(3)碘盐的加工方法

1990 年 10 月前使用碘化钾作为原料加碘盐时,我省基本上都使用湿混法,即先把碘化钾用水溶解,再通过机器或喷雾器将碘化物溶液喷洒到盐中再混匀的方法。

使用碘酸钾取代碘化钾作为碘盐的碘来源的初期,碘盐的质量出现了滑坡,针对这方面的问题,龙岩盐业分公司购进一台河南驻马店生产的干拌机,采用干混法(即先把碘的化合物与少量的原盐混匀,称为母盐,再把母盐与一定量的原盐混匀)试加工生产碘盐,在龙岩地区卫生防疫站积极配合下,对碘盐的加工生产工艺进行了较深入的研究,他们认为粉碎干法(即对碘酸钾作 40 目以上的粉碎)最好达到 120 目,这样加工生产的碘盐质量合格率可达 80%以上,省卫生防疫站通过对河南、山东、福建三省的碘盐质量的调查也认为干混法比湿混法好。通过上述的一系列工作,我省的碘盐加工工艺陆续由干混法取代了湿混法。

(4)碘盐对碘缺乏病的防治效果

1982年对龙岩市江山乡的两年观察结果表明,供应碘盐半年后,地甲病患病率由原来的19.89%降到11.99%。甲肿率从43.74%降到29.24%,治愈率达到48.96%,一年后患病率则降到7.1%。建瓯县曾是我省地甲病流行较为严重的病区县之一,供碘盐前全县地甲肿平均患病率为21.94%,地克病患者11例,水碘均值3.21 μg/L,人群尿碘均值48.15 μg/g Cr,该县于1984年开始由县盐业站提供碘盐,供应碘盐三年后,人群地甲病患病率降至3.03%,7~14岁儿童甲肿率由38.29%降至12.96%,人群尿碘均值达152 μg/g Cr,达到国家规定的基本控制地甲病的要求,成为我省第一个通过省级验收的达标县。同年建宁、福安、龙岩、邵武、光泽、永定也通过了省级的验收;1988年,连城、武平、上杭、泰宁、将乐、宁化、梅列、永安和罗源通过省级考核验收;1989年,南平(今延平区)、顺昌、南靖、长泰、永春、长汀、漳平通过省级考核验收;1990年,芗城、龙海通过省级验收;1991年,集美、政和、松溪、建阳、明溪、尤溪、清流、大田通过省级考核验收;1992年,同安、武夷山、浦城、三元、沙县通过考核验收;1994年,安溪县通过省级考核验收;1995年,云霄县、德化县通过省级考核验收。通过狠抓以碘盐为主的综合防治措施的落实,1995年底我省先后有42个县(市、区)地甲病达到了国家规定的"基本控制和消灭的指标",占原来缺碘病区县的77.78%,这主要是向病区居民全面供应碘盐的结果。

3.碘化油

(1)碘化油的应用情况

碘化油是用植物油与碘化氢(HI)加成反应而制成的一种有机碘化物,其学名是乙基碘油。1980年,我省首先在光泽县开展应用碘油肌内注射治疗地甲病患者试点,取得经验后,即在全省各病区对地甲病患者进行治疗。1980年7月,省卫生防疫站在下发的《地甲病治疗方案(草案)》中指出:地甲病的治疗方法有口服碘化钾、复方碘溶液(10%碘化钾加5%碘)、5%碘化钾溶液、干甲状腺素片,以及肌内注射40%碘化油;地克病治疗方法有口服甲状腺素片和注射40%碘化油等。1981年4月至5月,根据龙溪、龙岩、建阳三个地区上报的数字,全省已治疗了93982人,占应治疗人数的27.9%。1982年,全省已治疗地甲病患者15万多人,占当时总患者数的40%,1987年底,全省采用药物对病区内7~14岁男性和7~25岁女性近34万人进行治疗。为了防止新的克汀病患者的出现,一些重病区还让新婚妇女加服碘油丸。

(2)碘化油的防治效果

肌内注射碘化油:1980年,福建省卫生防疫站在光泽县开展了碘化油肌内注射治疗地方性甲状腺肿两年效果观察,采用上海第七制药厂生产的40%碘化油,剂量依年龄大小与腺肿类型而定,结节型患者的剂量减半。0~1岁、2~4岁、5~9岁、10~14岁、15岁以上的患者在常规消毒后于臀部分别注射0.2 mL、0.4 mL、0.6 mL、0.8 mL、1.0 mL,治疗后3个月、6个月、1年、2年的总有效率分别为4.5%、60.9%、73.4%、76.5%,治疗后不同时间的疗效有显著性差异。

口服碘油胶丸：1985 年后，我省各病区主要应用武汉第四制药厂生产的口服碘油胶丸，各地采取的让重点人群辅服碘油胶丸的措施对降低我省地甲病的患病率起了很大的作用。同安县由于地理环境的原因，长期无法供应碘盐，该县针对 IDD 病区 7～20 岁男性、7～35 岁女性，间隔 18 个月给服碘丸 1 次，剂量为 7～14 岁一次 200 mg，14 岁以上一次400 mg，连续 4 次补碘后，轻、中、重病区患病率分别由补碘前的 6.74％、12.08％、21.23％降至 1.44％、1.30％、5.11％，7～14 岁儿童甲肿率分别由 22.71％、25.30％、40.05％降至 20.08％、17.30％、11.20％，达到国家规定的基本控制地甲病的要求。

4.其他防治措施

（1）碘化虾油

闽清县在扩大病区乡后由于碘盐一时供应不上，加上群众有食用虾油的习惯，1990 年省卫生防疫站建议在闽清县开展碘化虾油防治地甲病的工作，碘化虾油的配制为1 吨虾油加 11.5 g 碘酸钾（相当于 1：40000 的碘酸钾：食盐）。

（2）碘砖

1994 年，省卫生防疫站报道了周宁县碘缺乏病区在饮用水中投碘砖，经一年多防治后的观察结果（碘砖由军事医学科学院药物研究所提供）：人群地甲病患病率和 7～14 岁儿童甲肿率分别由投碘前的 8.39％、50.96％降至 2.19％、15％；尿碘水平由 38.93 μg/L 升至147.96 μg/L；与对照组比较，投碘组 3 h 和 24 h 甲状腺吸[131]I 率降低，促甲状腺素（TSH）降低、游离甲状腺素（FT$_4$）升高，说明投碘后，病区人群的甲状腺功能得以改善，碘砖对某些偏僻边远而又无法供应碘盐的山区作为一种补救措施是可行的。

（3）甲状腺片

顺昌县卫生防疫站报道了用甲状腺片治疗 1 例地方性克汀病的临床观察结果，该患者 6 岁，于 1986 年 11 月被诊断为混合型地方性克汀病，给予甲状腺片治疗，从小剂量（全量的 1/4）开始逐日加量，一周后达到全量（80 mg/d），30 天为一疗程，停药一个月后，再进行下一个疗程。经过三年零八个月的治疗，患者病情有明显的好转，症状和体征明显改善，能说两三个字的句子，浮肿消退、脐疝消失、行走自如。

三、碘缺乏病的监测

监测是一种连续系统地收集、汇总、分析、解释、分发、报告信息资料和反馈的过程，其目的不在于监测本身，而在于利用资料来分析干预措施的落实产生的效益。对碘缺乏病的监测来说，突出的要求是评价以食盐加碘为主的综合防治措施的效果和效益。

（一）我省碘缺乏病的监测概述

我省对碘缺乏病的监测最早是开展对碘盐质量的监测。1983 年 8 月 11 日，省卫生防疫站根据《福建省地方病防治工作会议纪要》的通知精神，下发了《关于防治地甲病并开展碘盐监测工作的通知》，要求各级卫生防疫站做好碘盐监测工作。1984 年 2 月 13 日，省计委、卫生厅、轻工厅、商业厅、财政厅、工商局和供销社联合下达的《关于认真做好碘盐供应工作的通知》指出,已查清病情的县(市、区),在供应碘盐期间,必须按省碘盐监测方案的要求,做好碘盐质量监测工作。各有关县(市、区)卫生防疫站对加工厂、供销网点、居民户的碘盐进行抽样检查,选择 1~2 个村作为防治效果监测点,定期监测碘盐质量,观察病情变化和 7~14 岁儿童的甲状腺肿大情况,掌握病情消长趋势,进行科学分析,提出改进意见。1985 年 8 月 5 日,省卫生厅、轻工厅、供销社、物委颁布了《福建省碘盐监测和管理方法》,规定建立地、县、乡三级碘盐监测站和建立三级碘盐管理制度,规定碘盐浓度的要求和抽检的方法、逐级汇报制度。1985 年 3 月,省卫生防疫站制定了《福建省地方性甲状腺肿病区病情监测和碘盐管理办法》,规定以一个乡为一个监测点,每个县、市至少要选择三个轻、中、重病区乡作为监测点,监测内容主要有监测点人群地甲病患病率、甲肿率、尿碘、盐碘。1986 年 12 月,省卫生防疫站决定对已具备条件的地甲病区逐渐进行考核验收,为此要求各病区做好病情观察点复查工作,复查内容:人群地甲病患病率和 7~14 岁儿童的甲肿率、患病率。此后,各地以监测点作为窗口,掌握当地病情消长趋势和干预措施落实情况,并以此为依据开展基本控制和基本消灭地甲病的考核达标工作,如建瓯县选择芝城镇三门村、东游乡云头村、小松乡双坪村作为监测点,1984 年开始供应碘盐,1985 年进行病情复查,人群尿碘均值由 59.98 $\mu g/g$ Cr 上升到 144.46 $\mu g/g$ Cr,地甲病患病率由 21.9% 降至 5.7%,甲肿率由 48.4% 降至 19.1%。1990 年 10 月,根据卫生部颁发的《全国碘缺乏病监测方案》,我省监测工作做了相应的修订,省卫生厅向各地、市卫生局,各有关县区卫生局下发了《关于建立碘缺乏病监测点的通知》,在《福建省碘缺乏病监测方案(试行)》中明确指出:检测点分为 3 种类型,第一,全国监测点永泰县选择一个重病区乡。第二,省监测点永安、宁化、周宁各选择一个轻病区乡,光泽、德化、古田、长泰各选择一个重病区乡,龙岩、南平、建宁、闽清各选择一个重病区。第三,除上述各县(市、区)外,其他地甲病区县(市、区)任意选择一个病区乡。监测内容:加工厂、代销点、居民户盐碘、7~14 岁儿童地甲病的肿大率、患病率。1992 年福建省碘缺乏病、地氟病防治工作意见要点要求各监测点还需完成水碘测定。1993 年监测内容增加了各地市卫生防疫站每季度对辖区各碘盐加工厂抽检一次,省级监测点增加了同安县、仙游县、邵武市 3 个点,对 12 个达标县的碘缺乏病防治工作进行检查评比,主要内容包括防治资料的管理、监测工作的开展和防治工作的开展。1993 年开始在部分县开展了新生儿先天性甲状腺功能减退(甲减)筛查工作。1994 年对 15 个达标县继续开展互查互评,并对各地、县卫生防疫站进行盐碘、尿碘外质控样的考核工作。

1995 年 5 月,省卫生厅根据卫生部新颁发的《碘缺乏病防治监测方案》要求,重新修订下发了《关于印发福建省碘缺乏病防治监测方案》,监测内容包括碘盐和病情监测部分,监测点以县(市、区)为单位,全省所有县(市、区)均为监测点,监测对象分为碘盐监测(加工厂、销售店、居民户)、病情监测(8~10 岁学龄儿童、新生儿),监测指标有碘盐合格率、甲肿率、尿碘中位数、新生儿脐带血 TSH 水平。病情监测要求各县按 PPS 开展流行病学调查,同时省卫生防疫站执行全国第一次统一的碘缺乏病监测方案,以县(市、区)为单位,按 PPS 从全省 80 余个县(市、区)中抽取 30 个县(市、区),接着用单纯随机抽样原则抽取 30 个县,再用单纯随机抽样原则抽取一所小学 40 名 8~10 岁学生。

这些调查数据为我省 1995 年底实现全民食盐加碘提供了科学依据,同时各县(市、区)所进行的调查也为当地政府的决策,以及制定消除碘缺乏病规划提供了依据。继之,1997 年、1999 年、2001 年组织了同样大规模的调查,各县按 PPS 开展流行病学调查,以评估采取以食盐加碘为主的干预措施实施后我省各地碘缺乏病的防治效果。省卫生防疫站(省疾控中心)按照卫生部(卫生计生委)统一部署,分别在 1997 年、1999 年、2002年、2005 年、2011 年、2014 年开展了第二次至第七次碘缺乏病病情监测,评估省级水平碘缺乏病防控进程。

根据卫生部办公厅关于印发《全国碘盐监测方案(试行)》的通知精神,2001 年开始每年每县按照 9 个乡镇 288 份样本开展碘盐监测。为加强全省碘盐监测工作,提高碘盐监测的科学性、及时性,从 2001 年第二季度起,全省各设区市开始通过碘盐监测信息系统上报监测数据。为了全面贯彻落实《卫生部办公厅关于印发全国碘盐监测方案的通知》,落实碘盐监测工作,根据全国碘盐监测会议精神及卫生部新颁布的碘盐监测方案的要求,2004 年 3 月省卫生厅印发了《福建省碘盐监测实施细则》。2008 年 3 月根据卫生部、发展改革委、工商总局、质检总局办公厅关于印发《全国碘缺乏病监测方案(试行)》的通知精神,福建省卫生厅、发展改革委、经贸委、工商局、质检局联合印发了《福建省碘缺乏病监测实施细则(试行)》。2012 年按照卫生部疾病预防控制局的要求,中国疾病预防控制中心地方病控制中心印发了《全国碘缺乏病监测方案》等 6 个地方病监测方案的通知,省疾控中心也相应修订了《福建省碘缺乏病监测实施细则》,印发各地执行。

为进一步推进《全国地方病防治"十二五"规划》提出的因地制宜、分类指导和科学补碘防控策略,动态了解重点人群碘营养及相关健康状况,提出合适的人群碘营养状况评价指标,国家卫生计生委疾控局决定在北京、辽宁、上海、江苏、浙江、福建、山东 7 个省(市)开展重点人群碘营养及相关健康状况监测试点。受国家卫生计生委疾控局委托(国卫疾控寄地便函〔2014〕11 号),结合实际情况,2014 年福建省在内陆城市南平市和沿海城市厦门市分别选取 50% 的县(市、区)作为监测县,即厦门市的思明区、集美区、翔安区,南平市的延平区、建瓯市、政和县、建阳区、邵武市共 8 个县(市、区)开展了县级碘营养评价方法的研究工作,探索改进碘缺乏病监测模式与方法。2015 年继续在厦门市、南平市所辖的县(市、区),即湖里、海沧、同安、武夷山、顺昌、浦城、光泽、松溪 8 个县(市、区)中开展人群碘营养监测工作。重点人群碘营养及相关健康状况监测试点工作为国家碘缺乏病监测方案的修订提供了重要依据。

为进一步贯彻落实国家卫生计生委有关工作要求,更好地了解我省人群碘营养状况,积极推进因地制宜、分类指导和科学补碘的防控策略,根据《全国碘缺乏病监测方案(2016 版)》,结合我省实际和 2016 年碘缺乏病监测工作情况,2017 年省卫生计生委组织制定《福建省碘缺乏病监测实施方案》(简称《方案》)。《方案》明确以县级区划为单位观察重点人群尿碘、盐碘水平以及甲状腺肿大率等情况,及时掌握县级人群碘营养状况及病情的消长趋势,为适时采取针对性防治措施和科学调整干预策略提供依据。监测人群为在监测点居住半年以上常住人口中的 8~10 岁儿童、孕妇和新生儿。监测指标分为必测项目和选择项目。必测项目:①8~10 岁儿童尿碘、盐碘含量;②8~10 岁儿童甲状腺肿大情况;③孕妇尿碘、盐碘含量;④地方性克汀病搜索(高危地区县、市、区);⑤收集新生儿甲减筛查 TSH 结果。选择项目:①收集甲减筛查复检的新生儿甲状腺功能和抗体检测结果;②收集孕妇甲状腺功能和抗体检测结果。

(二)主要监测结果

1988 年上半年各碘盐加工厂开展质量半定量自检。福州碘盐加工厂自检 3003 份,合格率 97.47%;荆西碘盐加工厂自检 439 份,合格率 97.72%;赛岐碘盐加工厂自检 551 份,合格率 97.82%;建瓯碘盐加工厂自检 1250 份,合格率 96.64%;碘盐加工厂所在地的卫生防疫站对碘盐产品抽检 396 份盐样进行定量分析,合格率 74.74%;定量监测代销店盐样 344 份,合格率 63.66%;定量监测用户盐样 1052 份,合格率 76.04%。1991 年后我省碘缺乏病监测走上了规范化、制度化轨道,逐步建立和健全了省、地、县三级监测网络。1991 年省级监测点监测人群 28436 人,患病率为 5.44%,检查 7～14 岁儿童 25683 人,肿大率 22.14%,尿碘平均水平为 101.96 μg/L(2973 人份),碘盐含量(mg/kg):加工厂现场 20.34(2277 份),盐库 19.46(920 份),代销店 15.94(1541 份),用户 15.21(2106 份)。1992 年省级监测点监测人群 24342 人,患病率 3.46%,检查 7～14 岁儿童 40805 人,肿大率 17.34%,尿碘平均水平 121.51 μg/L(4277 人份),碘盐含量(mg/kg):加工厂现场 20.89(3147 份),盐库 20.28(2207 份),代销店 16.94(2976 份),用户 14.38(2924 份)。1993 年检查 7～14 岁儿童 43668 人,肿大率 24.51%,尿碘平均水平 109.14 μg/L(4180 份),碘盐含量(mg/kg):加工厂现场 28.28(3662 份),盐库 29.57(1567 份),代销店 22.11(3190 份),用户 21.01(3726 份)。1994 年检查 7～14 岁儿童 28705 人,肿大率 21.19%,尿碘水平 136.92 μg/L(3271 份),碘盐含量(mg/kg):加工厂现场 28.19(4031 份),盐库 27.34(1485 份),代销店 27.30(2197 份),用户 26.64(2753 份);1995 年全省检查 78866 名 8～10 岁儿童,肿大率 27.2%,尿碘平均水平 153.43 μg/L(12921 份)。1995 年第二至第四季度定量检测加工厂 244 批,合格率 45.08%,半定量监测代销店 253 批,合格率 72.73%,监测居民户 245 批,合格率 75.1%;1996 年定量检测加工厂 493 批,合格率 68.35%,半定量监测代销店 527 批,合格率 79.89%,监测居民户 409 批,合格率 75.1%。

1995 年省级第一次 PPS 抽样调查结果显示,当时全省 8～10 岁儿童甲肿率为 29.5%,合格碘盐覆盖率仅 44.61%,尿碘中位数为 111.80 μg/L。1997 年 3—6 月在全省范围内开展了第二次碘缺乏病 PPS 抽样调查,30 个县(市、区)1201 名儿童甲肿率 B 超法为 4.3%,触诊法为 9.4%,95% 可信区间为 7.8%～11.2%;362 例儿童尿样,尿碘中位数为 203 μg/L;1190 份盐样,中位数为 37 mg/kg,合格碘盐(碘含量≥20 mg/kg 者)782 份,占 65.7%,非碘盐 356 份,占 29.9%;900 例新生儿脐带血(全血)TSH 水平＞5 mU/L 者占 42.8%;对被抽到小学所在地水源采集水样 27 份分析,水碘均值为(4.42±2.33)μg/L,5 μg/L 以下的占 51.9%。1999 年 4—6 月食盐加碘 4 年后在全省范围内开展了第三次碘缺乏病 PPS 抽样调查,1200 名儿童甲肿率 B 超法为 6.25%,触诊法为 4.2%;387 例儿童尿样,尿碘中位数为 203.9 μg/L;1196 份盐样,中位数为 42.8 mg/kg,碘含量≥20 mg/kg 者 882 份,占 73.7%,碘含量在 20～60 mg/kg 者 778 份,占 65.1%,

非碘盐 254 份,占 21.2%;702 例新生儿脐带血(全血)TSH>5 mU/L 者占 21.7%。2002 年 3—5 月,根据卫生部《关于开展全国第四次碘缺乏病监测工作的通知》和"全国第四次碘缺乏病监测技术专业会议"的要求,在全省范围进行了第四次碘缺乏病情监测,1200 名 8~10 岁儿童甲肿率 B 超法为 4.0%,触诊法为 4.8%;360 例儿童尿样,尿碘中位数为 173.4 μg/L,小于 50 μg/L 的占 2.2%;9 个设区市 27 个县(市、区)216 个监测点 2156 户的监测结果显示:盐碘中位数为 31.35 mg/kg,碘含量小于 20 mg/kg 者 142 份,占 6.6%,碘含量在 20~50 mg/kg 者 1910 份,占 88.6%,碘含量大于 50 mg/kg 者 24 份,占 1.1%,非碘盐 80 份,占 3.7%,碘盐覆盖率为 97.3%,合格碘盐食用率为 88.6%;46 份水样检测含碘量,最低为 0.10 μg/L,最高为 21.30 μg/L,均数为 1.89 μg/L,91.30%的水样含碘量低于 10.0 μg/L。2005 年 3—5 月,根据卫生部《关于开展全国第五次碘缺乏病监测工作的通知》和"全国第五次碘缺乏病监测会议"的要求,在全省范围按照 PPS 方法抽取 30 个县(市、区)开展了第五次碘缺乏病病情监测,1200 名 8~10 岁儿童甲肿率 B 超法为 1.3%,触诊法为 9.7%;351 例儿童尿样,尿碘中位数为 158.1 μg/L,小于50 μg/L 的占 6.6%,小于 100 μg/L 的占 27.7%;1215 户居民食盐盐碘中位数 29.6 mg/kg,合格碘盐食用率为 90.9%,碘盐覆盖率为 93.9%,非碘盐率 6.1%,碘盐合格率 96.8%;1226 名 8~10 岁儿童智力测验结果显示,轻度智力发育落后的发生率为 1.9%。2011 年 9—11 月,在全省范围按照 PPS 方法抽取 30 个县(市、区)开展了第六次碘缺乏病病情监测,1219 名 8~10 岁儿童的甲肿率为 4.92%(B 超法);363 例儿童尿样,尿碘中位数为 223 μg/L,小于 50 μg/L 的占 5.2%,452 名孕妇尿碘中位数 147.2 μg/L,461 名哺乳期妇女尿碘中位数为 134.1 μg/L;1211 户居民合格碘盐食用率为 94.4%,360 户居民人均日食盐摄入量为 6 g,75%居民人均日食盐摄入量在 9 g 以下;76 份居民饮用水碘含量中位数为 6.2 μg/L,10 μg/L 以下的占 89.5%。2011 年 9 月国家卫生部发布《食用盐碘含量》(GB 26878—2011)标准,2012 年福建省将食盐加碘含量标准调整为 25 mg/kg。为了解碘盐浓度调整后福建省不同人群碘营养水平现状,评估持续消除碘缺乏病进展状况,按照国家卫生计生委的统一部署,于 2014 年在全省范围按照 PPS 方法抽取 30 个县(市、区)开展了第七次碘缺乏病病情监测,1642 名 8~10 岁儿童的甲肿率为 3.1%(B 超法),甲状腺结节现患率为 14.4%;1619 例儿童尿样,尿碘中位数为 154.3 μg/L,小于 50 μg/L 的占 7.5%,623 名孕妇尿碘中位数为 120.1 μg/L;1507 户居民户食盐盐碘中位数为 24.3 mg/kg,合格碘盐食用率为 92.0%。

根据《国家卫生计生委疾控局关于印发重点人群碘营养及相关健康状况监测试点方案的通知》的要求,沿海城市厦门市选择思明区、集美区、翔安区,山区城市南平市选择延平区、建瓯市、政和县、建阳区、邵武市共 8 个县(市、区)作为试点监测县(市、区)。为确保试点工作顺利完成,福建省疾病预防控制中心于 4 月 16 日至 18 日在南平市举办了 2014 年福建省重点人群碘营养及相关健康状况监测试点工作技术培训班,各相关设区市、县(市、区)疾控机构的分管领导及地方病防治专业技术人员参加了本次培训班。上述每个监测县(市、区)按东、西、南、北、中划分 5 个抽样片区,在每个片区各随机抽取 1 个乡(镇、街道)。辖有 5 个或不足 5 个乡的县(市、区),抽取所有乡(镇、街道)。监测结果显示,沿海城市厦门市和内陆城市南平市的生活饮用水水碘含量分别为 1.40 μg/L

和 5.55 μg/L;两市大部分居民日人均食盐摄入量在 10 g 以下;南平市和厦门市学生尿碘中位数分别为 190.1 μg/L 和 181.6 μg/L;南平市和厦门市孕妇尿碘中位数分别为 131.7 μg/L 和 136.6 μg/L;南平市和厦门市儿童的甲肿率分别为 1.3% 和 2.7%,关于购买食盐种类的意向,多数人还是选择购买碘盐,这些人占调查人数的 93.3%。监测结果提示,以往的碘缺乏病监测方案不能满足人群的评价指标要求,应该改进碘缺乏病监测模式与方法。

四、防控成效

(一)2000 年基本达到消除碘缺乏病阶段目标

为了评估各地实现 2000 年消除碘缺乏病目标进程,1999 年国家层面启动了达标评估工作。根据卫生部等五部、局关于下发《实现消除碘缺乏病阶段目标评估方案》的通知精神,福建省卫生厅印发了《福建省实现消除碘缺乏病阶段目标评估方案》,并在 1999 年召开的全省碘缺乏病、地氟病防治工作会议上进行动员和部署,要求按照评估方案以县(市、区)为单位开展自行评估,每县按层次抽查 5 个点,将评估结果上报地(市),并由地(市)级组织复查后报省地方病防治领导小组及其办公室,再由省地方病防治领导小组组织卫生、盐业等有关部门的管理和专业人员进行抽查。省级抽查以地(市)为单位,按东、西、南、北、中方位抽查 5 个县,每县抽一个点。各地(市)级评估基本在 1999 年底完成。省级评估于 1999 年 6 月由省地病办组织各地(市)有关管理和专业人员现场参加对龙岩市的评估工作,做到统一评估内容、方法和程序,保证评估工作的质量,在取得经验的基础上,逐步在全省开展实现消除碘缺乏病阶段目标省级评估工作。至 2000 年 5 月 25 日,全省共抽查 9 个地(市)的 56 个县(市、区),对 56 所小学的 4480 名 8~10 岁学生进行了甲状腺 B 超检查,检测了 2240 名学生的尿碘,抽检了 2780 份碘盐,对 1680 名五年级学生和 336 名农村家庭主妇进行碘缺乏病防治知识的健康教育问卷调查,对 6 个碘盐加工厂、56 个盐业批发部、280 个食盐销售点的碘盐进行抽查。

根据县、市及自评及省级评估结果,全省 84 个县(市、区)有 69 个县(市、区)达到消除碘缺乏病阶段目标的标准,有 15 个县(市、区)未能通过省级评估(其中同安区于 2000 年底通过省级评估)。在达到消除碘缺乏病阶段目标标准的这一层次,综合评估平均得分 90.9 分,其中组织领导 36.1 分,碘盐管理 27.0 分,健康教育 27.8 分;碘盐合格率加工厂为 100.0%,批发部为 91.9%,零售商店为 97.7%,用户合格碘盐覆盖率为 95.7%,尿碘中位数为 239.0 μg/L,B 超检查甲肿率为 3.0%。在未达到消除碘缺乏病阶段目标标准的这一层次,综合评估平均得分 84.4 分,其中组织领导 30.3 分,碘盐管理 24.2 分,健康教育 25.2 分;碘盐合格率加工厂为 100.0%,批发部为 100.0%,零售店为 95.3%,用户合格碘盐覆盖率仅 74.3%。截至 2000 年 12 月底,全省有 70 个县(市、区)通过了省级消除碘缺乏病的阶段性目标评估工作,实现消除碘缺乏病阶段目标。

通过市、县级自评和省级抽查评估,对照国家下发评判标准,我省的消除碘缺乏病工作在各级政府和有关部门的共同努力下,已经取得了显著成绩,一个"政府重视、部门协作、群众参与"的可持续消除碘缺乏病的工作机制已初步形成,各项防治指标已基本达到消除碘缺乏病阶段目标评估标准。2000年6月15日至21日,以中国疾病预防控制中心地方病控制中心李忠之副主任为组长的国家消除碘缺乏病评估组一行5人到福建省实地评估碘缺乏病工作,评估组认为福建省的消除碘缺乏病阶段目标工作,在各级政府的重视下,有关部门密切配合,开展了以碘盐为主的综合防治措施,取得显著的成绩,全省已基本达到消除碘缺乏病阶段目标。

(二)《全国重点地方病防治规划(2004—2010年)》中期考核评估

根据卫生部和国家发展改革委、财政部办公厅关于印发《全国重点地方病防治规划(2004—2010年)》中期考核评估方案的通知的要求,我省进行了地方病防治规划中期考核评估的自查工作。至2006年,我省碘盐年销售量由2000年的11万吨增加到21.67万吨。人群的碘营养状况明显改善,8~10岁儿童甲肿率为1.3%(B超法),尿碘中位数为158.1 $\mu g/L$,小于50 $\mu g/L$的仅占6.6%,居民户合格碘盐食用率为94.6%。经过此次中期评估,进一步证实我省碘缺乏病防治工作成果显著,儿童甲状腺肿大率、尿碘中位数、合格碘盐食用率等各项综合指标在省级水平上已达到国家碘缺乏病消除标准的要求。

依据自查结果,福建省卫生厅向卫生部申报了《福建省地方病防治规划中期考核评估自查情况报告》,并请求派员对我省碘缺乏病工作进行达标评估。

2007年9月20日至24日,卫生部组成以卫生部疾控局地病处李全乐处长为组长的考评专家组对福建省实现消除碘缺乏病阶段目标工作完成情况和重点地方病防治规划(2004—2010年)执行进展情况进行了考评。通过听取汇报、核查材料及现场考评,考评组一致认为:在省自评基础上结合本次抽查结果,依照实现消除碘缺乏病阶段目标国家考核评估方案,福建省达到了国家以省为单位消除碘缺乏病的阶段目标。

(三)"十二五"全国地方病防治规划终期评估

根据《国家卫生计生委办公厅关于印发全国地方病防治"十二五"规划终期考核评估方案的通知》要求,为切实做好我省地方病防治"十二五"规划终期考核评估工作,2015年3月省卫生计生委印发了《福建省"十二五"地方病防治规划终期考核评估方案》,按照县级自查、市级复核、省级抽查的形式开展考评。

综合各县(市、区)自评、市级复核和省级抽查结果,依据《碘缺乏病消除标准》的有关规定,全省96.4%的县(市、区)保持消除碘缺乏病状态,高危地区监测结果未发现地方性克汀病新发病例,全省人群碘营养水平总体处于适宜状态,实现了地方病防治"十二五"规划提出的碘缺乏病防治目标。

(四)"十三五"全国地方病防治规划终期评估

2020年6月,省卫生健康委转发国家卫生健康委疾控局印发的《关于开展"十三五"全国地方病防治规划终期评估工作的通知》,要求各设区市卫生健康委、平潭综合实验区社会事业局组织做好本辖区评估工作,相关数据通过"全国地方病防治综合管理系统"及时更新上报,并于7月2日前将本地区评估报告纸质版和电子版报送至省疾控中心。

截至2020年6月,监测数据显示全省84个县(市、区)均达到碘缺乏病消除标准,保持碘缺乏病消除状态的县(市、区)比例为100%,全省95%以上的县(市、区)实现保持消除碘缺乏病状态的地方病"十三五"规划目标。

(五)地方病防治专项三年攻坚行动碘缺乏病终期评估结果

根据《国家卫生健康委办公厅关于印发开展地方病防治专项三年攻坚行动终期评估工作的通知》要求,2020年9月省卫生健康委下发了关于开展地方病防治专项三年攻坚行动终期评估工作的通知,部署全省开展终期评估工作。各县(市、区)卫生健康部门会同辖区有关部门,严格按照国家和省级终期评估方案的要求,进行全面自评,并完成自评报告;各设区市在县级自评的基础上,组织专家组成考评组对评估材料进行审核,并在每个被抽查县抽取2~3个乡(镇),每个乡(镇)抽取2~3个村进行考评,完成市级考评报告;省级在设区市级复核的基础上,组织专家组成考评组对评估材料进行审核,并在每个被抽查县抽取2~3个乡(镇),每个乡(镇)抽取2~3个村进行考评,完成省级考评。

综合各地自评、市级考评和省级复核以及碘缺乏病监测结果,依据《重点地方病控制和消除评价标准》,全省100%的县(市、区)保持消除碘缺乏病状态;我省在县级层面整体上保持消除碘缺乏病状态;全省人群碘营养水平总体处于适宜状态,完成了《地方病防治专项三年攻坚行动方案(2018—2020年)》提出的我省碘缺乏病防治目标。

(六)地方病防治三年攻坚行动"回头看"评估结果

为进一步全面巩固地方病防治专项三年攻坚行动(2018—2020年)防治成果,及时发现防控工作风险点和薄弱环节,保持地方病防治力度和工作质量,巩固防治成果,根据国家疾控局综合司、国家卫生健康委办公厅《关于印发地方病防治三年攻坚行动"回头看"调查方案的通知》精神,2022年11月福建省卫生健康委员会下发《关于印发福建省地方病防治三年攻坚行动"回头看"调查方案的通知》,要求各地认真组织实施地方病防治三年攻坚行动"回头看"自查自评工作,并抽取3个设区市共6个县(市、区)开展省级抽查复核。

省级抽查复核兼顾碘缺乏病和饮水型地氟病,以问题为导向,将既往存在未验收达标病区的泉州、莆田、漳州3个设区市列为调查重点,在每个设区市选取2个重点县(市、区):泉州市安溪县、永春县;莆田市仙游县、秀屿区;漳州市漳浦县、长泰县。每个县抽取2个乡镇,参照《重点地方病控制和消除评价办法(2019版)》,开展学生甲状腺B超检查、儿童和孕妇盐碘及尿碘检测、孕妇补碘率调查。调查结果显示,各县(市、区)无新发地方性克汀病患者,总体儿童甲肿率低于5%,儿童尿碘中位数为165.1 $\mu g/L$,孕妇尿碘中位数为119.5 $\mu g/L$,儿童和孕妇盐碘均值为23.5 mg/kg,合格碘盐食用率为95.9%,孕妇补碘率为100%。根据判定标准,各项指标达到碘缺乏病区的消除标准。

第二节　南平市碘缺乏病防治历程

一、碘缺乏病流行情况

(一)背景

"他都 38 岁了,人傻呵呵的,倒是有些力气,所以很多村民常叫他帮忙干活,给点饭吃。"这是光泽县司前乡村民对危××的评价。而武夷山市武夷镇的刘××,已经快 15 岁了,个子只有不到 1 米,嘴角流着口水,智力不到 4 岁。这就是 20 世纪 80 年代南平市地方性克汀病患者的真实写照(图 1-1)。

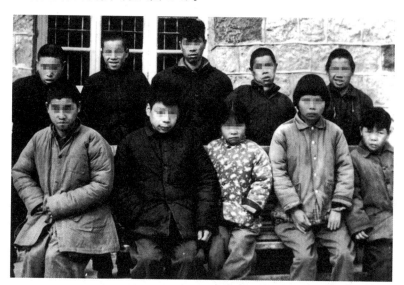

图 1-1　20 世纪 80 年代南平市地方性克汀病患者

地方性克汀病是碘缺乏病中病情最严重的一种。南平市外环境普遍处于缺碘状态,曾是全省碘缺乏病最严重、克汀病患者最多的地区,为了消除碘缺乏病,一群疾病预防工作者开始了一场长期的战斗。

(二)摸底调查,初露端倪

1958 年省地方性甲状腺肿防治研究小组在光泽县华侨人民公社开展试点调查(图 1-2),共抽查 2124 人,地方性甲状腺肿患者 1047 人,患病率达到 49.3%,地方性克汀病患者 12 人,经过此次调查,碘缺乏病在南平市的严重危害初露端倪。

为进一步摸清全市患病情况,1975 年,当时的南平地区防疫站在各县(市、区)的协助下组织开展全市碘缺乏病摸底调查,选择不同地理位置和不同海拔高度人群进行了摸底调查,结果共调查 70 万人,患病 5.789 万人,平均患病率为 8.27%。

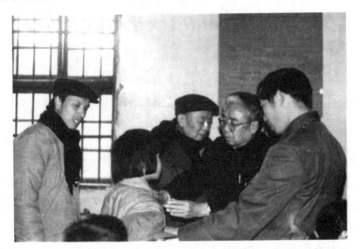

图 1-2　省地方病领导小组组长张格心到南平市调查碘缺乏病情况

（三）普查普治,确定病区

1980 年全国碘缺乏病统一诊断和防治工作标准颁布,1979—1983 年,地、县、乡三级地方病防治人员上山下乡、深入各个街头巷尾,克服重重困难,历时四年,完成了全市碘缺乏病普查及治疗(图 1-3)。共调查 882769 人,查出各类地甲病患者 61391 人,患病率为 6.95%,据此推算全市有地甲病患者 278119 人,查出克汀病患者 321 人,普查阶段共治疗 62733 人。通过几年的调查,基本摸清了南平市碘缺乏病病情,确认南平市碘缺乏病病情十分严重。按照当时地甲病区划分标准,南平市所辖 10 个县(市、区)128 乡(镇、街道)均属碘缺乏病区,其中轻病区 76 个,中病区 30 个,重病区 22 个,受威胁人口达 253 万余人。

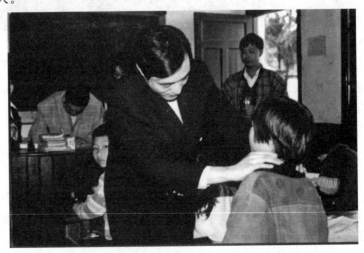

图 1-3　地区防疫站防疫人员对学生进行甲状腺触诊检查

(四)流行病学调查,寻找病因

为找出导致南平市碘缺乏病如此严重的罪魁祸首,政府同时启动了碘缺乏病的流行病学调查和病因探讨。1980年,邀请了天津医学院对崇安县(今武夷山市)的学生进行了病情、尿碘、水碘调查,结果显示学生患病率达44.12%,学生尿碘均值33.78 μg/g Cr,当地水中含碘量在0.7~3.0 μg/L之间,1981年省、地、县及闽北地质大队进一步对崇安县地甲病病因进行了详细的调查,结果表明南平市地理环境缺碘,群众普遍处于缺碘状态,缺碘是南平市碘缺乏病的主要病因。

至此,南平市碘缺乏病神秘面纱被彻底揭开,严重的病情引起了各级政府的高度重视,为消除碘缺乏病等地方病危害,各级政府采取了一系列有力措施,落实了以食盐加碘为主、重点人群补碘等综合防治措施,使得防治工作取得了显著成效。

二、碘缺乏病防控工作

(一)防治措施

在组织措施上,南平市各级党委和政府都十分重视碘缺乏病防治工作,70年代中期,便把碘缺乏病防治工作列入政府工作计划中。1982年,为进一步加强南平市地方病防治工作领导,成立了防治地方病领导小组,各县(市、区)也相继成立了领导小组,各县(市、区)防疫站相应成立了地方病或地慢病防治科(股),乡镇也成立了地方病防治组,地方病防治三级网基本形成。同时,为了织牢织密这张地方病防治网,提高全市控制碘缺乏病的能力,采取多层次、多渠道的方式对专业技术人员进行技术培训,据不完全统计,这一时期全市共举办各类各层次培训班100多期,培训县(市、区)骨干50余人,基层防疫骨干300余人。市、县、乡三级防治网的建立与强化,为碘缺乏病防治工作提供了有力的组织保障。

(二)广泛开展宣传

与此同时,在技术措施上,工作人员采取了广泛开展宣传活动、落实食盐加碘防治等措施,以及重点人群应急补碘、开展碘缺乏病监测等多管齐下的方法来遏制碘缺乏病危害。首先,广泛宣传,全民参与。充分利用电视、广播、报纸、会议、讲座、墙报、专栏等多种宣传形式,广泛深入开展碘缺乏病宣传活动,使碘缺乏病防治知识普及到闽北的各个角落。其次,1992年开始,由卫生部门牵头,教育、工商、民政、妇联、残联、盐政、防疫等多部门多次联合举办"5·5"碘缺乏病宣传日(现在为"5·15"碘缺乏病宣传日)活动,进一步强化了社会各界的广泛关注和对防治策略的理解(图1-4)。

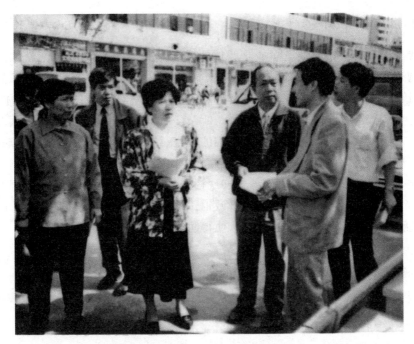

图 1-4　周继红副市长参加"5·5"碘缺乏病宣传日活动(1995 年)

（三）加强盐政执法，确保碘盐保质保量供应

食盐加碘是防治碘缺乏病的有效措施，为保证碘盐的供应需求与质量，1984 年我市先后在邵武、建瓯、南平、浦城设立碘盐加工厂，供应全市 10 个病区县（市、区），同时，卫生部门开展碘盐监测，盐政部门加大对非碘盐及走私盐的打击力度，确保全市群众都能吃上合格碘盐。

（四）普查普治，重点人群碘丸补碘

在普查过程中，对于查出的地甲病患者，采用 40％碘化油注射液给予治疗，这一过程共治疗患者 62733 人。此后，又推广使用"碘丸"对孕妇、适龄妇女、幼儿等重点及特需人群进行全面防治，有效地减少了碘缺乏病对重点人群的威胁。据不完全统计，这一阶段，全市共对重点及特需人群辅服碘丸达 1487347 人次。

三、碘缺乏病监测

（一）开展碘缺乏病监测

为有效地评估全市碘缺乏病防治措施落实情况及流行状况，各级卫生防疫人员长期对碘缺乏病进行了监测，1986—1990 年对 30 个村开展了病情复核，1991—1994 年对 7～14 岁中小学生进行了病情、尿碘、盐碘监测。1995—1999 年，为进一步了解和掌握碘缺乏病防治状况,按卫生部监测方案,分别于 1995 年、1997 年、1999 年组织以县(市、区)为单位采用 PPS 抽样法对南平市所辖的 10 个县(市、区)的碘缺乏病防治情况连续数年进行监测,结果表明:1995—1999 年,碘盐合格率从 74.75％上升到 95.86％,盐碘中位数从 30.45 mg/kg 上升至 45.45 mg/kg,8～10 岁儿童的尿碘水平从 197.41 μg/L 上升至 259.69 μg/L,儿童甲状腺肿大率从 22.45％降至 4.23％。说明通过落实以食盐加碘为主的综合性防治措施,特别是在提高了碘盐含碘量与合格率之后,防治效果显著,碘盐、尿碘和病情三项指标均达到了消除碘缺乏病的标准。2000 年经省级考核确认南平市实现消除碘缺乏病阶段目标。

(二)持续开展病情监测,科学调整防控策略

消除碘缺乏病后,各项监测工作依然每年都在进行,各级地方病防治工作者仍然兢兢业业地坚守着地方病防治战线。为了了解南平市实施食盐加碘新标准后重点人群碘营养水平,为南平市防治碘缺乏病提供依据,按《福建省重点人群碘营养及相关健康状况监测方案》要求,2014 年在南平市抽取延平、建瓯、政和、建阳、邵武等地作为监测点;2015 年抽取浦城、松溪、武夷山、顺昌、光泽作为监测点。调查内容包括:①水碘:对于集中式供水,采集 2 份末梢水水样;对于分散式供水,按照东、西、南、北、中 5 个方位各采集 2 户居民饮用水水样,检测水碘含量。②盐碘:每个监测点抽取 4 个行政村(居委会),每个行政村(居委会)抽取 15 户居民,采集居民家中食盐盐样,检测盐碘含量。③尿碘:每个调查点抽取 1 所小学,每所小学抽取 30～40 名 8～10 岁学生,采集尿样,检测尿碘含量。④人均食盐摄入量:在采集尿样的 8～10 岁学生中,抽取 10 名学生采集家庭食用盐盐样;同时进行人户调查,用三日称量法测算人均食盐摄入量。⑤甲状腺肿大情况:2014 年在建阳、邵武,2015 年在光泽、顺昌,对采集尿样的 8～10 岁学生,采用 B 超法测量甲状腺容积,计算甲状腺肿大率。⑥孕妇尿碘:每个调查点抽取 20 名孕妇(早、中、晚孕期均衡),采集尿样,检测尿碘含量。结果:2014 年、2015 年分别检测生活饮用水水样 61 份、50 份,水碘中位数分别为 1.5 μg/L、5.7 μg/L;居民食盐摄入量分别入户调查 253 户、250 户,人均食盐摄入量中位数分别为 6.8 g/d、6.9 g/d;居民户食用盐 2 年各检测 1500 份,碘盐覆盖率分别为 99.7％(1496/1500)和 99.9％(1498/1500),碘盐合格率分别为 95.7％(1431/1496)和 94.5％(1416/1498),合格碘盐食用率分别为 95.4％(1431/1500)和 94.4(1416/1500);分别检测 8～10 岁儿童尿样 749 份和 1000 份,儿童尿碘中位数分别为 190.1 μg/L 和 210.4 μg/L;分别检测 8～10 岁儿童甲状腺 300 人和 275 人,8～10 岁儿童甲状腺肿大率分别为 1.3％(4/300)和 2.9％(8/275);孕妇尿碘 2 年各检测 500 份,尿碘中位数分别为 133.2 μg/L、150.3 μg/L,南平市 10 个县(市、区)中有 7 个县(市、区)孕妇尿碘中位数＜150 μg/L。结论:南平市自然环境缺碘,实施食盐加碘新标准后,仍继续保持我国消除碘缺乏病标准,8～10 岁儿童碘营养水平基本处于适宜水平,孕妇碘营养水平略显不足。

为实时动态了解南平市碘缺乏病流行状况和食盐加碘措施落实情况,数年来,市疾控中心及县(市、区)疾控中心持续对碘缺乏病开展了一系列监测。2017 年对全市居民生活饮用水水碘进行调查,共采集居民饮用的自来水、井水、泉水、山涧等各类水样

2000余份,水碘含量均小于10 μg/L,进一步说明了南平市外环境缺碘的状况。2015—2017年,碘缺乏病监测显示我市碘盐覆盖率均大于95%,合格碘盐食用率大于90%,儿童甲状腺肿大率均小于5%。2018年,南平市碘盐覆盖率为99.76%,居民户合格碘盐食用率为97.39%,8~10岁儿童甲状腺肿大率为1.55%,8~10岁儿童尿碘中位数为206.95 μg/L,孕妇尿碘中位数为159.45 μg/L,但仍有较大比例的孕妇处于碘缺乏状态,说明南平市应继续保持消除碘缺乏病状态,但部分重点人群依然存在碘缺乏的风险。

四、防控成效

(一)基本控制碘缺乏病

经过几年的防治,并落实碘盐供应后,我市碘缺乏病病情有了很大好转。为此,1987年省卫生厅下发了《福建省地方性甲状腺肿防治效果考核验收方案》,为达到基本控制碘缺乏病目标,我市各级政府每年召开碘缺乏病防治会议,部署防治工作,针对薄弱环节研究对策,在条件成熟的县(市、区)有计划地开展达标活动,同时广泛地进行宣传教育,提高群众健康意识,建立健全各项碘缺乏病监测与防治制度,落实了碘缺乏病防治人员的岗位责任制,完善了碘盐的供应渠道,加强了碘盐的监测与管理,对重点特需人群普遍开展了碘丸普服工作。

经过以碘盐为主、重点人群普服碘丸等综合性防治措施的落实,从1986年到1992年,全市所辖10个县(市、区)经省、地专业人员分批实地考核验收,全部达到了基本控制碘缺乏病标准,未发现有新的克汀病例。10个县(市、区)共有病区乡镇128个,经省、地抽查到4个病区乡镇(占总乡镇数的69.5%)、1241个村民点,共27687人,考核查出患者660人,总患病率为2.38%。其中,原患病率在20%以上的重病区查17个乡、51个村民小组,共4663人,患病181例,平均患病率降到3.88%,7~14岁儿童查930人,甲状腺肿大186人,甲肿率为20.0%;原患病率在10%~20%的中病区查20个乡、57个村民小组,共6461人,患病153例,患病率降至2.37%,7~14岁儿童查1666人,甲状腺肿大305人,甲肿率为18.31%;原患病率在3%~10%的轻病区查52个乡、133个村民小组,共16563人,患病326例,患病率降到1.97%,7~14岁儿童查3626人,甲状腺肿大597人,肿大率为16.46%。人群的尿碘值由达标前的11.8~58.9 μg/g Cr,上升到103.07~205.89 μg/L,平均值为155.36 μg/L,基本控制了碘缺乏病对我市人民的危害。

(二)实现消除碘缺乏目标

在达基本控制碘缺乏病目标后,各县(市、区)基本做到思想不松、组织不散、措施不停、经费不减,继续做好碘缺乏病防治的巩固工作,并按省监测方案要求,每年保质保量完成了省下达的病情控制、碘盐监测、群众宣传和重点人群补碘工作。特别是1993年国务院召开《中国2000年实现消除碘缺乏病目标动员会》,并于1994年发布了《中国

2000 年实现碘缺乏病规划纲要》和《食盐加碘消除碘缺乏危害管理条例》,明确规定了要采取以食盐加碘为主、碘油为辅的综合性防治措施,市各级政府及广大群众对落实全民食盐加碘、特需人群补碘的措施给予了高度重视和积极支持,采取了一系列有力措施,逐次提高碘盐含碘量,稳定碘盐供应市场,严厉打击非碘盐对病区的冲击。并在儿童、青少年、育龄妇女中广泛开展防治碘缺乏病知识的宣传和辅服碘丸的工作。各级卫生防疫站常年坚持开展碘缺乏病的各项监测工作,根据 1995 年、1997 年的监测结果,与基本控制碘缺乏病时相比,儿童的尿碘水平、碘盐含碘量及合格率都有了明显的提高,儿童的甲肿率则有显著的下降,特别是 1999 年以县为单位按 PPS 抽样法的监测结果表明:全市盐碘中位数为 45.45 mg/kg,合格率达 95.86％,8～10 岁儿童尿碘中位数达到 259.69 μg/L,儿童甲肿率为 4.23％,各项指标均达到卫生部颁发的《消除碘缺乏病标准》。多年来,经过实施食盐加碘及辅服碘丸等综合防治措施,人群的碘营养状况得到了彻底改善,为我市达到消除碘缺乏病目标奠定了坚实的基础。

　　1998 年至 2000 年,根据卫生部的文件精神,市卫生局组织了省、市、县碘缺乏病监督、检验及管理方面的技术人员,对 10 个县(市、区)消除碘缺乏病目标工作进行评估。评估依据卫生部消除碘缺乏病目标的标准,严格按照《福建省消除碘缺乏评估方案》和《实现消除碘缺乏病阶段目标评估方案》的规定,通过听取各县碘缺乏病防治工作情况汇报,全面系统地查阅有关碘缺乏病防治历史资料,特别是基本控制碘缺乏病后的防治监测资料,审核了有关数据,全面了解了碘缺乏病防治工作上的领导、碘盐管理、健康教育等方面的工作。同时抽查了 8～10 岁儿童甲状腺肿大、尿碘情况及盐库、销售店、学生家中碘盐情况,并对学生及家庭妇女进行了碘缺乏病健康教育问卷测试。经过认真细致的评估,结果 10 个县(市、区)8～10 岁儿童甲状腺肿大率均达 5％以下,平均为 3.07％,尿碘中位数达到 167.6～311.2 μg/L,碘盐合格率达 90％以上,并且组织领导、碘盐管理和健康教育三项指标得分均达 85 分以上,为此评估人员认为 10 个县(市、区)已达到实现消除碘缺乏病阶段目标的标准。

(三)保持消除碘缺乏病状态

　　从 2000 年实现阶段性消除碘缺乏病目标后,长期坚持食盐加碘防治碘缺乏病策略,使我市碘盐覆盖率和居民户合格碘盐食用率均稳定在 95％以上,8～10 岁儿童甲状腺肿大率长期小于 5％,8～10 岁儿童尿碘中位数在 200 μg/L 左右,孕妇尿碘中位数在 150 μg/L 左右,各项指标均长期保持在消除碘缺乏病状态,但部分重点人群碘缺乏的风险依然存在。

　　消除碘缺乏病是一项功在当代、利在千秋、造福人民的伟大事业。我市持续消除碘缺乏病成果来之不易,我们更应加倍珍惜,提高对碘缺乏病防治工作的重要性、长期性、艰巨性的认识,巩固消除碘缺乏病防治成果,避免碘缺乏病卷土重来!

第三节 厦门市碘缺乏病防治历程

一、厦门市概况

厦门市是我国东南沿海重要的海港城市,位于台湾海峡西岸中部、闽南金三角的中心,地处北纬24°23′~24°54′、东经117°52′~118°26′。东与大小金门岛、南与漳州龙海区隔海相望,陆地与泉州南安、泉州安溪县、漳州长泰区、漳州龙海区接壤。厦门市境域由福建省东南部沿厦门湾的大陆地区和厦门岛、鼓浪屿等岛屿以及厦门湾组成。2022年,全市土地面积1699.01 km²,其中厦门岛土地面积155.99 km²(含鼓浪屿),海域面积约333 km²。海产食品丰富。

在20世纪80年代初期,厦门市下辖了6个区、1个县,合计7个区(县),分别是鼓浪屿区、思明区、开元区、湖里区、杏林区、集美区、同安县。1997年,同安县被撤销,组建同安区。截至90年代末期,厦门市形成了7个区的格局。进入21世纪以后,随着厦门市持续建设,城市人口进一步增加,城市面积进一步扩大。为了适应发展的需要,2003年,厦门市的区划格局进行了大规模的调整。鼓浪屿区、开元区被撤销,并入了思明区。杏林区更名为海沧区,杏林区部分镇(街)划归集美区,同安划出部分镇(街)组建了翔安。经过这一轮的区划调整,厦门市形成了6个区的区划格局。分别是思明区、湖里区、集美区、海沧区、同安区、翔安区,其中思明区、湖里区位于岛内,其余区位于岛外。

二、碘缺乏病流行情况

20世纪80年代以前,厦门市无具体的碘缺乏病流行调查资料。1982年3月,由市卫生局组织开展地方性甲状腺肿大(碘缺乏病)调查,在同安县抽查10个公社、2个镇和4个农林场,受检人数达32923人,调查结果:Ⅰ度以上肿大5775人,患病率为17.5%,其中汀溪公社、莲花公社、竹坝林场属重病区(患病率在20%以上)。同年,在郊区的东孚、海沧、前线、灌口、后溪5个公社进行普查,受检人数达6909人,Ⅰ度以上肿大1382人,患病率达到20.0%,其中坂头林场病情最为严重(发病率29.16%)。

1984年同安县卫生防疫站再次对莲花、汀溪2个乡进行碘缺乏病抽查,2个乡总共抽取47376人,地方性甲状腺肿患病率分别是19.4%、13.7%,调查中还发现12例克汀病患者,患病率0.025%,当地饮用水含碘量较低,分别为2.9 μg/L与5.3 μg/L。1985年12月,市卫生防疫站组织对集美坂头病区进行复查。共调查1228人,甲状腺肿大476人,甲状腺肿大率达到38.76%,其中Ⅰ度肿大435人,Ⅱ度肿大41人,比1982年的肿大率增长了9.6个百分点。1986年市卫生防疫站组织对同安县7~14岁儿童进行调查,证实除了有典型的地方性甲状腺肿大和克汀病外,还有为数不少的亚临床型克汀病患者,为中度病区。

根据国务院《中国 2000 年消除碘缺乏病规划纲要》和卫生部《碘缺乏病消除标准》的规定和要求,按照省卫生厅统一部署,厦门市于 1995 年 4 月至 9 月首次在全市采用 PPS 抽样方法对碘缺乏病病情进行了全面调查。调查内容包括目标人群(8～10 岁学龄儿童)的甲状腺肿大率、尿碘水平、家庭食用盐碘含量等。结果显示:目标人群的甲状腺肿大率市区(岛内)为 16.44%,郊区(集美、杏林)达到 20.57%,农村(同安)为 24.93%,均高于 5% 的碘缺乏病消除标准。城市和郊区 8～10 岁儿童的尿碘中位数均在 100 μg/L 以上,农村儿童的尿碘中位数只有 94.66 μg/L。1995 年全市小学生家庭食用盐含碘情况调查显示:只有市区有少量碘盐(碘盐覆盖率仅为 0.92%),郊区和同安县家庭食盐中均没有碘盐。同时市民普遍存在沿海城市海产丰富不会有碘缺乏问题的认识误区,食用地产原盐(非碘盐)的习惯根深蒂固,更严峻的是同安县沿海有着年产量为 5～6 万吨的私有小盐田和数千家以盐为生的盐民,非碘盐冲击问题严重困扰碘缺乏病防治工作。调查人员从而确定厦门全市均存在碘缺乏问题,为碘缺乏病中度病区。

三、碘缺乏病的防控工作

(一)成立地方病防治领导小组和防治重大疾病工作联席会议制

我市各级政府高度重视碘缺乏病防治工作,市、区两级均成立以分管领导为组长,卫生、财政、发展改革、经济发展、市政园林、水利、市场监管、教育、民政、广电等部门领导为成员的地方病防治领导小组,负责地方病防治工作的组织协调。2018 年厦门市成立防治重大疾病工作联席会议制,地方病日常防治工作改由重大疾病工作联席会议制进行组织协调。各级政府都随着主要领导和相关人员的变动及时对领导小组进行调整充实,以持续开展地方病日常防治工作的组织协调。各级政府均将地方病防治工作纳入目标管理,明确各部门职责,有效保证地方病各项防控措施落实到位,形成了政府领导、部门配合、群众参与的可持续消除地方病工作机制;市、区均建立了健全的地方病监测体系,市、区疾控中心设有地方病防治科或地方病防治组,均安排专门人员负责地方病防治工作。

(二)探索健康教育与健康促进新型模式,提高群众自我保健意识

在防控初期,在全市中小学开设碘缺乏病健康教育课,采取家校互动模式在中小学校建立了"教师—学生—家庭—社会"食用碘盐宣传监督检查链,在非碘盐问题地区的学校实施以真假碘盐鉴别干预技术为主的互动健康促进模式,改变以往健康教育单向传播碘缺乏病知识的方式,采用"小手拉大手"的形式将碘缺乏病防治知识带到各家各户,促进并保持了社区中小学生、家庭主妇较高的碘缺乏病知识知晓率和防病行为正确率,实现了由"要我吃碘盐"到"我要吃碘盐"的转变,有力支持了碘盐配给制的实施和私有盐田的永久废转工作,促使村民自觉抵制非碘盐,自觉使用和推广碘盐,持续有效地保证了较高的碘盐覆盖率。每年的碘缺乏病防治宣传日,由卫生部门牵头,教育、工商、

民政、妇联、残联、盐政、防疫等多部门联合开展宣传活动。各相关部门充分利用有线电视、广播、报刊、墙报、专栏、宣传单等形式开展宣传,采取宣传咨询、发放宣传资料、组织专家访谈等形式,广泛宣传碘缺乏病危害、防治方法和防治的重要性,有力提高群众碘缺乏病防病知识水平。

(三)采取以食用碘盐为主、碘丸防治为辅的综合防治措施

针对 1982 年和 1984 年两次碘缺乏病调查结果,1984 年底在确定的病区开展了全民性防治工作。对甲状腺肿大患者注射碘油进行治疗,同时采取普服碘油丸和普及碘盐等防治措施。但群众碘缺乏病知识知晓率低,普遍存在沿海城市海产丰富不会有碘缺乏问题的认识误区。碘盐普及工作进展缓慢,普及率几乎为 0。

在碘缺乏病地区实施全民食盐加碘是最经济、最有效的措施,我市在湖里区高崎设立碘盐加工厂,生产碘盐供应全市。针对非碘盐问题严重地区和产盐区,在全民食用碘盐的初期,我市在全国沿海地区率先实行碘盐配给供应制,厦门市政府出台了《厦门市碘盐配给实施方案》,与产盐地区各级政府签订落实碘盐配给制责任状,以政府行为有力地促进了碘盐的普及。由政府组织,盐务局和镇村干部将碘盐按照各户的人口数低价定额配送到各家各户,促进碘盐覆盖率的提高,在健康教育普及碘缺乏病防治知识的配合下,使食用碘盐防治碘缺乏病成为居民能接受的自觉行为,有效改变非碘盐问题地区居民食用非碘盐的习惯,在食用碘盐成为居民的自觉行为后,1999 年开始逐步缩小碘盐配给供应制范围,2007 年只对私有盐田废转后产盐区盐民采取"盐民自用碘盐"方式配给低价碘盐,在盐民养成了自觉食用碘盐的习惯后,2010 年也停止了这一碘盐配给供应措施。

(四)开展盐田永久废转,堵截私盐和非碘盐源头

为了消除私盐和非碘盐对碘盐市场的冲击,1998 年市卫生局和盐务局联合向市政府提出在我市开展盐田废转的建议,该建议得到了市政府采纳实施,在我市产盐区全面开展了私有盐田永久性废转工作,将绝大部分盐田废除,转用于水产养殖或作其他用途,至 2005 年厦门市总共废转盐田 114957 公亩(1 公亩＝100 m²),占全市全部盐田的 88.81%,从根本上消除了私盐和非碘盐对碘盐市场的冲击,为实现可持续消除碘缺乏病提供了有效的保证。2010 年厦门市原保留的大嶝盐田也转作其他用途,至此厦门市境内已无盐田。

通过采取上述措施,居民碘盐覆盖率从 1995 年的市区为 0.92%、郊区和农村均为 0% 的状况,自 1996 年开始逐步上升,市区 1999 年即达到 100%,郊区自 2000 年起每年都在 95% 以上,农村于 2000 年达到 94.1%,全市碘盐覆盖率自 2000 年起均达到了国家消除碘缺乏病标准。

四、碘缺乏病监测

为观察全市碘缺乏病病情变化趋势,掌握防治措施落实情况和评价防治效果,我市

对碘缺乏病开展了长期监测工作。

自 1995 年以来,市卫生行政部门根据《全国碘缺乏病监测方案》的要求,制定下发《厦门市碘缺乏病监测方案》。市卫生防疫站(疾病预防控制中心)每年都制定下发全市地方病防治工作计划和质量控制方案,并定期召开全市地方病防治工作会议和培训班,统一各项技术要求,同时加强碘缺乏病监测过程的质量控制,确保了监测的质量,保质保量完成了各项监测任务。

1997 年、1999 年、2000 年我市组织对各区(县)辖区 8～10 岁儿童进行碘缺乏病病情监测和评估,监测内容包括儿童家庭食用盐碘含量、儿童甲状腺肿大率和儿童尿碘含量等,结果显示:1995 年至 2000 年,市区儿童家庭碘盐覆盖率从 0.92% 快速上升到 100%,儿童甲状腺肿大率从 16.44% 下降到 0.95%,尿碘中位数从 137.5 $\mu g/L$ 上升到 200.2 $\mu g/L$;郊区儿童家庭碘盐覆盖率从 0% 上升到 99.0%,儿童甲状腺肿大率从 20.57% 下降到 2%,尿碘中位数从 102.12 $\mu g/L$ 上升到 194.6 $\mu g/L$;农村儿童家庭碘盐覆盖率从 0% 上升到 94.1%,儿童甲状腺肿大率从 24.93% 下降到 3.25%,尿碘中位数从 94.66 $\mu g/L$ 上升到 160 $\mu g/L$。2000 年 12 月前经省卫生厅组织考核验收,厦门市各区均达到了国家消除碘缺乏病阶段目标要求。

达到消除碘缺乏病阶段目标后,我市按照国家、省有关方案要求,每年都持续开展各项监测工作。2009 年根据国家和省的安排,为了解沿海地区居民碘营养状况,为国家调整碘缺乏病防治策略提供依据,我市集美区、翔安区作为调查点参加了卫生部组织的沿海地区居民碘营养状况调查工作。结果显示:翔安区、集美区水碘含量低于 10 $\mu g/L$(分别为 3.1 $\mu g/L$、6.05 $\mu g/L$),8～10 岁儿童甲状腺肿大率为 1.9%,尿碘中位数为 219.6 $\mu g/L$,合格碘盐食用率为 90.4%;孕妇尿碘中位数为 135.5 $\mu g/L$,哺乳期妇女尿碘中位数为 118.2 $\mu g/L$,婴幼儿尿碘中位数为 80.9 $\mu g/L$,18～45 岁男性尿碘中位数为 219.6 $\mu g/L$,18～45 岁育龄妇女尿碘中位数为 198.5 $\mu g/L$;厦门市仍保持消除碘缺乏病状态,但孕妇和婴幼儿存在碘营养不足的问题。同时,采用三日称重和记账法进行家庭住户膳食调查,结果仅有 10% 的居民户有食用海藻类食品,在现有食用加碘食盐情况下,厦门沿海居民平均每人每日碘的膳食摄入量达到中国营养协会制定的推荐摄入量(RNI)标准,且未超过可耐受最高摄入量(UL)值。膳食碘的主要贡献来自食盐,说明在食用加碘食盐的情况下,厦门市居民的膳食碘摄入量是充足且安全的,不存在碘过量的问题。

2012 年 2 月下旬开始,为掌握新标准碘盐《食用盐碘含量》(GB 26878—2011)执行后我国孕妇、儿童等重点人群尿碘水平的变化情况,进一步指导各地巩固消除碘缺乏危害的防控成果,根据《卫生部办公厅关于开展新标准碘盐试点工作的通知》和中国疾病预防控制中心地方病控制中心《安徽、福建、山东新标准碘盐试点工作方案》精神,我市翔安区作为卫生部新标准碘盐试点之一承担了该项目工作。我市严格按省卫生厅下发《福建省新标准碘盐试点工作技术方案》和卫生部疾控局关于印发《新标准碘盐试点阶段评估会议纪要》的通知要求,在厦门市卫生局和省疾控中心专家的直接指导下,省、市、区、镇、村五级共同配合,从 2012 年 2 月下旬开始至 2023 年 10 月上旬完成了试点工作的基线调查和十五次阶段评估。在完成试点工作基线调查后,为了确保试点研究对象的结果准确性,翔安区在 2012 年 3 月初即在全市率先供应新标碘盐;3 月 15 日,厦门全市开始供应新标小包装碘盐,2012 年 3 月 25 日前,翔安区流通领域(销售网点)的旧碘盐全部更换为新标准碘盐。同时将所有研究对象家里旧标准碘盐置换为新标准碘盐。研究结果显示:无论是基线调查,还是每次评估,试点地区的 8~10 岁儿童碘盐覆盖率均高于 95%,合格碘盐食用率均高于 90%,尿碘中位数均高于 100 μg/L;孕妇碘盐覆盖率均高于 95%,合格碘盐食用率除第一、二次评估时低于 90%(不合格碘盐主要为未置换完的旧标盐,碘含量高于新标盐的高值)外,余均高于 90%,尿碘中位数除第十一、十二次评估时高于 150 μg/L 为适宜水平外,其余均低于 150 μg/L,处于碘营养不足状态。

为全面了解厦门市实施食盐加碘新标准后重点人群碘营养状况,为下一步防治碘缺乏病提供实证依据,按《福建省重点人群碘营养及相关健康状况监测方案》要求,2014 年抽取思明、集美、翔安作为监测区,2015 年抽取湖里、同安、海沧作为监测区。调查方法与内容为:①每个监测区按东、西、南、北、中划分 5 个抽样片区,在每个片区各随机抽取 1 个镇(街道),辖有 5 个或不足 5 个乡的区,抽取所有镇(街道)作为监测点。②水碘:对于集中式供水,每个监测点采集 2 份末梢水水样;对于分散式供水,按照东、西、南、北、中 5 个方位各采集 2 户居民饮用水水样,检测水碘含量。③盐碘:每个监测点抽取 4 个行政村(居委会),每个行政村(居委会)抽取 15 户居民,采集居民家中食盐盐样,检测盐碘含量。④尿碘:每个监测点抽取 1 所小学,每所小学抽取 30~40 名 8~10 岁学生,采集尿样,检测尿碘含量。⑤人均食盐摄入量:在采集尿样的 8~10 岁学生中,抽取 10 名学生采集家庭食用盐盐样;同时进行入户调查,用三日称量法测算人均食盐摄入量。⑥甲状腺肿大情况:2014 年在思明、翔安,2015 年在湖里、同安、海沧,对采集尿样的 8~10 岁学生,采用 B 超法测量甲状腺容积,计算甲状腺肿大率。⑦孕妇尿碘:每个调查点抽取 20 名孕妇(早、中、晚孕期均衡),采集尿样,检测尿碘含量。结果 2014 年、2015 年分别检测生活饮用水水样 30 份、50 份,水碘中位数分别为 6.3 μg/L、4.8 μg/L;居民食盐摄入量分别入户调查 156 户、160 户,人均食盐摄入量中位数分别为 5.6 g/d、6.3 g/d;居民户食用盐 2 年各检测 900 份,碘盐覆盖率分别为 98.4%(886/900)和 99.6%(896/900),碘盐合格率分别为 98.8%(875/886)和 95.1%(852/896),合格碘盐食用率分别为 97.2%(875/900)和 94.7%(852/900);分别检测 8~10 岁儿童尿样 591 份和 628 份,儿童尿碘中位数分别为 181.7 μg/L 和 180.9 μg/L;分别检测 8~10 岁儿童甲状腺 441 人和 630 人,8~10 岁儿童甲状腺肿大率分别为 2.7%(12/441)和 2.7%(17/630);孕妇尿碘 2 年各检测 308 份和 305 份,尿碘中位数分别为 136.6 μg/L 和 129.1 μg/L,全市 6 个区中有 5 个区孕妇尿碘中位数<150 μg/L。结论:厦门市自然环境仍缺碘,实施食盐加碘新标准后,继续保持在国家消除碘缺乏病标准内,8~10 岁儿童碘营养水平处于适宜水平,孕妇碘营养水平略显不足。

为进一步落实因地制宜、分类指导、科学补碘的碘缺乏病防治策略,根据《福建省卫生计生委办公室关于开展全省生活饮用水水碘、水氟含量调查工作的通知》要求,我市 2017 年对全市所辖 6 区,每个区以镇(街道)为单位开展生活饮用水水碘调查。其中,对本次或既往调查发现水碘中位数大于 10 μg/L 以上的镇(街道),以行政村(居委会)

为单位开展调查。厦门市所辖 6 个区 39 个镇(街道)中,有集中式供水镇(街道)31 个,混合式供水镇(街道)8 个。共采集水样 175 份,未发现水碘中位数大于 10 μg/L 的镇(街道)和行政村,说明我市外环境缺碘状况尚无改变。

2016—2017 年碘缺乏病监测显示我市碘盐覆盖率分别为98.1%和 97.1%,碘盐合格率分别为98.3%和 98.7%,合格碘盐食用率分别为 96.5%和 95.8%,儿童甲状腺肿大率均为 1.9%,儿童尿碘中位数分别为 216.1 μg/L 和 182.9 μg/L,孕妇尿碘中位数分别为 132.2 μg/L 和 138.5 μg/L,孕妇碘营养状况处于碘缺乏状态,说明我市继续保持消除碘缺乏病状态,但孕妇仍存在碘缺乏的风险。

国家地方病防治专项三年攻坚行动期间(2018—2020 年),我市碘缺乏病监测结果显示:儿童家中碘盐覆盖率分别为 96.9%、93.3%和 94.7%,碘盐合格率分别为 98.7%、98.1%和 98.3%,合格碘盐食用率分别为 95.6%、91.6%和 93.1%,儿童甲状腺肿大率分别为 0.2%、2.9%和 2.5%,儿童尿碘中位数分别为 182.8 μg/L、164.0 μg/L 和 244.3 μg/L。孕妇家中碘盐覆盖率分别为 96.0%、96.8%和 96.9%,碘盐合格率分别为99.0%、98.9%和99.3%,合格碘盐食用率分别为 95.5%、95.7%和 96.3%,尿碘中位数分别为 142.5 μg/L、138.5 μg/L 和 152.2 μg/L。对照《国家碘缺乏病消除评价内容和判定标准》(2019 版),厦门市 6 个区碘缺乏病各项指标继续保持在国家消除碘缺乏病标准内。

2021 年是“十四五”的开局之年,2022 年按照国家统一部署进行地方病防治三年攻坚行动“回头看”调查,2023 年是国家地方病防治巩固提升行动(2023—2025 年)的第一年,我市按国家和省的统一部署持续开展了碘缺乏病监测和分析,2021—2023 年的监测结果显示:儿童家中碘盐覆盖率分别为 93.9%、96.0%和 94.5%,碘盐合格率分别为98.1%、97.1%和 98.2%,合格碘盐食用率分别为 92.1%、93.3%和 92.8%,合格碘盐覆盖率分别为 92.1%、93.3%和 95.2%,儿童甲状腺肿大率分别为 3.8%、2.8%和 2.0%,儿童尿碘中位数分别为 222.3 μg/L、183.4 μg/L 和 189.3 μg/L。孕妇家中碘盐覆盖率分别为 96.5%、93.5%和 95.1%,碘盐合格率分别为 97.8%、97.8%和 98.8%,合格碘盐食用率分别为 94.4%、91.4%和 94.0%,尿碘中位数分别为 149.4 μg/L、137.4 μg/L 和 139.2 μg/L。监测结果表明,厦门市各区的碘缺乏病各项指标持续稳固在国家消除碘缺乏病标准内。

五、防控成效

(一)达到国家基本控制地甲病标准

1992 年 3 月,省卫生厅对厦门市碘缺乏病病区的地甲病防治工作进行了考核,考核结果表明甲状腺肿大率为 9.6%,考核组认为达到了基本控制地甲病的标准。

(二)实现消除碘缺乏病阶段目标

厦门市卫生局于 1997 年 5 月 25 至 6 月 10 日采用《全国碘缺乏病防治监测方案》对厦门市开元区、思明区、湖里区和鼓浪屿区的碘缺乏病防治效果进行评估。结果表明:抽查8～10岁学生1453名,甲状腺肿大89人,甲状腺肿大率为6.1%,抽查尿样315份,尿碘中位数为194.8 μg/L。抽查学生家庭食盐317份,盐碘中位数为30.9 mg/kg,碘盐合格率为95.3%。碘缺乏病健康教育问卷调查600份,全部答对的有296份,占49.3%,总平均得分为84.6分。

1998年5月6—10日,省卫生厅赴厦门市消除碘缺乏病评估验收组,对厦门市岛内4个区碘缺乏病防治效果进行评估。评估结果表明:165名8～10岁学生中甲状腺肿大3名,甲状腺肿大率为1.82%,尿碘中位数为205.3 μg/L,碘盐合格率为97.0%,盐碘中位数为45.7 mg/kg,参加有关碘缺乏病知识问卷的100名学生平均得分98.1分。因此,认定我市岛内4个区全部达到消除碘缺乏病标准。

2000年4月和5月厦门市卫生局组成评估小组按照《实现消除碘缺乏病阶段目标评估方案》要求,分别对开元、思明等岛内4个区,集美、杏林2个区和同安区进行综合评估,结果如下。组织领导、碘盐管理、健康教育三项综合指标得分:岛内95分,集美、杏林区90.6分,同安区91分;学龄儿童甲肿率:岛内1%,集美、杏林区8.9%,同安区16%;尿碘中位数:岛内290 μg/L,集美、杏林区217 μg/L,同安区122 μg/L;合格碘盐食用率:岛内100%,集美、杏林区95%,同安区70%;健康教育问卷综合得分率:岛内合格率99%,集美、杏林区92%,同安区84%。根据上述评估结果,对照评估方案,认为厦门市岛内开元、思明、湖里、鼓浪屿等4个区继续保持消除碘缺乏病阶段目标的标准,集美、杏林2个区碘缺乏病各项防治指标已达到实现消除碘缺乏病阶段目标标准,而同安区的指标与评估标准尚有一定的差距,应继续努力。

2000年5月,省卫生厅组织碘缺乏病防治管理干部和专业人员组成评估验收组,分别对厦门市集美和杏林区碘缺乏病防治效果进行了评估。评估结果表明:集美区和杏林区400名8～10岁学生的甲状腺肿大率为2%,尿碘中位数为234.5 μg/L,小于20 μg/L者占2%,居民户碘盐合格率为96.5%,批发零售单位碘盐合格率为100%。

2000年11月,根据《实现消除碘缺乏病阶段目标评估方案》,厦门市卫生局组成评估小组再次对同安区进行评估,结果如下。组织领导、碘盐管理、健康教育等三项综合指标得分:96分;8～10岁在校学生甲状腺肿大率:9.6%(22/230);8～10岁在校学生尿碘中位数:188 μg/L;居民用户合格碘盐食用率:92.3%(262/284份);零售店碘盐合格率:98%(98/100份);IDD答卷合格率:五年级小学生100%(200/200份),家庭妇女96.7%(29/30份)。根据以上结果,评估小组认为:同安区控制、消除碘缺乏病工作的各项指标已达到国家卫生部等五部局颁发的《实现消除碘缺乏病阶段目标评估方案》的要求,即同安区已实现消除碘缺乏病阶段目标,可以提请省卫生厅组织评估验收。

2000年12月,省卫生厅组织碘缺乏病防治管理干部和专业人员14人组成评估验收组,对厦门市同安区碘缺乏病防治效果进行评估。评估结果表明:同安区抽查400名8～10岁学生的甲状腺肿大率为3.3%,尿碘中位数为160 μg/L,小于20 μg/L者占2.1%,居民户合格碘盐食用率为94.1%,盐碘批发零售单位碘盐合格率为90%,综合指标得分是95.0分。各项指标均已达到国家消除碘缺乏病标准,从而确认我市全境已实现消除碘缺乏病阶段目标。

(三)持续保持消除碘缺乏病

自 2000 年实现消除碘缺乏病阶段目标后,我市持续坚持食盐加碘防治碘缺乏病综合措施,碘缺乏病防治各项指标持续保持在消除碘缺乏病标准内。

2005 年 10 月 25—27 日,国际控制碘缺乏病理事会(ICCIDD)主席凌节生,卫生部、中盐总公司等部门的官员和专家对翔安区的消除碘缺乏病综合干预项目进行了检查评估。评估组认为我市各级领导高度重视消除碘缺乏病综合干预项目、提供了充足的资源保障,各有关部门之间密切配合,各基层组织发挥有利作用,专业人员队伍稳定,人员素质较高,健康教育工作做得好,盐田废转力度大,整个项目取得明显成效;同时建议翔安区在下一阶段的工作中要进一步调整盐业产业结构,整合盐业市场,继续加强健康教育工作,探讨和建立可持续发展的措施和策略。

2007 年 8 月,根据《福建省地方病防治规划(2005—2010 年)中期评估方案》的要求,开展全市地方病防治规划"十一五"中期评估,结果如下。三项综合指标得分:思明和湖里区 97 分、集美和海沧区 94.6 分、同安和翔安区 94 分;学龄儿童甲状腺肿大率:思明和湖里区 2.4%、集美和海沧区 2.9%、同安和翔安区 4.5%;尿碘中位数:思明和湖里区 290 $\mu g/L$、集美和海沧区 217 $\mu g/L$、同安和翔安区 122 $\mu g/L$;合格碘盐食用率:思明和湖里区 100%、集美和海沧区 97%、同安和翔安区 90%;健康教育问卷得分率:思明和湖里区合格率 99%、集美和海沧区 92%、同安和翔安区 94%。

2009 年 11 月和 2010 年 10 月,根据福建省卫生厅、发展改革委、经贸委《福建省实现消除碘缺乏病目标县级考核评估实施细则》和福建省卫生厅、发展改革委、财政厅《福建省地方病防治规划(2005—2010 年)终期评估方案》要求,我市组织考评组对全市 6 个区进行了考核评估。结果显示:各区的组织领导、碘盐管理、监测与防治、健康教育四项管理指标标化后的考评总分在 91.5~95.1 分之间,全市标化后总分为 93.1 分;8~10 岁在校学生校正甲状腺肿大率为 0.8%~3.3%,全市校正甲状腺肿大率为 1.7%;尿碘中位数在 155.6~223.8 $\mu g/L$ 之间,全市尿碘中位数为 186.7 $\mu g/L$,尿碘含量低于 50 $\mu g/L$ 的比例为 2.9%;居民合格碘盐食用率在 96.3%~99.7% 之间,全市居民合格碘盐食用率为 98.3%。全市 6 个区碘缺乏病各项防治指标均达到实现消除碘缺乏病目标标准。

2013 年 4—5 月和 2015 年 5 月,按省卫生厅《福建省"十二五"地方病防治规划中期考核评估方案》和《福建省"十二五"地方病防治规划终期考核评估方案》要求,我市先后组织开展了"十二五"地方病防治规划中期和终期评估。中期评估结果显示:居民户碘盐覆盖率为 98.7%,合格碘盐食用率为 97.9%;8~10 岁儿童尿碘中位数为 204.0 $\mu g/L$,尿碘值在 0~50 $\mu g/L$ 之间的占 5.4%,甲状腺肿大率为 1.1%。终期评估结果显示:居民户碘盐覆盖率为 97.7%,合格碘盐食用率为 92.5%;8~10 岁儿童尿碘中位数为 185.3 $\mu g/L$,尿碘值在 0~50 $\mu g/L$ 之间的占 6.7%,甲状腺肿大率为 2.4%;孕妇碘盐覆盖率为 98.6%,合格碘盐食用率为 95.5%;孕妇尿碘中位数为 135.2 $\mu g/L$。厦门市各区均如期完成"十二五"规划目标。

2018 年 9 月和 2020 年 6 月,按照省卫生计生委等部门联合下发的《关于开展福建省贯彻落实〈"十三五"全国地方病防治规划〉情况中期评估工作的通知》和《国家卫生健康委疾控局关于开展"十三五"全国地方病防治规划终期评估的通知》,我市先后组织开展了"十三五"地方病防治规划中期和终期评估。中期评估结果显示:儿童家中碘盐覆盖率为97.2%,合格碘盐食用率为95.8%;8~10岁儿童尿碘中位数为188.8 $\mu g/L$,尿碘值在0~50 $\mu g/L$之间的占6.7%,甲状腺肿大率为1.0%。孕妇碘盐覆盖率为97.4%,合格碘盐食用率为95.9%;孕妇尿碘中位数为138.5 $\mu g/L$。终期评估结果显示:居民户碘盐覆盖率为96.0%,合格碘盐食用率为94.5%;8~10岁儿童尿碘中位数为181.2 $\mu g/L$,尿碘值在0~50 $\mu g/L$之间的占7.6%,甲状腺肿大率为1.5%。孕妇碘盐覆盖率为97.2%,合格碘盐食用率为95.8%;孕妇尿碘中位数为138.6 $\mu g/L$。厦门市各区均如期完成"十三五"规划目标。

2020年9月,按照国家卫生健康委办公厅《关于开展地方病防治专项三年攻坚行动终期评估工作的通知》《地方病防治专项三年攻坚行动年度评估方案》和福建省卫生健康委员会《关于开展地方病防治专项三年攻坚行动终期评估工作的通知》的要求,我市对全市贯彻落实地方病防治专项三年攻坚行动情况开展了终期评估。评估结果显示:建立了政府领导、部门配合的可持续消除地方病工作机制和健全的地方病监测体系,各相关部门分工明确,各尽其责,各司其职,密切配合,地方病各项防治工作有序开展。8~10岁儿童甲状腺肿大率为1.9%,碘盐覆盖率为95.0%,碘盐合格率为98.3%,合格碘盐食用率为93.3%,合格碘盐覆盖率为95.5%,尿碘中位数为196.4 $\mu g/L$,尿碘值在0~50 $\mu g/L$之间的占6.6%。孕妇家中碘盐覆盖率为96.7%,碘盐合格率为99.1%,合格碘盐食用率为95.8%,尿碘中位数为139.8 $\mu g/L$。各项防治指标持续保持在消除碘缺乏病标准内。

自2000年实现消除碘缺乏病阶段目标以来,我市碘缺乏病各项指标已经连续23年保持在国家消除标准内,这一成果的取得与各级党委政府的领导和协调、各有关部门的密切配合和协作、全社会的共同参与以及地方病防治战线的工作人员的辛勤付出是密不可分的。但是,由于外环境碘缺乏状态长期存在,巩固消除碘缺乏病危害工作任重而道远。应继续坚持全民食盐加碘政策,坚持"政府领导、部门协作、社会参与、综合治理"的工作机制,按分类指导、科学补碘的原则,持续保持高的合格碘盐食用率和保证居民碘摄入适量适宜,巩固已取得的防控成果。

第一节　1999 年福建省居民用户碘盐

监测试点研究[①]报告

　　福建省位于中国东南沿海,全省有 83 个县(市、区),海岸线漫长,全省有大小盐场 194 个,盐产量大于销量,私盐影响了全民食盐加碘防治碘缺乏病干预措施的落实。1999 年上半年按 PPS 抽样开展的第三次碘缺乏病监测显示,检测全省 30 个点 1196 份盐样,碘含量在 20~60 mg/kg 者 778 份,占 65.1%,非碘盐 254 份,占 21.2%,合格碘盐覆盖率达 90% 以上的点仅有 8 个,占 26.7%,小于 90% 者,占 73.3%。

　　为了全面了解我省居民户合格碘盐的覆盖水平和质量情况,发现普及碘盐过程中的“问题地区”及其影响因素,建立可持续运转的碘盐监测网络,保障碘缺乏病(IDD)防治措施的落实,根据卫生部消除碘缺乏病国际合作项目技术指导中心(NTTST)的统一安排,我省于 1999 年 12 月在全省所有县(市、区)开展了居民用户碘盐监测试点研究工作。现将我省 83 个县(市、区)居民碘盐监测结果总结如下。

一、材料与方法

(一)调查范围

全省 83 个县(市、区)所有乡(镇、街道)。

(二)调查对象

居民户。

---

①联合国儿童基金会资助项目。

(三)方法

福建省卫生防疫站统一负责全省的项目实施,组织参加单位的人员培训,协调县(市、区)的现场调查、资料汇总。各县(市、区)负责本地区的资料收集、整理及上报。调查方法:以县为单位调查所有的乡(镇),每个乡(镇)内选取2个村,一个村为乡(镇)政府所在地,另一个村为"问题地区"或乡(镇)政府5公里以外的村,在这2个村内随机选择10个居民户,每户抽取1个盐样。调查所用监测试剂采用哈尔滨医科大学大骨节病研究所生产的盐碘半定量检测试剂。

(四)统计处理

利用 Excel 97 建立数据库,采用 SPSS 9.0 软件进行数据统计分析。率的比较用 χ^2 检验。$P<0.05$ 为差异有统计学意义。

二、结果

(一)居民用户食盐监测结果

1.全省监测结果

全省调查83个县(市、区)1043个乡(镇)2086个监测点,抽检20860份盐样,其中碘盐19020份,居民碘盐覆盖率为91.2%,非碘盐1840份,非碘盐率为8.8%,83个县(市、区)中碘盐覆盖率为100%的有10个,90%~99.9%的有51个,80%~89.9%的有13个,80%以下的有9个。非碘盐严重的"问题地区"依次是同安区(41.7%)、平潭县(40.0%)、莆田市(38.1%)、福清市(37.6%)、平和县(28.3%)、洛江区(26.7%)、漳浦县(23.5%)、涵江区(23.0%)、福鼎市(22.5%)。

2.食盐需求量、销售量与居民户非碘盐率的关系

通过调查各县(市、区)碘盐的需求量、销售量,发现销售量与需求量比值与居民户非碘盐率基本成反比,即销售量与需求量越接近,非碘盐率越低。将居民户非碘盐率较高的前9个县(市、区)与碘盐需求量与销售量差值较大的前9个县(市、区)(莆田市、诏安县、漳浦县、平潭县、南安市、华安县、福清市、同安区、平和县)相比,只相差诏安、华安、南安3县(市、区),这3个县(市、区)的数据可能与调查中的误差有关。

3.不同行政级别村、镇监测结果

乡(镇)机关所在地的村居民用户非碘盐率(6.8%)低于距离乡(镇)政府所在地5公里以外的自然村或"问题地区"村的非碘盐率(10.4%)($\chi^2=86.23,P<0.001$),见表2-1。

表 2-1 不同行政级别村、镇居民用户食用盐监测结果

村镇	样本量/份	非碘盐/份	非碘盐率/%
机关所在地	10466	713	6.8
自然村	10394	1083	10.4
合计	20860	1796	8.6

4.不同地形村、镇监测结果

居民用户食用非碘盐率呈沿海地区（17.7%）、半山区（7.7%）、山区（6.9%）、丘陵地区（6.4%）、和平原（6.2%）的由高向低的排列，见表 2-2。

表 2-2 不同地形居民用户食用盐监测结果

地形	监测点/份	样本量/份	非碘盐/份	非碘盐率/%
沿海	342	3420	604	17.7
半山区	186	1860	143	7.7
山区	1164	11640	802	6.9
丘陵地区	145	1450	93	6.4
平原	249	2490	154	6.2
合计	2086	20860	1796	8.6

5.居民用户食用盐的类型构成

居民用户食用的碘盐中，细盐占 94.6%，粗盐占 5.4%；非碘盐中，粗盐占 74.4%，细盐占 25.6%，见表 2-3。

表 2-3 居民用户食用盐的类型构成

	样本量/份	粗盐		细盐	
		样本量	占比/%	样本量	占比/%
碘盐	19020	1021	5.4	17999	94.6
非碘盐	1840	1369	74.4	471	25.6
合计	20860	2390	11.5	18470	88.5

（二）居民用户食用非碘盐的情况分析

1.居民用户食用非碘盐的购买价格

资料完整的 1796 户居民购买非碘盐的平均价格为 0.9 元/kg（0～2.5 元/kg），细型非碘盐（462 份）的平均价格为 1.2 元/kg（0.60～2.0 元/kg），粗型非碘盐（1334 份）的平均价格为 0.8 元/kg（0～2.5 元/kg）；从村办商店购买的 525 份非碘盐平均价格为

1.2 元/kg(0.5~2.0 元/kg)，从流动盐商处购买的 1271 份非碘盐平均价格为 0.8 元/kg
(0~2.5 元/kg)。

2.居民用户食用非碘盐的购买地点

居民用户食用的非碘盐中有 1271 份购自流动盐商，占 70.8%，525 份购自村办商店，占 29.2%。粗型(85.5%)、散装(87.3%)非碘盐多购自流动盐商，而细型(71.6%)、小包装(78.1%)非碘盐多购自村办商店，村办商店是居民用户食用的假冒碘盐的主要来源。1796 户食用非碘盐居民户中有 74.2%的居民户有从流动盐商处购盐的经历。

3.居民用户食用非碘盐的包装

居民用户食用非碘盐的包装 74.7%为散装，其余的 25.3%为小包装，以散装粗盐为主。

4.食用非碘盐居民户对 IDD 的认识

食用非碘盐的 1796 居民户中，知道 IDD 知识的仅有 410 户，占 22.8%。有 325 户居民知道 IDD 是可以预防的，有 250 户居民选择食用碘盐作为预防 IDD 的主要措施，占总数的 13.9%。13.9%~22.8%的食用非碘盐的居民户对 IDD 有初步的了解。山区居民知道的 IDD 知识明显高于沿海居民，见表 2-4($P<0.0001$)。

表 2-4　食用非碘盐居民用户对 IDD 知识的了解状况

地形	是否知道 IDD					IDD 是否可预防				IDD 的主要预防措施				
	人数	知道	占比/%	不知	占比/%	人数	不可	可以	不知	人数	碘盐	碘油	其他	不知
山区	802	270	33.7	532	66.3	284	3	217	64	230	181	6	4	39
半山区	143	23	16.1	120	83.9	23	2	20	1	22	18	0	0	4
丘陵地	93	20	21.5	73	78.5	20	0	17	3	17	14	1	2	0
平原	154	32	20.8	122	79.2	32	0	19	13	20	19	0	1	0
沿海	604	65	10.8	539	89.2	65	0	52	13	45	18	13	14	0
合计	1796	410	22.8	1386	77.2	424	5	325	94	334	250	20	21	43

5.影响食用非碘盐居民用户家庭内选择食盐的主要决定因素

食用非碘盐居民用户家庭内选择食盐主要决定因素依次为价格(46.1%)、生活习惯(35.6%)、其他(10.9%)、是否加碘(7.4%)。说明价格和生活习惯是食用非碘盐居民用户家庭内选择食盐的主要决定因素。其中沿海地区则多以"生活习惯"(占 61.6%)为家庭内选择食盐的主要因素，山区(57.2%)、丘陵地区(54.8%)、平原(44.8%)多以"价格"为家庭内选择食盐的主要决定因素。

另外，在 1796 户非碘盐居民户中，知道 IDD 有关知识的食用非碘盐居民户选择"是否加碘"为家庭内选择食盐主要决定因素的比例为 28.3%，不知者的比例为 1.2%。说明食用非碘盐居民户中了解 IDD 有关知识对其家庭内食盐选择一定的影响。

(三)发现非碘盐地区零售点监测结果

1.发现非碘盐地区零售店的食盐销售状况

发现非碘盐地区零售店监测销售食盐样品 703 份,其中碘盐 512 份(72.8%),非碘盐 191 份(27.2%)。703 份食盐中有品牌的 616 份(87.6%),无品牌的 87 份(12.4%);碘盐中有品牌的 490 份(占 95.7%),而非碘盐中有品牌的 126 份(占 66.0%),无品牌的 65 份(34.0%),食盐的品牌只有一种,即福建省盐业总公司生产的"晶华"牌。零售店内销售的食盐 82.2% 为细盐,碘盐以细盐为主(96.3%),非碘盐中粗盐占 55.5%,细盐占 44.5%。进一步对 191 份非碘盐分析,发现 126 份有品牌(晶华牌)的非碘盐中细型盐 79 份(62.7%),粗型盐 47 份(37.3%),可见零售店内销售的有品牌的非碘盐多为细型盐,而 65 份无品牌的非碘盐中粗型盐 59 份(90.8%)。

零售店内 34.4% 的碘盐的销售价格在 0.50~1.0 元/kg 之间,64.8% 高于 1.0 元/kg;55.5% 的非碘盐的销售价格在 0.5~1.0 元/kg 之间,33.5% 高于 1.0 元/kg,碘盐的销售价格明显高于非碘盐。

零售店内销售的食盐中 4.0% 为大包装,84.8% 为小包装,11.2% 为散装。512 份碘盐中 96.9% 为小包装,非碘盐中 52.4% 为小包装,38.2% 为散装。其中 65 份无品牌的非碘盐多为散装(73.8%),126 份有品牌的非碘盐多为小包装(69.8%)。

零售店内销售食盐的来源:703 份盐样中 81.1% 来自上级批发单位(570 份),18.9% 来自流动盐商(133 份)。其中 512 份碘盐中 96.9% 来自上级批发单位,3.1% 来自流动盐商,191 份非碘盐中 38.7% 来自上级批发单位,61.3% 来自流动盐商。52.4% 有品牌和 78.5% 无品牌的非碘盐来自流动盐商,47.6% 有品牌的非碘盐和 21.5% 无品牌的非碘盐来自上级批发单位。

2.发现非碘盐村零售店店主的 IDD 相关知识状态

703 户零售店店主中有 467 人(66.4%)知道 IDD,知道 IDD 的 467 人中有 446 人认为 IDD 可以预防,这 446 人中知道食用碘盐为 IDD 的主要预防措施的有 436 人,占总调查人数的 62.0%,零售店店主的 IDD 知识状态高于同一地区的食用非碘盐居民户。

3.现非碘盐地区零售店店主家庭选择食盐的主要决定因素

与食用非碘盐居民用户的情况不同,703 户零售店店主家庭以"是否加碘"(44.8%)作为选择食盐的主要决定因素,其次才为价格(29.9%)、生活习惯(16.8%)。

467 户知道 IDD 相关知识的发现非碘盐地区零售店店主以"是否加碘"为家庭选择食盐主要决定因素的比例为 64.9%。

4.零售店店主的 IDD 知识状态对其销售非碘盐的影响

发现非碘盐地区知道 IDD 相关知识的零售店店主销售非碘盐的比例为 16.3%,不知者为 48.7%,发现非碘盐地区零售店店主对 IDD 知识的了解对其是否销售非碘盐有明显的影响,见表 2-5($P<0.001$)。

5.零售店店主家庭选择食盐的主要决定因素对其食盐销售的影响

发现非碘盐地区零售店店主选择"是否加碘"为家庭食盐选择主要决定因素者零售

店销售非碘盐的比例为 11.4％,选择其他因素者零售店销售非碘盐的比例为 39.9％,可见家庭选择食盐的主要决定因素对其是否销售非碘盐有明显的影响,见表 2-6($P <$ 0.001)。

<table>
<tr><td colspan="6">表 2-5　零售店店主的 IDD 知识状态对其销售非碘盐的影响</td></tr>
<tr><td rowspan="2">知识状态</td><td rowspan="2">总数</td><td colspan="2">非碘盐</td><td colspan="2">碘盐</td></tr>
<tr><td>样本量</td><td>占比/％</td><td>样本量</td><td>占比/％</td></tr>
<tr><td>知道</td><td>467</td><td>76</td><td>16.3</td><td>391</td><td>83.7</td></tr>
<tr><td>不知</td><td>236</td><td>115</td><td>48.7</td><td>121</td><td>51.3</td></tr>
</table>

<table>
<tr><td colspan="6">表 2-6　零售店店主家庭选择食盐的决定因素对其食盐销售的影响</td></tr>
<tr><td rowspan="2">决定因数</td><td rowspan="2">总数</td><td colspan="2">碘盐</td><td colspan="2">非碘盐</td></tr>
<tr><td>样本量</td><td>占比/％</td><td>样本量</td><td>占比/％</td></tr>
<tr><td>是否加碘</td><td>315</td><td>279</td><td>88.6</td><td>36</td><td>11.4</td></tr>
<tr><td>其他</td><td>388</td><td>233</td><td>60.1</td><td>155</td><td>39.9</td></tr>
</table>

三、讨论

(一)分析

①本次调查显示,通过强化政府行为,落实干预措施,尤其是 1999 年下半年各地(市)纷纷开展对所辖各县(市、区)的消除碘缺乏病阶段性目标的评估工作,有力地促进了合格碘盐覆盖率的提高。因此,就总体而言本次调查结果全省的非碘盐率为 8.6％,比 1999 年上半年按 PPS 抽样开展的第三次碘缺乏病监测显示的非碘盐率占 21.2％有了明显的降低。但通过本次调查也发现我省各县(市、区)工作开展得不平衡,因而本次调查也明确了我省非碘盐冲销较严重的地区,即"问题地区",这之中有 22 个县(市、区)非碘盐率大于 10％,最高的达 41.7％,这些县(市、区)多分布在沿海县及邻近周边地区,而 9 个私盐冲击最严重的县(市、区)均为沿海县(非碘盐率在 20％以上)。由于我省有较长的海岸线,有近 1/3 的县(市、区)属于沿海地区,这些地区大多有产盐区,有不少小盐厂管理失控,自产自销原盐,私盐冲销问题历来较严重,不仅影响本地区,还影响周边地区。

②非碘盐冲销来路及原因。本次调查表明,我省盐业部门销售的碘盐都是小包装细盐,且有商标和防伪标记。居民用户的非碘盐多半为散装粗盐,主要购自流动盐商,而小包装细盐的非碘盐多购于村办商店。零售店的非碘盐近半数为无品牌的小包装粗盐,大多来自流动盐商,说明非碘盐多为私盐,私盐价格较低(盐贩普通盐价较商店便宜约 0.4 元/kg),且送货上门,群众图便宜、方便而购买私盐,这干扰了碘盐市场的正常供应。

调查结果也反映在零售店发现的 126 份"晶华"品牌的未加碘盐,其中 62.7％为细盐,37.3％为粗盐,这一方面说明有假冒碘盐存在,但这之中有 47.6％盐样是来自上级批发单位,同时调查过程发现还有 21.5％无品牌盐也是来自上级批发单位,说明盐业流通渠道管理上存在漏洞,因此应追查来自上级批发单位的非碘盐(38.7％)和有品牌的"问题碘盐"(47.6％)流入市场的原因。

③自我保健意识不强,防治知识缺乏。调查中发现食用非碘盐的居民户中77.2%不知道IDD相关知识,存在非碘盐地区零售店店主有33.6%不知道IDD相关知识。食用非碘盐的居民户中选择食盐价格为其家庭内选择食盐主要决定因素的占46.1%;沿海地区虽然经济、文化较发达,但由于防治工作开展得较迟因而其对IDD知识的不知率(89.2%)高于防治工作开展相对较早的山区(66.3%)。但调查结果也显示了解IDD相关知识的零售店店主无论是其家庭内选择食盐主要决定因素还是销售碘盐比例都高于不知者,说明普及IDD相关知识的重要性。总之,在居民中缺乏IDD的有关防治知识,自我保健意识不强,是导致居民食用非碘盐的原因之一,从而影响了碘盐的普及供应。

④对各县(市、区)对碘盐的需求量、碘盐的实际销量和本次调查结果进行比较,发现个别县(市、区)调查结果与实际情况有出入。另外,调查方案中碘盐检测以变色即可作为判定碘盐的标准而忽略了市场上不合格碘盐和假碘盐的存在,无形中会使碘盐覆盖率结果提高,这些问题今后都需要予以改进。

(二)对策与建议

①加强盐业市场管理,提高合格碘盐覆盖率。首先,各级党政领导应加强对碘缺乏病防治工作的领导,认真落实省政府批转的"关于在福建省部分地区推行碘盐供应分配制工作的意见",确保我省建立可持续消除碘缺乏病的运行机制。其次,采取切实可行的措施加强盐业市场管理,这一方面要加强对盐场的管理,通过各级政府的协调管好盐场这个源头,减少原盐流入市场;另一方面盐政部门要加大查处私盐的力度,打击贩卖假盐和私盐行为。最后,加强盐业流通渠道的管理,查找堵塞流通渠道的薄弱环节,落实碘盐销售专营制度,保证碘盐正常供应。

②广泛、持续地开展有关IDD知识的健康教育工作,尤其在薄弱环节的沿海地区,加大对IDD防治知识的宣传力度,使居民能认识IDD的危害,自觉抵制购买非碘盐,食用碘盐。加强对家庭主妇的健康教育,充分发挥学校—学生—家庭这个渠道的作用,使得防治IDD知识家喻户晓。另外,要加强对零售店店主的健康教育,提高他们销售碘盐的自觉性。

③为了完善调查,使得调查结果更具可靠性,针对本次调查工作实施过程中出现的问题,对于今后类似的调查工作,建议以地区间循环检查代替各县(市、区)的自查,这虽然会增加调查经费但可提高数据的可靠性,同时会引起当地卫生行政部门对这项工作的重视,促进当地IDD的防治工作;另外,碘盐检测中应根据半定量检测结果判定是否为碘盐和合格碘盐。

第二节 1999—2005年福建省碘缺乏病综合干预项目总结报告

花絮：

——你自己承包这一片虾池吗？

——和我儿子一起。

——收入怎么样？比你原来晒盐好吧？

——差不多，养虾费力，花钱多，要有技术，还辛苦，台风一来就全完了。

——如果现在让你选择，你选择晒盐呢？还是养虾？

——还是选择养虾吧。

——那你要承担风险的，想得通吗？

——一开始肯定不愿意，但政府说晒的盐没有加那个……碘，对身体不好，对孩子脑子不好，想想也就想通了。

——摘自 ICCIDD 主席凌节生访问福建时与老盐民的对话

一、背景

福建省位于中国东南沿海，全省有大小盐场 192 个，年产盐量 50 万吨，产大于销，私盐影响了全民食盐加碘防治碘缺乏病（IDD）干预措施的落实。1999 年上半年按 PPS 抽样开展的第三次碘缺乏病监测工作中全省 30 个点 1196 份盐样：碘含量在 20～60 mg/kg 者 778 份，占 65.1%；非碘盐 254 份，占 21.2%；合格碘盐食用率达 90% 以上的点仅有 8 个，占 26.7%，小于 90% 者占 73.3%。1999 年 12 月开展的居民用户碘盐监测试点研究表明全省居民户碘盐覆盖率为 91.39%，83 个县（市、区）中有 61 个的碘盐覆盖率在 90% 以上，有 13 个县在 80%～90% 之间，另有 9 个沿海县碘盐覆盖率在 80% 以下。在沿海地区，一方面食盐产销矛盾十分突出，盐场分布零散，生产规模小，管理能力弱，相当多的小盐场以贩卖私盐来维持生计，不法盐贩以低于碘盐的价格销售私盐，扰乱了碘盐市场的正常供应，严重制约了防治工作的开展；另一方面，这些"问题地区"的群众对沿海地区是否缺碘存在着错误的认识，对碘缺乏的危害认识不足。由于上述问题的存在，在 2000 年国家碘缺乏病评估组和联合国儿童基金会对福建省消除碘缺乏病工作评估后认为福建省仅达到基本实现消除碘缺乏病阶段目标。因此，解决"问题地区"碘盐覆盖率是事关福建省消除碘缺乏病阶段性目标能否实现的关键。

自 2000 年起，我们先后在全省沿海 12 个私盐冲击较严重的县（市、区），即福清、南安、晋江、石狮、同安、翔安、漳浦、平和、华安、诏安、莆田和福鼎实施以提高合格碘盐食用率为目标、以盐田废转和目标人群健康教育/健康促进为主要干预措施的消除碘缺乏病综合干预项目，经过卫生、盐务、教育、计生、工商、质监、广电、残联、妇联和关工委等多部门的共同努力，项目工作取得了良好效果。

二、目的、意义和方法

(一)目的、意义

在非碘盐问题地区建立行之有效的综合干预模式,解决沿海非碘盐问题地区合格碘盐覆盖率低的问题,推进非碘盐问题地区实现消除碘缺乏病的进程。

(二)材料与方法

本项目在福建省所选择的项目县(市、区)都是极有代表性的沿海非碘盐问题所在地。本次总结根据近几年在项目县(市、区)所开展的工作情况进行归纳整理。

三、项目的组织结构与管理

项目工作由福建省卫生厅统一领导,福建省地方病防治研究所和福建省盐务局负责实施,有关"问题地区"的有关部门和单位参加。

本项目由联合国儿童基金会提供部分经费支持,在卫生部消除碘缺乏病国际合作项目技术指导中心(NTTST)指导下进行。每一年度项目实施前,由卫生、盐业两部门依据需求评估和非碘盐问题地区上一年度项目的实施情况和效果,共同商定下一年度的项目计划,在与相关项目县有关部门沟通后上报 NTTST 并提交全国项目年度会议审议。

四、项目地区的需求评估

(一)项目县(市、区)基本情况

1999 年,同安区有 12 个乡镇,18 个居委会,4 个农场,213 个行政村,现有人口 55 万人,有 220 多所小学,近 7 万名小学生,居民以食用海盐为主,全区有大小盐场 21 个,有盐田 1200 公顷,年生产原盐 6 万吨,其中乡镇集体盐场 2 个,生产面积 170 公顷,个体盐场 19 个,生产面积 103 公顷。莆田市有 17 个乡镇,384 个行政村,当时有人口 100 万人,有近 28 万名中小学生,居民以食用海盐为主,有盐田 1900 公顷,年生产原盐 15 万吨,其中国营盐场 2 个,生产面积 1065 公顷,乡镇集体盐场 19 个,生产面积 835 公顷。翔安区是从同安区分离出来的新区,其所辖的各乡镇是原同安区的非碘盐主要问题地区,有 5 个乡镇,104 个村。南安市有 27 个乡镇,427 个行政村,人口 147.7 万人,有近20 万名小学生,居民以食用海盐为主,有大小盐场 28 个,盐田 730 公顷,年生产原盐 3 万吨。福清市有 21 个乡镇,457 个行政村,其中有 3 个乡镇位于山区,7 个乡镇属于平原地区,11 个乡镇位于沿海,人口 1200764 人,484 所小学,136181 名小学生。漳浦县有 20 个乡镇,286 个行政村,80.7 万人口,275 所小学,74050 名小学生,有数百公顷的盐田。晋江市下辖 15 个镇、1 个农场、385 个村(居),全市人口 102 万人。石狮市下辖 7 个镇 2 个街道,人口 29.6 万人,常驻外来人口 20 万人。平和县辖 15 个乡镇,261 个行政村,人口 547000,有 250 所小学,小学生共计 54729 名。华安县辖 6 镇 4 乡 7 个农林场,人口近 16 万人。福鼎市人口 56.1 万人,辖 3 乡、3 个办事处、10 镇、1 个开发区管委会、26 个居委会,252 个行政村。诏安县辖 15 个乡镇和 1 个开发区、1 个旅游区、231 个行政村(居),总人口近 57 万。

(二)项目县(市、区)居民合格碘盐食用率状况

同安区 1999 年开展的全区居民用户碘盐监测试点调查结果显示,全区有 44.2% 的居民户食用非碘盐,2000 年进行消除碘缺乏病阶段目标评估时合格碘盐食用率为 61.4%。1999 年按 PPS 抽样开展的碘缺乏病病情监测结果显示,莆田市合格碘盐食用率 30.4%,南安市合格碘盐食用率仅为 17.5%。在 2000 年进行消除碘缺乏病阶段目标评估时,晋江市合格碘盐食用率 76.0%,石狮市合格碘盐食用率 85.0%,华安县合格碘盐食用率 70.5%,漳浦县合格碘盐食用率 56.5%,福清市合格碘盐食用率 62.6%,平和县合格碘盐食用率 63.5%,福鼎市合格碘盐食用率 77.5%,诏安县合格碘盐食用率 62.5%。

(三)居民合格碘盐食用率低的原因

①福建省有较长的海岸线,有近 1/3 的县属于沿海地区,这些地区大多有产盐区,有不少小盐厂管理失控,自产自销原盐,私盐冲销问题历来较严重,不仅影响本地区,还影响周边地区。

②私盐价格较低(盐贩普通盐价较商店便宜约 0.4 元/kg),且送货上门,甚至以物易物,群众图便宜、方便而购买私盐;在个别地区盐业销售网收缩,群众买碘盐不方便,从而干扰了碘盐市场的正常供应。

③缺乏 IDD 的有关防治知识,自我保健意识不强,是导致居民食用非碘盐的主要原因之一,从而影响了碘盐的普及供应。在 1999 年基线调查时发现食用非碘盐的居民户中 77.2% 不知道 IDD 相关知识,非碘盐地区零售店店主中有 33.6% 不知道 IDD 相关知识。

④部分盐场职工将非碘盐卖给私人盐商或零售商,以获取微薄利润。部分职工不知道吃碘盐的好处,有赠送亲友的传统。

(四)管理和政策诊断

1.政策资源

福建省出台了一系列政策、法规。问题地区的各级领导对碘缺乏病防治工作有一定程度的重视。

2.人力资源

有健全的碘缺乏病防治和健康教育队伍,有开展健康促进活动能力的专业队伍,省

里每年组织一次碘缺乏病业务培训。盐业、教育、卫生等部门有多年的合作经验。

3.财物资源

合作部门的宣传经费资助或提供部分的碘缺乏病宣传物资。

五、项目的实施

(一)项目的总体目标和具体指标

1.总体目标

解决沿海非碘盐问题地区合格碘盐覆盖率低的问题,到 2005 年福建省实现消除碘缺乏病目标,并摸索出一套行之有效的沿海地区可持续消除碘缺乏病的综合干预模式。

2.具体指标

(1)教育目标

①项目地区的小学生对碘缺乏病危害的知晓率达 90％以上,对碘缺乏病的预防方法知晓率提高到 90％以上,并有 70％以上的学生愿意主动向父母宣传碘缺乏病知识。

②项目地区的教师对碘缺乏病危害和预防方法的知晓率达 90％以上,超过 90％的教师愿意主动向学生宣传碘缺乏病知识。

③项目地区的家庭主妇对碘缺乏病危害和对碘缺乏病的预防方法知晓率比 1999 年基线调查时提高 20 个百分点。

(2)行为目标

①福清、晋江、石狮、同安、翔安、平和、华安、福鼎等项目地区碘盐覆盖率提高至 90.0％以上。

②南安市、莆田市(今荔城区)碘盐覆盖率提高至 80.0％以上。

③漳浦县碘盐覆盖率较项目实施前提高 20 个百分点。

④全省废转 80％以上的中、小盐田。

(3)健康目标

①到 2004 年底,项目地区 8～10 岁儿童的甲状腺肿大率均低于 5％。

②项目地区的儿童尿碘在适宜范围,即尿碘中位数处于 100～200 μg/L,其中尿碘＜100 μg/L 的比率小于 50％,尿碘＜50 μg/L 的比率小于 20％。

(二)主导策略和措施

1.政策倡导

从政策上争取项目地区各级政府领导加大对提高合格碘盐食用率、持续消除碘缺乏病工作的支持。

2.部门协作

争取各方面的支持和合作,建立强大的联盟和社会支持系统。各级政府及时调整、充实地方病防治领导小组,明确各部门的职责,既各负其责,又相互配合。

3.健康教育

问题地区不同层次的人群采取有针对性的健康教育措施,使民众认识到碘缺乏病的危害及其防治办法,并积极主动介入提高合格碘盐覆盖率的行动,变被动吃碘盐为主动吃碘盐。

(三)各年度主要活动

1. 1999 年

根据 NTTST 的统一安排,福建省于 12 月在全省所有县(市、区)开展了居民用户碘盐监测试点研究工作。

2. 2000 年

项目活动以同安区为重点。

(1)政策倡导和社会动员

在省级机构改革完成后,省政府决定继续保留省地方病、血吸虫病防治领导小组并成立以潘心城副省长为组长的省地方病、血吸虫病防治领导小组。省政府下发了《福建省人民政府办公厅关于加快福建省盐业结构调整实行食盐生产总量控制的通知》。卫生部与中国盐业总公司的领导和联合国儿基会官员到同安区进行高层访问,与同安区政府领导对话;省卫生厅地病办领导和省卫生防疫站的领导和专业人员也多次就同安区、南安市碘缺乏病的现状与厦门市、同安区、南安市、莆田市政府的有关领导和部门交流,进行社会动员和项目督导。省卫生厅地病办领导和省卫生防疫站的专业人员还分别到漳浦县、东山县、同安区,听取当地卫生、盐业部门有关废转盐田的汇报,实地察看盐田废转情况,并同当地政府领导进行交流。省地病办、省盐务局联合下发了《关于部分食品加工用盐供应非碘盐管理的规定》《关于核定部分食品加工用盐企业供应非碘盐的通知》,规范非碘盐供应管理工作,避免了食品加工用盐对食盐市场的冲击。

厦门市江曙霞副市长就同安区消除碘缺乏病问题 6 次召集有关部门召开专题会议并 3 次亲临同安区现场办公。同安区政府下发了《关于加强碘盐供应配给工作消除碘缺乏病的实施方案》,成立了以区政府郭永辉副区长为组长的盐业结构调整、实行总量控制领导小组,区政府设立碘盐配给工作领导小组,采取"责任状"的形式,层层签订责任状,形成"配给有制度,管理有机构,落实有措施,镇有配给组,村有配给员"的配给格局。区政府与各镇领导签订了《碘盐配给目标管理责任书》,实行区、镇、村工作考核"一票否决"制度,没有完成的单位,要追究领导行政责任。南安市政府出台了《南安市人民政府关于依法加强食盐市场管理的通告》,下发至各乡镇政府、有关部门、产盐村。南安市政府黄南康副市长主持召开盐业结构调整协调会,贯彻落实福建省人民政府办公厅《关于加快我省盐业结构调整实行食盐生产总量控制的通知》文件精神。漳州市政府人民政府办公室转发省政府办公厅关于加快福建省盐业结构调整实行食盐生产总量控制的通知。莆田市委副书记卓金贤先后 6 次召开专题协调会,落实碘盐配给制、盐业流通市场整顿及中、小盐田废转事宜,并深入盐场解决问题。莆田市下发了《莆田市人民政府关于开展碘缺乏病防治工作的通知》至各有关单位,之后,莆田市东桥镇人民政府着手准备县试点乡镇的试点筹备工作。

（2）干预行动

在福鼎市召开的全省碘缺乏病工作会议上，召集9个碘盐覆盖率在80％以下的沿海县（市、区）卫生防疫站分管站长及科长对《福建省碘盐覆盖率问题地区的干预方案》进行集中讨论，并要求各问题地区针对当地实际情况制定自己的干预方案报送省地方病防治研究所。经卫生、盐业协商，决定重点选择存在问题较严重的同安区作为实施干预项目的重点地区，以点带面。省卫生厅在《福建卫生报》上组织了"5·18"专版，以八厅（局）名义印发了40万份的宣传单。省卫生防疫站在泉州市举办了实验室管理人员培训班，规范实验室操作规程。

同安区充分利用"3·15"消费者权益日和碘缺乏病宣传日，组织区卫生局、盐务局在各镇设宣传咨询点，现场开展宣传咨询活动；在全区各主要集贸点、村前街后刷写碘缺乏病宣传栏和标语；动用宣传车上街或到农村进行碘缺乏病知识宣传，并分发碘缺乏病宣传单到每家每户；在乡卫生院和村卫生所门口设立一个宣传栏；区广电局在有线电视上连续两个月播放有关碘缺乏病的公益广告，并在每晚黄金时段播放防治碘缺乏病知识及碘盐的正确使用方法；区教育局结合素质教育的要求，下发开展碘缺乏病健康教育的通知；卫生部门编写、印发健康教育教材，在校学生人手一份宣传单，家长知晓后签字返回学校上交卫生部门。卫生部门加大监测、监督力度，为政府决策提供有力的依据。区卫生防疫站每月派人到12个乡镇和4个农场抽检用户盐样，并将监测结果以简报的形式向区政府领导和有关部门汇报；9月，卫生部门再一次按PPS对同安区的碘缺乏病病情进行监测；10月下旬，厦门市卫生部门会同同安区卫生部门对同安区合格碘盐覆盖情况进行调查、评估。至8月底，莆田市已废转120公顷盐田；至10月底，东山县废转盐场242公顷；漳浦县转产100多公顷盐田；至12月底，同安区已实现废转中小盐田300多公顷，南安市已实现废转中小盐田40公顷。

3. 2001 年

项目活动以同安区、南安市为重点。

（1）政策倡导和社会动员

2001年省卫生厅就福建省碘缺乏病防治工作情况向省政府领导做了专题报告，引起了省政府领导的高度重视，时任省长习近平做了重要批示。为进一步落实习近平同志关于福建省消除碘缺乏病工作的重要指示，经福建省人民政府批准，于2001年11月6日以省人民政府的名义召开全省消除碘缺乏病工作电视电话会议。这次会议主要是总结福建省在消除碘缺乏病工作中所取得的经验，分析形势，研究对策，部署今后的碘缺乏病防治工作任务。会议由省地方病、血吸虫病防治领导小组副组长，省政府林辉副秘书长主持，省地方病、血吸虫病防治领导小组组长，省政府潘心城副省长在会上作了重要讲话。省卫生厅杨平厅长、省经贸委薛金炼副主任对福建省基本消除碘缺乏病进展和经验进行认真总结，并对今后的碘缺乏病防治工作进行具体部署。会前，印发《福建省人民政府办公厅转发省卫生厅等部门关于进一步加强消除碘缺乏病工作意见的通知》。福建省人民政府在《福建省妇女发展纲要（2001—2010年）》和《福建省儿童发展纲要（2001—2010年）》中明确提出，合格碘盐食用率达到90％，继续推广食盐加碘的适宜技术,宣传碘缺乏病的危害和预防保健知识。

同安区人民政府先后印发了《厦门市同安区人民政府关于调整地方病防治领导小组的通知》《厦门市同安区人民政府关于调整同安区碘盐配给制工作领导小组的通知》《厦门市同安区人民政府关于加快盐业结构调整步伐的实施意见》《厦门市同安区人民政府关于继续实行碘盐配给持续消除碘缺乏病的通知》,要求各镇、街(场)要相应成立盐业结构调整领导小组与碘盐配给领导小组,把此两项工作同本单位开展"两个文明"建设和改进机关工作作风、提高工作效能紧密结合起来,并以此作为考核各单位评先创优的重要依据。7月13日在同安区政府会议室召开了"2001年上半年同安区消除碘缺乏病综合干预项目进展汇报会",省卫生厅林国全调研员,省卫生防疫站许龙善站长,厦门市政府办公厅四处李处长,卫生局和防疫站的领导,同安区政府庄副区长和有关部门的领导参加了会议。8月,同安区政府召开盐业结构调整工作会议,12个乡镇的镇长和农场的主任及盐业、工商、公安、卫生、技术监督、教育、广电的领导参加了会议,会议主要内容有继续推行碘盐配给制,持续消除碘缺乏病,安排配给任务,签订责任状,落实盐田废转(重点是新店、马巷、大嶝)。9月,同安区政府再次召开盐业结构调整阶段性总结会议,会上大嶝镇等单位介绍了盐田废转的经验。11月上旬,省地方病防治领导小组组织有关部门对同安区实施干预后的效果进行年度评估,并与同安区政府郭副区长和卫生局、教委、盐务局、卫生防疫站的领导和有关人员进行了座谈,反馈了评估结果。为推动南安市消除碘缺乏病综合干预试点项目的开展,全省2001年碘缺乏病防治工作会议在南安市召开,会议期间,省卫生厅林国全调研员、省卫生防疫站许龙善站长、省盐务局刘世忠副局长与南安市五套班子就南安市的非碘盐干预项目进行座谈。吴金球副市长表态于近期召开一次市地方病防治领导小组协调会,对干预方案进行细化,进一步明确各有关部门的职责,下大决心实施盐田废转。南安市人民政府办公室下发了《南安市人民政府办公室关于调整南安市地方病防治工作领导小组成员的通知》《南安市人民政府关于开展碘缺乏病防治工作的通知》,并就盐业结构调整发布了有关通知。8月,南安市政府召集工商、财政、计委、经委、盐业、计监、土地局和石井、水头两镇政府领导召开协调会,部署盐业结构调整事宜。10月下旬,省地方病防治领导小组组织有关部门对南安市实施干预后的效果进行年度总结评估,并与南安市委宣传部洪自强部长,卫生局、教委、盐务局、卫生防疫站的领导和有关人进行了座谈,反馈了评估结果。

(2)干预行动

4月,在2001年福建省碘缺乏病防治工作会上,省卫生厅疾控处林国全调研员、省卫生防疫站许龙善站长、省盐务局刘世忠副局长对项目地区的干预行动进行再动员,要求项目地区要切实按照《福建省非碘盐问题地区干预项目计划书》开展工作,确保年度计划的顺利完成并达到预期的目标。省卫生厅和省卫生防疫站的领导和专业人员也多次到同安区、南安市进行项目督导。省盐务局从6月15日起抽调全省40名盐政人员到同安区、南安市进行盐业市场缉查,采取源头堵、路上卡、市场查等手段,净化碘盐销售市场。省卫生厅与省盐务局共同印发了40万份由省卫生防疫站编写的健康教育宣传单,同时,省卫生防疫站与省盐务局还共同印发了32万份以课程表为形式的宣传单给同安区与南安市的在校中小学生。省卫生防疫站向同安区与南安市广电局和各乡

(镇)发放碘缺乏病防治知识录音带(上、下集)和 VCD 片各一套,共发放碘缺乏病防治知识录音带(上、下集)41 盒、VCD 片 41 套。上半年,选择同安区新圩镇各所小学、南安市官桥镇和英都镇各所小学全体学生进行碘盐鉴别试点活动,由学生从家中带来食盐用碘盐半定量试剂进行测定,给每位学生发放以课程表为形式的宣传单并进行现场教育,对滴定试验判定为非碘盐的学生加发一张碘缺乏病宣传单,由学生带回向其家长宣传购买碘盐,家长知晓签字后返回学校上交卫生部门。该活动生动、直观、有效,学生受教育深刻,深受老师、学生及家长的欢迎。根据 NTTST 和《2001 年度福建省非碘盐问题地区干预项目计划书》的要求,为全面评价福建省消除碘缺乏病综合试点项目的干预效果,确保可持续消除碘缺乏病的工作机制及干预项目各项措施的有效落实,制定《福建省消除碘缺乏病综合干预试点项目中期评估暨项目试点县年度评估实施方案》。9—11 月上旬,组织专业技术人员开展碘缺乏病综合干预试点项目评估,评估范围为综合干预试点地区的同安区及南安市,同时评估在基线调查时被确定为问题地区的漳浦县及福清市作为对照。省卫生防疫站举办了"福建省碘盐监测信息管理系统培训班"。

同安区在总结新圩镇工作经验的基础上,从 9 月起至 10 底,同安区卫生防疫站在余下的 11 个乡(镇)所属的各所小学对全体学生进行碘盐鉴别试点活动,由学生从家中带来食盐用碘盐半定量试剂进行测定,给每位学生发放以课程表为形式的宣传单并进行现场教育。本项活动对 8 万份学生家中的盐进行了鉴别并发放宣传单 8 万张,从而使全区 8 万名小学生接受了全面的碘缺乏病防治知识的普及教育。至 10 月底,同安区完成盐田废转 497.8 公顷,占盐田废转总数的 52.6%。南安市在总结官桥镇和英都镇工作经验的基础上,从 9 月起至 10 中旬,南安市卫生防疫站在余下的 25 个乡(镇)所属的各所小学对全体学生进行碘盐鉴别试点活动,由学生从家中带来食盐用碘盐半定量试剂进行测定,给每位学生发放以课程表为形式的宣传单并进行现场教育。本项活动对 24 万份学生家中的盐进行了鉴别并发放宣传单 24 万张,从而使全市 24 万名小学生接受了全面的碘缺乏病防治知识的普及教育。1—10 月,南安市实现盐田废转 229 公顷。

4. 2002 年

项目活动以同安区、南安市、晋江市、石狮市、华安县、漳浦县、福清市、平和县为重点。

(1)政策倡导和社会动员

2002 年省委、省政府出台了《关于进一步加强农村卫生工作的实施意见》,提出"到 2010 年 100%的县(市、区)实现消除碘缺乏病目标"。省卫生厅、省残联向各地转发了《中国提高出生人口素质、减少出生缺陷和残疾行动计划(2002—2010)》。结合卫生部、国家经贸委、中国盐业总公司组成的修改《食盐加碘消除碘缺乏危害管理条例》调研组来闽调研盐田废转工作的机会,与非碘盐问题地区的福鼎市、同安区政府领导和有关部门座谈,进行社会动员。NTTST 郑庆斯教授一行到福清市,与卫生局、防疫站、盐务局的人员商谈非碘盐综合干预实施工作。

同安区人民政府召开盐田废转专题会议,要求各有关乡镇在 5 月、6 月加大盐田的废转力度。为了落实盐田废转工作,同安区政府郭副区长多次深入现场协调有关部门做好盐田废转工作。华安县地方病防治领导小组多次召集县各有关职能部门召开会议,要求各职能部门要密切合作,把碘缺乏病防治工作做好。华安县卫生局、供销联社、教育局、计生局、广电局、工商局、质量技术监督局联合下发了《关于进一步加强消除碘缺乏病工作的意见》,要求各乡镇、各有关部门要根据该文件精神,结合各自的实际,制定下一步消除碘缺乏病的工作规划,进一步加强消除碘缺乏病工作。华安县周黎鸣副县长、漳浦县骆沙舟副县长亲自带领有关部门到乡镇的学校指导学生开展碘盐鉴别活动。

（2）干预行动

为了推动项目干预工作,3月全省碘缺乏病工作会议在晋江市召开,参加这次会议的有省、设区市卫生防疫站和非碘盐冲击较严重的沿海县（市、区）的卫生防疫站的领导和专业人员81人。会议介绍了执行联合国儿童基金会非碘盐干预合作项目的同安区、南安市在2001年所取得的经验。为了确保项目的落实与实施,省卫生防疫站经常派人到同安区、南安市、晋江市、石狮市、华安县、漳浦县、福清市、平和县实施项目督导。编印4万套适用于学生和家庭主妇的健康教育宣传单和供班主任参考的教案供项目县使用。编写了学校开展真假碘盐鉴别活动操作程序,向各项目县发放96片宣传碘缺乏病的VCD片,省卫生厅还与省盐务局共同印发了50万份宣传单,其中印发了40万份以课程表为形式的宣传单给项目县的在校中小学生。福建省卫生防疫站在莆田市荔城区举办了全省碘缺乏病防治技术培训班。

同安区在全区223所学校中、高年级小学生中开展防治碘缺乏病的"四个一"活动:上一堂关于碘缺乏病的健康教育课,写一篇关于碘缺乏病的作文,举行一场讲座,出一期板报（专栏）。全区6万多名小学生参加了活动,并领取课程表6.4万张。活动结束后,向作文比赛获奖的100名学生及组织较好的学校颁发了奖品。通过本年度的干预活动,同安区碘盐的供应顺利实现从干预初期的政府强制实施的配给制到全部通过销售网络供应。南安市在全市496所学校中、高年级小学生中开展上一堂关于碘缺乏病健康教育课、写一篇关于碘缺乏病的作文的活动,全市15万多名小学生参加了活动,并领取课程表20万张。活动结束后,向作文比赛获奖的100名学生及组织较好的学校颁发了奖品。福清市卫生局、教育局联合发文《关于在全市小学生中开展碘缺乏病健康教育及监测调研工作的通知》,此次专题活动在全市486所学校中开展,共有12万名学生受到教育,检测学生家庭用盐114544份,其中碘盐70205份,碘盐率为61.3%。至10月底实现盐田废转1100公顷。漳浦县教育局和卫生局联合下发了《关于在全县小学中开展碘缺乏病防治专题活动的通知》,活动内容为查（学生带家庭用盐检测）与讲（碘缺乏病防治知识）。此次专题活动使全县308所小学9.5万名学生受到教育,检测学生家庭用盐92225份,其中碘盐38223份,非碘盐54002份,碘盐率为41.4%,这次活动使对食用碘盐、抵制非碘盐的认识深入人心。华安县带领全县123所小学的全体学生进行真假碘盐鉴别活动,同时给每位学生发放一张以课程表为形式的宣传单并进行现场教育,该活动共对全县2.3万份学生带来的食盐进行滴定,结果碘盐占86.0%,对学生发放宣传单2.3万张,从而使全县2万多名小学生接受了全面的碘缺乏病防治知识的教育。在晋江市教育局配合下,市卫生防疫站召集各学区校长和有关人员开会布置在小学生中开展上一堂关于碘缺乏病健康教育课、做一次碘盐鉴别的活动,此次专题活动使 512 所小学近 20 万名学生受到教育。在石狮市教育局配合下,卫生局协调防疫站、健康教育所召集各学区校长和有关人员开会布置在小学生中开展上一堂关于碘缺乏病健康教育课、做一次碘盐鉴别的活动,此次专题活动使 96 所近 5 万名学生受到教育。平和县卫生局、教育局联合发文《关于在全县小学生中开展碘缺乏病健康教育及监测调研工作的通知》;同月,县卫生局、防疫站召集各乡镇卫生院院长、防疫医生开会培训,卫生、盐业人员深入 15 个乡镇 60 个行政村,开展碘盐鉴别活动,动用宣传车上街或到农村进行碘缺乏病知识宣传,分发 10 万份宣传材料,此次专题活动使 241 所小学 10 万名学生受到教育。

5. 2003 年

项目活动以同安区、南安市、福鼎市、华安县、漳浦县、福清市、平和县为重点。

(1)政策倡导和社会动员

2003 年 10 月,在北京召开的持续消除碘缺乏病国际会议上,汪毅夫副省长亲自到会向与会的国内外的代表作了题为"认真履行政府职责,持续消除碘缺乏病"的演讲,介绍了福建省在持续消除碘缺乏病工作中通过加强领导、中小学健康教育、盐业结构调整方面所取得的成功经验,并表示福建省将进一步加大工作力度,切实加强宣传教育,扩大中小学健康教育示范点,加大盐场废转力度,不断提高碘缺乏病防治水平,为人民健康造福,这表明省政府对人民群众健康的高度负责,对做好消除碘缺乏病工作的信心和决心。各项目县充实、调整地方病防治领导小组并召开领导小组扩大会议,明确卫生、盐业、广电、教育、工商、公安等各部门在项目中的职责,并协调各部门的工作。漳州市政府办公室下发明电并组成消除碘缺乏病专项督查组对东山、漳浦、平和 3 个项目县开展专项检查。福清市、同安区、漳浦县政府就继续抓好碘缺乏病工作召开专题会议。平和县政府下发《关于切实抓好消除碘缺乏病工作的通知》,县政府召开消除碘缺乏病再加温创达标工作会议。

(2)干预行动

为了推动项目干预工作,3 月在漳浦县召开项目干预工作会议,参加这次会议的有省、设区市卫生防疫站和非碘盐冲击较严重的沿海县(市、区)卫生防疫站的领导和专业人员 85 人。为了确保项目的落实与实施,省卫生防疫站经常派人到同安区、南安市、永春县、福鼎市、东山县、华安县、漳浦县、福清市、平和县实施项目督导。省卫生厅与省盐务局共同印发了 50 万份由省卫生防疫站编写的碘缺乏病健康教育宣传单,印发了 40 万份以课程表为形式的宣传单给项目县的在校中小学生,3000 套教案供小学老师使用。9 月在福清市召开碘缺乏病综合干预试点项目县中期评估会议,参加人员有福清、南安、晋江、石狮、福鼎、同安、漳浦、东山、平和、华安等县(市、区)的卫生防疫站的领导和专业技术人员各 1 名。会后,各有关县严格按照评估方案的要求开展工作,并将数据报送省疾病预防控制中心。至 2003 年底,全省已累计转产 5100 公顷 105 家盐场(其中 2003 年转产 1100 公顷 13 家盐场)。福建省疾病预防控制中心在连城县举办了碘缺乏病防治技术新进展培训班。

南安市在沿海 3 个乡镇的小学生中开展碘盐半定量滴定活动,参与本次活动的有

92 所小学 600 个班级近 3 万名学生。漳浦县卫生局、教育局联合下发了《关于开展消除碘缺乏病综合干预措施专题培训的通知》和《关于公布"消除碘缺乏病"主题征文评选结果的通知》等文件,召集全县各学区的分管校长和辅导员、各卫生院分管院长和防疫组长在县卫生防疫站召开了专题培训会,此次活动共有 74005 名学生受到教育,检测学生家庭食盐 71691 份,碘盐率为 52%,对获奖作文予以表彰。漳浦县卫生局结合农村科技、文化、卫生三下乡,共计发放碘缺乏病宣传材料 5000 余张,免费发放碘盐近 1 吨,展出碘缺乏病各类宣传挂图近 150 张次。为加强碘缺乏病防治的宣传,县卫生防疫站要求各乡镇卫生院防疫组根据县站制作的碘缺乏病入户调查宣传表,每月入户宣传调查 30～50 户,并按月上报县防疫站,此项工作列入卫生防疫工作年度业务考核的重要内容之一。平和县教育部门将碘缺乏病防治卫生知识纳入健康教育课的内容,先后 3 次召开中小学校长会议,研究布置碘缺乏病健康教育工作,有 6 万多人次学生接受了碘缺乏病防治知识教育;在小学生中开展了两次碘盐半定量滴定活动,先后有 49690 名学生参加该活动;部分学区组织学生开展了作文比赛,全县各学区评出一、二、三等奖作文 10 多篇;据县盐业支公司反映,通过开展学校健康活动,有力地提升了碘盐的覆盖率,至 12 月 31 日,碘盐销售量较去年同期上升了 23.1%。福清市小学生作文比赛在市委宣传部的重视下,获奖作文在当地报纸《福清时报》刊登,扩大了作文比赛的影响力;再次在小学生中开展了碘盐半定量滴定活动,有 70259 名学生参加,滴定变色数 53044 份,碘盐率为 75.5%。同安区在全区小学开展上一堂碘缺乏病防治知识课活动,继续在盐场多和私盐相对较多的马巷、新店镇所在学区各小学开展碘盐半定量滴定活动,共有 14472 名学生参与。福鼎市在全市 286 所各级各类小学 1912 个班级中开展了防治碘缺乏病宣传教育活动,受到碘缺乏防治知识教育的小学生达 59698 人,共写作文 29685 篇。各项目县卫生防疫站以县(市、区)为单位按 PPS 抽样法抽取 30 所学校,每校再随机抽样检查 40 名 8～10 岁学生甲状腺,如果学生数量不够,需到最近的小学补足。从每所被抽查的学生中再随机抽取 7 名学生查家中碘盐含量(定量)和尿碘水平,这样每个项目县检查 1200 名 8～10 岁学生甲状腺,检测盐样和尿样各 210 份。10 个项目县检查 12000 名 8～10 岁学生甲状腺,检测盐样和尿样各 2100 份。

6. 2004 年

项目活动以福清市沿海 18 个乡(镇)、南安市沿海 3 个乡(镇)、漳浦县、平和县、诏安县、翔安区为重点。

(1)政策倡导和社会动员

为了促进项目县(市、区)消除碘缺乏病的进程,5 月,省卫生、教育、计生、工商、质监、广电、残联、妇联和关工委等 9 个厅(委)及省疾病预防控制中心、省盐务局等相关部门领导到福建省非碘盐问题较严重的项目县——漳浦县和东山县视察盐田废转和学校碘缺乏病健康教育开展情况。检查组到盐场、学校实地了解工作开展情况,并分别在漳浦和东山县与当地县政府领导和地方病领导小组成员举行座谈会。在福清市召开碘缺乏病重点干预项目年会。5 月下旬,为了确保项目措施的落实,省卫生厅林国全调研员、省疾病预防控制中心许龙善书记再次到漳浦县了解项目工作开展情况,并与漳浦县政府分管副县长和卫生局局长进行座谈。漳浦县人民政府办公室下发《漳浦县人民政府办公室关于调整漳浦县防治碘缺乏病工作领导小组的通知》,县政府召开专题会议解决盐田废转问题,并于 10 月 25 日带领质监、工商、盐业、经贸和政府办督察科督办盐田废转具体事项。

（2）干预行动

3 月,在福清市召开碘缺乏病重点干预项目年会,由省卫生厅、省疾病预防控制中心、省盐务局和全省各地市卫生盐业的项目负责人及相关技术人员参加。为了评估各地项目工作开展情况,省疾病预防控制中心派出专家深入实地通过各种形式了解项目开展情况,实施过程评估。在本年度重点干预项目的实施过程中,省疾病预防控制中心向各项目县（市、区）下发健康教育提纲 6000 套、检测试剂 11063 瓶、课程表 40 万张及医生手册 600 本。在 5 个项目县（市、区）61 个乡镇中开展健康教育活动,培训教师4972 人,共计 3929 个班级的 281936 名学生参与活动,检测学生家中盐样 271915 份,发放健康教育课程表 227997 张。组织福建日报社记者在《福建日报》上发表题为《盐政缉私缘何困难重重》《私盐:危及民生的毒瘤》等文章;福建电视台记者拍摄并在《新闻启示录》播出题为"透视私盐"的纪录片。1 至 11 月,全省成功转产了晋江加排盐场 68.2公顷、同安浔堀盐场 47.3 公顷、漳浦六鳌盐场 32 公顷、福清新厝盐场 32.8 公顷、莆田枫亭盐场 53.9 公顷、东峤盐场 48.6 公顷、前江盐场 19.5 公顷,以及莆田盐场部分转产了24.5 公顷、山腰盐场部分转产了 24 公顷,总计 350.8 公顷,压缩产能近 2 万吨。福建省疾病预防控制中心在龙岩市举办了碘缺乏病健康促进方法与策略培训班。

漳浦县卫生局、教育局和盐务局联合督促碘缺乏病各项综合干预措施的落实。在全县所有小学上一堂关于碘缺乏病的健康教育课、做一次有关真假碘盐鉴别的活动,并发放一张碘缺乏病健康教育课程表。漳浦县卫生防疫站领取健康教育课程表 12 万张、半定量检测试剂 3755 瓶、健康教育提纲 500 份、医生手册 600 份,共 105546 名学生参加了真假碘盐鉴别活动。在这次活动中,滴定学生家中食用盐 97596 份,其中 59935 份变色,碘盐覆盖率为 61.4%;发放健康教育课程表 105546 份,反馈数为 88621 份,反馈率 84.0%。诏安县下发《关于在全县各小学开展碘缺乏病防治干预活动的通知》,在全县 196 个学校开展健康教育活动,共培训教师 2013 位,参与活动班级数为 1678 个,共计 50551 名学生参加了真假碘盐鉴别活动。在这次活动中,滴定学生家中食用盐50221 份,其中 31493 份变色,碘盐覆盖率为 62.7%;健康教育课程表回复率为 91.6%。福清市卫生局和教育局联合下发《关于在全市小学生中开展碘缺乏病防治知识宣传活动的通知》,在福清所有小学上一堂关于碘缺乏病的健康教育课、做一次有关真假碘盐鉴别的活动、写一篇关于碘缺乏病的作文,并发放一张碘缺乏病健康教育课程表。福清市沿海 11 个乡镇 18 个学区开展健康教育活动,培训教师 2456 人,有 2251 个班级共计76949 名学生参加了真假碘盐鉴别活动,在这次活动中检测学生家中盐样 75616 份,其中 64108 份变色,碘盐覆盖率为 84.8%;发放课程表 76949 份,家长回复数为 74261 份,回复率为 96.5%。翔安区在所有小学上一堂关于碘缺乏病的健康教育课、做一次有关真假碘盐鉴别的活动,并发放一张碘缺乏病健康教育课程表,有 19369 名学生参加了真假碘盐鉴别活动,检测食用盐 19133 份,其中变色 16452 份,碘盐覆盖率为 86.0%;发放健康教育课程表 15981 张,反馈 15110 张,反馈率为 94.5%。平和县继续在各小学开展上一堂碘缺乏病知识教育课活动,发动每个学生写一篇有关碘缺乏病的作文。南安市在沿海 3 个乡镇的所有小学上一堂关于碘缺乏病的健康教育课、做一次有关真假碘盐鉴别的活动,并发放一张碘缺乏病健康教育课程表,共培训教师 503 人,29521 名学生参加了碘盐鉴别活动。检测盐样 29349 份,变色 22112 份,碘盐覆盖率为 75.3%;发放健康教育课程表 29521 份,家长回复 22048 份,回复率为 74.7%。

7. 2005 年

项目活动围绕以建立长效机制为重点。

（1）政策倡导和社会动员

省政府制定《福建省地方病防治规划(2005—2010 年)》,提出"到 2005 年,以省为单位实现消除碘缺乏病目标;到 2009 年,以县为单位,全省 95% 以上的县(市、区)实现消除碘缺乏病目标"的目标。针对福建省个别地区非碘盐问题较为严重的状况,黄小晶省长亲自主持召开省长办公会议,专门听取了省工商局关于福建省贯彻全国工商系统整顿和规范盐业市场秩序工作会议精神的意见汇报,省政府决定在全省范围内组织开展整顿和规范盐业市场秩序专项整治,成立了以叶双瑜副省长为组长的福建省整顿和规范盐业市场秩序工作领导小组。根据省长办公会议的决定,以省政府的名义召开了全省整顿和规范盐业市场秩序工作会议,全面部署从 2005 年 5 月下旬至 8 月下旬,在全省范围内开展整顿和规范盐业市场秩序专项整治行动,明确分工,受领任务,落实责任,下发了《福建省整顿和规范盐业市场秩序工作方案》,方案从福建省实际出发,高标准,严要求。会后,有关部门加大了对无证小盐田的清理、取缔和盐业结构的调整力度,加强食盐市场监管,防止非食用盐、非碘盐和不合格碘盐流入食盐市场,为福建省最终实现消除碘缺乏病目标提供有力的保障。为了确保工作的落实,省整顿和规范盐业市场秩序工作领导小组在专项整治行动过程中先后组织了三次检查督导行动。叶双瑜副省长带领有关部门领导深入厦门、泉州、莆田等重点地区就盐业市场的问题进行检查和专题调研,并多次对有关问题做出重要批示,进一步促进了全省整顿和规范盐业市场秩序工作的落实。省整顿和规范盐业市场秩序工作领导小组定期听取各部门的整顿情况汇报,分析存在的问题,提出进一步工作意见。省整顿和规范盐业市场秩序工作领导小组办公室及时编发了 15 期工作简报,有效指导了各地工作。叶双瑜副省长、省政府办公厅刘文豪副秘书长、省工商局和省经贸委领导都分别带队深入县(市、区)、镇具体指导小盐田废转工作,帮助基层协调解决在废转过程中存在的问题和困难,督促各有关县(市、区)按要求分进度完成小盐田废转工作。为了促进项目县消除碘缺乏病的进程,5 月,省卫生、教育、计生、工商、质监、广电、残联、妇联和关工委等 9 个厅(委)及省疾病预防控制中心、省盐务局等相关部门领导到福建省非碘盐问题较严重的项目县(市、区)——福清市,参加当地组织的"5·15"宣传活动,并与当地市政府领导和地方病领导小组成员举行座谈会。

厦门市政府在翔安区召开"全市整顿和规范盐业市场秩序会议",会议确定下一步将进行清理无证照小盐田、取缔私盐生产和储藏窝点、严惩私盐运销企业和个人、堵住私盐货源的专项整治行动,此次行动重点圈定在翔安区。在整治期间内,翔安区将对辖区内的副食品市场、商场、超市农贸市场清仓清库检查,专项整治行动时间将持续到

10月,副市长黄菱出席会议并作了工作部署。福清市政府召集防治领导小组成员召开以"提高认识,部门齐抓共管,促进宣传,做好当前迎检工作,持续长效管理"为中心的防治研讨工作会。南安市政府办公室转发卫生局、计划发展局、财政局《南安市地方病防治规划(2005—2010年)》。

(2)干预行动

在永泰县召开碘缺乏病重点干预项目年会。7月,省卫生厅、省盐务局联合组织卫生、盐业管理人员和专家分5个组在陈文加副厅长的带领下分赴16个专项整治的重点县(市、区)对食用合格碘盐工作进行专项督导。督导方式采取听取汇报、查看资料、入户调查和实验室样品检测相结合。盐田废转工作取得突破性进展。以省卫生厅等九厅(局、委)名义印发了50万份的宣传单;以省卫生厅和省盐务局名义印制宣传折页50万份、宣传画2万张、宣传围裙1万件;省疾病预防控制中心将100套碘缺乏病宣传资料片《碘缺乏与儿童智力》、童话木偶剧《小精灵》下发到各地播放。

翔安区把"食盐加碘,消除碘缺乏病"纳入厦门市食品安全宣传周的内容,在全区中小学校开展"食盐加碘,控制碘缺乏病"的健康教育活动。每班发放一份宣传单,上一堂"食品安全与碘缺乏病知识"的健康教育课,出一期板报和广播,累计发放3000份宣传单,受教育学生4万人。漳浦县盐务局和县卫生防疫站联合,对全县所有的餐饮单位进行食用盐情况的检查,要求全县的所有餐饮单位全部使用碘盐,先后共检查餐饮单位近500家。福清市印发"给全市中小学生、幼儿园儿童转家长一封信"30万张,每个学生一张,要求给家长阅后签字并反馈给老师;在沿海11个乡镇中学中开展上一堂碘缺乏病防治知识课,组织一次碘盐鉴别活动的干预行动,有763个班级、43102名初中生参加了此次活动,检测36489份盐样,有32319份变色,碘盐覆盖率为88.6%。南安市卫生局、计生局、盐务局、计生协会、疾控中心协商联合开展多种形式的健康教育活动。福清市、同安区、翔安区、晋江市、南安市、永春县、漳浦县、华安县、云霄县、平和县等38个县(市、区)以县(市、区)为单位按PPS抽样法抽取30所学校,每校再随机抽样检查40名8~10岁学生甲状腺状况(触诊法),如果学生数量不够,需到最邻近的小学补足。从每所被抽查的学生中再随机抽取7名学生查家中碘盐含量(定量)和尿碘水平。

六、项目的实施效果

(一)项目的有效性

①2005年福建省按PPS抽样法抽取30个县(市、区)30所学校,结果:8~10岁学生甲状腺肿大率为1.3%(B超法),尿碘中位数为158.1 $\mu g/L$,碘盐覆盖率为94.0%、非碘盐率为6.0%、合格碘盐食用率为90.9%、碘盐合格率为96.8%,实现消除碘缺乏病目标。

②在项目的实施期间,通过采取综合干预措施,先后有同安区、华安县、石狮市、晋江市、平和县通过了省、市级消除碘缺乏病阶段目标评估。

③项目实施后合格碘盐食用率比干预措施实施前(2000年进行消除碘缺乏病阶段

目标评估数据)有显著的提高,各项目县(市、区)碘盐覆盖率、非碘盐率、合格碘盐食用率、碘盐合格率的比较见表2-7。

④目标人群碘缺乏病核心信息知晓率。2004年底对项目县(市、区)的评估结果显示,学生知晓碘缺乏病危害的百分比为94.4%,知晓预防方法的为93.3%,主动向父母宣传碘缺乏病防治知识的占78.2%;教师知晓碘缺乏病危害的百分比为99.8%,知晓预防方法的为99.8%,向学生宣传碘缺乏病防治知识的占98.5%;家庭主妇对碘缺乏病危害知晓率为44.4%,知晓碘缺乏病预防方法的为59.6%。虽然家庭主妇对碘缺乏病有关知识的知晓率仍较低,但此结果比1999年基线调查所显示的沿海居民仅有10.8%知晓碘缺乏病危害、38.3%知晓碘缺乏病预防方法有了长足的进步。

⑤盐田废转。截至2005年9月底,全省累计废转128家盐场,面积5736公顷,占计划废转的6957公顷的82.4%。

表2-7 各项目县(市、区)干预前后合格碘盐食用率比较

县 (市、区)	干预前	干预后				
	合格碘盐食用率/%	份数	碘盐覆盖率/%	合格碘盐食用率/%	非碘盐率/%	碘盐合格率/%
福清市	62.6	165	97.0	92.1	3.0	95.0
翔安区	165	89.1	89.1	10.9	100.0	
诏安县	62.5	165	84.9	83.6	15.2	98.6
漳浦县	56.5	165	70.9	70.3	29.1	99.1
晋江市	76.0	165	89.7	89.7	10.3	100.0
石狮市	85.0	165	93.3	93.3	6.7	100.0
荔城区	30.4△	165	85.5	84.9	14.5	99.3
南安市	17.5△	210**	75.2	70.5	24.8	93.7
福鼎市	77.5	234*	100.0	100.0	0	100.0
平和县	63.5	210**	96.7	96.2	3.3	99.5
华安县	70.5	210**	98.6	98.6	1.4	100.0
同安区	61.4	112**	91.1	89.3	8.9	98.0

注:①△为1999年每县(市、区)按PPS法抽查30所学校的数据;②干预后碘盐数据主要为2005年7月省卫生厅、省盐务局联合组织的督导数据;③*为2003年每县(市、区)按PPS法抽查30所学校的数据,**为2005年每县(市、区)按PPS法抽查30所学校的数据。

(二)项目的可持续性

各项目县(市、区)经过本项目周期艰苦、细致的工作,已初步建立了"政府重视,部门配合,全社会参与"的工作机制;中、小盐田基本废转,堵住了私盐的源头;健康教育/健康促进提高了群众的自我保健意识,从而使消除碘缺乏病工作有了坚实的基础。

（三）本省项目的突出点和创新点

坚持把消除碘缺乏病工作作为政府工作的重要职责,坚持把防治碘缺乏病作为中小学生健康教育的重要内容,坚持把加快盐业结构调整作为防治碘缺乏病的重要措施。

通过在非碘盐问题地区的学校全面实施以真假碘盐鉴别干预技术为主的师生互动教育的学校—学生—家庭健康促进模式,改变以往卫生宣传单向传播碘缺乏病知识的方式,提高社区学生、家庭主妇对碘缺乏病知识的知晓率、行为正确率,进而提高当地碘盐的覆盖率,达到实现消除碘缺乏病的目的。本省项目所探索的在非碘盐问题地区建立行之有效的健康促进模式,对创建可持续消除碘缺乏病运行机制具有深远的影响。

七、项目地区存在的问题和面临的挑战

①碘盐销售网络不够健全。碘盐销售网络应该尽量延伸到乡村,方便广大群众购买碘盐,不给私盐贩子可乘之机。

②少数学校工作不落实。在今后的工作中应加强督导,贯彻各项措施的落实。

③部分医生的反宣传作用。在现场调查工作中发现,因为医生的错误宣传,以至于有一小部分群众错误地认为碘盐对人体有危害作用。在今后的工作中要注意这种负面影响。

八、今后工作的建议

①全面总结项目省通过项目工作所取得的成功经验,并将其辐射至非项目省。

②在关注西部控制碘缺乏病的同时,继续给东部沿海非碘盐问题地区予以资金的支持。

③探讨非碘盐问题地区持续提高合格碘盐食用率的长效机制。

④通过项目的实施提高县级疾控机构执行项目的能力,包括人员水平和硬件条件。

第三节 2009 年福建省沿海地区居民 碘营养状况调查报告

一、项目背景

我国曾是一个碘缺乏危害严重的国家,全国 32 个省(自治区、直辖市)除上海市外,都有不同程度的碘缺乏病流行,成为影响国民经济发展、国民素质提高的重大公共卫生问题,妇女和儿童是最易受到碘缺乏危害的重点人群。防治碘缺乏病的基本措施是食盐加碘,全民食盐加碘对于纠正碘缺乏、消除碘缺乏病危害、改善全民尤其是妇女和儿

童的健康水平,具有重要意义。自 1995 年全国实施以食盐加碘为主的综合性防治措施以来,我国碘缺乏危害得以有效控制,人群碘营养状况得到很大程度的改善。

随着我国居民碘盐覆盖率和合格碘盐食用率的提升,是否存在碘过量也成为人们普遍关注的问题,尤其是在经济发达的沿海地区,近十年经济收入有了很大的提高,膳食结构也有很大的变化,人群的营养状况已得到大幅度提高,而且沿海地区海产品资源丰富,因而一部分人对食盐加碘工作有一定的顾虑,近几年有人大、政协会议代表对食盐加碘工作表示极大的关注。因此在沿海地区开展相应研究,进一步了解沿海地区人群食用碘盐后的碘营养状况,对于有效落实科学补碘防控策略,具有重要的现实意义。

福建省地处东海之滨,亚热带气候,背山面海,气候温和,是我国东南沿海主要海洋省份,海岸线长度居全国第二位。东隔台湾海峡与台湾相望,东北与浙江省毗邻,西北横贯武夷山脉与江西省交界,西南与广东省相连。全省土地面积 12.4 万 km²,海域面积 13.6 万 km²,比陆地面积大 9.7%,大陆海岸线北起福鼎沙埕港,南至诏安宫口港,总长 3752 km,直线长度 535 km,曲折率达 1:7.0。全省岛屿星罗棋布,大潮高潮时面积大于 500 m² 的岛屿 1546 个,岛屿岸线总长度 2804.4 km,岛屿总面积 1400.1 km²,其中有人岛 102 个,常住人口 230 万人。沿海从北至南主要有赛江、闽江、晋江、九龙江等河流入海。沿海有大小港湾 125 处,其中沙埕港、三沙湾、罗源湾、兴化湾、湄洲湾、厦门港、东山湾等 7 处为福建省天然深水良港。近海有海洋生物约 3312 种,其中鱼类 752 种。福建省沿海共有 6 个设区市、35 个沿海县(市、区)(其中 8 个县级市、11 个县、16 个区)。福建沿海地区 2008 年末人口 2607.5 万人,占福建省总人口 3604 万人的 72.4%。2008 年全省海盐产量 38.4 万吨。

因此,在福建省沿海地区开展碘营养调查,可在一定程度上代表我国沿海地区居民的碘营养现状,从而为今后防控策略调整提供重要的依据。

二、研究内容与方法

(一)调查点的选择

调查点分沿海和内陆、城市和农村两个层次,采用单纯随机抽样方法选择调查点。

1.城市调查点的选择

抽取 5 个沿海设区市和 1 个内陆设区市作为对照,在每个设区市的主城区抽取 1 个区,在选定的每个区抽取 1 个街道,再从每个选定的街道抽取 1 个居委会。

2.农村调查点的选择

抽取 6 个沿海县(市、区)和 3 个远离海岸线的内陆县(市、区)(对照点),在每个沿海县(市、区)抽取 1 个沿海乡(镇),在每个内陆县(市、区)抽取 1 个乡(镇),从每个选定的乡(镇)抽取 1 个村。另外在 2 个沿海县(市、区)中选择山区乡各 1 个,作为内对照。

3.调查点总数

6 个街道和 11 个乡(镇)的 6 个居委会和 11 个村委会(含 3 个外对照点、2 个内对照点)。

4.抽到的调查点

福建省抽到的调查点见表 2-8。

表 2-8 福建省抽到的调查点

沿海城市	内陆城市	沿海农村	沿海山区	内陆农村
福州市台江区	龙岩市新罗区	福州市长乐市	福州市长乐市	龙岩市漳平市
宁德市蕉城区		福州市平潭县	莆田市荔城区	三明市明溪县
莆田市城厢区		莆田市荔城区		宁德市柘荣县
厦门市集美区		厦门市翔安区		
漳州市芗城区		漳州市东山县		
		宁德市霞浦县		

(二)主要内容

1.相关因素调查

了解调查县(市、区)2008 年的人口资料和经济状况,2009 年调查点居民碘盐覆盖率和合格碘盐食用率等。

2.盐碘含量及摄入量、饮用水水碘含量调查

在选定的每个村(居委会)用系统抽样抽取 30 户居民,入户进行样品采集。调查目标人群为当地户籍居民,外来务工人员因经济收入、生活方式等影响,不宜纳入调查。

盐碘:对选定居民户的家庭食用盐进行碘含量定量检测,并用三日称量法测算该户居民人均食盐摄入量。称量用电子秤应精确到 0.1 g,由省疾病预防控制中心统一发放。

饮用水水碘:在选定的每个居民户,采集生活饮用水水样 1 份(如调查点为集中式供水地区,则采集出厂水 1 份,居民家中水样 2 份)。同时记录供水方式、水井深度等信息,检测水碘含量。在所选择的沿海村采集近海海水 3～5 份,检测海水水碘含量。

3.尿碘含量调查

成人:在每个抽中村(居委会)的居民户中,抽取 18～45 岁成人 20 名(如数量不够,可在该村/居委会的其他居民中补足),男女各半,收集日间随意 1 次尿样,检测尿碘含量。

特需人群:在每个被抽中的乡(镇、街道)随机选择孕妇和哺乳期妇女各 30 名,收集日间随意 1 次尿样,检测尿碘含量。

儿童:在所选的每个乡(镇、街道)选取 1 所小学,记录在校学生数,随机抽取 8～10 岁儿童 50 名,男女各半,收集日间随意 1 次尿样,检测尿碘含量。

(三)研究方法

本项目研究方法为横断面调查方法。水碘检测采用适合缺碘及高碘地区的水碘检

测方法(国家碘缺乏病参照实验室推荐方法),尿碘检测采用尿中碘的砷铈催化分光光度测定方法,盐碘检测采用直接滴定法。

（四）质量控制

①各项目县(市、区)有专人负责组织现场调查、样品收集登记、表格填写、实验室检测等工作。对参加调查人员进行统一培训,明确各项技术要求。

②相关因素调查,盐碘及摄入量、饮用水水碘、成人尿碘的调查工作由省和相关县级疾控机构组成联合调查组。儿童、孕妇和哺乳期妇女尿碘调查由相关县级疾控机构负责完成,省疾控中心派人督导,并电话回访被检者。

③尿碘、盐碘、水碘检测工作由福建省疾病预防控制中心实验室完成。

④检测质控。要求标准曲线的相关系数应达 0.999 以上。在每批样品的前、中、后各插入一份标准物质进行质量控制。当标准物质的所有测定值受控时,检测结果才能接受。否则,复检。购买国家碘缺乏病参照实验室盐碘、尿碘标准物质;水碘标准物质由天津医科大学提供。

（五）人群碘营养水平评定标准

依据 WHO/UNICEF/ICCIDD(世界卫生组织/联合国儿童基金会/国际控制碘缺乏病理事会)提出人群碘营养水平评定标准:

6 岁以上一般人群(除孕妇和哺乳期妇女外)碘营养状态:尿碘中位数<100 $\mu g/L$ 为碘缺乏,100～199 $\mu g/L$ 为适宜,200～299 $\mu g/L$ 大于需要量,≥300 $\mu g/L$ 为碘过量。

孕妇碘营养状态:尿碘中位数<150 $\mu g/L$ 为碘缺乏,150～249 $\mu g/L$ 为适宜,250～499 $\mu g/L$ 大于需要量,≥500 $\mu g/L$ 为碘过量。

哺乳期妇女碘营养状态:尿碘中位数<100 $\mu g/L$ 为碘缺乏,≥100 $\mu g/L$ 为适宜。

（六）统计方法

用 SPSS 15.0 软件进行数据统计分析。统计方法根据不同分析对象分别采用 χ^2 检验、非参数 Kruskal-Wallis H 检验等,$P<0.05$ 为差异有统计学意义。

三、主要结果

(一)一般情况

2008 年人均收入水平沿海城市、内陆城市、沿海农村、内陆农村逐次递减,碘盐覆盖率和合格碘盐食用率除沿海农村外,都在 90％以上,居民用户所食用碘盐的盐碘中位数不同地理区域稳定在 28.4～30.8 mg/kg,饮用水水碘含量均在 10 $\mu g/L$ 以下,尤其是内陆农村仅 0.7 $\mu g/L$,见表 2-9。

表 2-9　调查地区基本情况

地区	2008 年人口数/万人	2008 年人均收入/(元/年)	碘盐覆盖率/%	合格碘盐食用率/%	盐碘中位数/(mg/kg)	水碘中位数/(μg/L)
沿海城市	206	18414.5	99.3	97.4	30.5	6.0
内陆城市	48	15689.0	93.3	90.0	29.6	1.9
沿海农村	252	9525.0	86.9	83.6	28.4	9.6
内陆农村	49	5253.8	98.9	95.7	30.8	0.7
沿海山区			93.5	93.5	30.8	4.6

（二）不同地理区域居民人均日食盐摄入量

总体而言,福建省居民人均日食盐摄入量(M)为 6.3 g,75% 的居民人均日食盐摄入量在 10 g 以下,其中农村居民人均日食盐摄入量(7.2 g)高于城市居民(5.3 g),而在农村居民中,又以内陆农村居民为最高(9.3 g),见表 2-10。

表 2-10　不同地理区域居民人均日食盐摄入量

地区	人数	M/g	($\bar{x} \pm s$)/g	百分位数/%			
				25	50	75	95
沿海城市	153	5.2	6.0±3.8	3.5	5.2	7.3	12.9
内陆城市	30	5.6	6.5±3.0	4.4	5.6	8.5	13.9
城市	183	5.3	6.1±3.6	3.6	5.3	7.3	12.4
沿海农村	183	6.7	8.0±5.5	4.6	6.7	9.7	18.6
内陆农村	94	9.3	9.8±5.3	6.1	9.3	11.6	21.2
沿海山区	62	6.6	7.1±3.5	4.8	6.6	8.6	14.0
农村	339	7.2	8.3±5.2	5.0	7.2	10.2	18.2
合计	522	6.3	7.6±4.8	4.4	6.3	9.4	16.8

注:①城市与农村居民人均日食盐摄入量中位数比较 $P=0.000$;②沿海城市与内陆城市居民人均日食盐摄入量中位数比较 $P=0.232$;③沿海农村、沿海山区与内陆农村居民人均日食盐摄入量中位数比较 $P=0.006$。

（三）沿海地区人群碘营养状况评价

1.不同地理区域 8～10 岁儿童尿碘结果

沿海城市、沿海农村、沿海山区 8～10 岁儿童尿碘水平均在 100～200 μg/L 适宜范围,内陆城市和内陆农村 8～10 岁儿童尿碘水平在 200～300 μg/L 之间;沿海城市儿童的尿碘水平明显低于内陆城市儿童,沿海农村及山区儿童的尿碘水平也明显低于内陆农村儿童,差异均有统计学意义(表 2-11)。

表 2-11　不同地理区域儿童尿碘结果

地区	人数	尿碘中位数/(μg/L)	0～	50～	100～	200～	300～
			尿碘频数分布/%				
沿海城市	258	191.0	3.5	16.3	32.5	28.3	19.4
内陆城市	110	267.7	3.6	6.4	19.1	30.9	40.0
城市	368	213.8	3.5	13.3	28.6	29.1	25.5
沿海农村	300	165.6	4.3	14.7	43.7	21.3	16.0
内陆农村	160	269.0	0.6	3.2	20.6	31.9	43.7
沿海山区	101	161.0	18.8	13.9	24.7	27.7	14.9
农村	561	195.7	5.9	11.2	33.7	25.5	23.7

注：①城市与农村儿童尿碘中位数比较 $P=0.145$；②沿海城市与内陆城市儿童尿碘中位数比较 $P=0.000$；③沿海农村、沿海山区与内陆农村儿童尿碘中位数比较 $P=0.000$，进一步两两比较，沿海农村与内陆农村 $Z=-8.817$，$P=0.000$，有显著差异，沿海农村与沿海山区 $Z=-1.327$，$P=0.184$，无显著差异，内陆农村与沿海山区 $Z=-7.012$，$P=0.000$，有显著差异；④0～、50～、100～、200～、300～分别表示尿碘为 0～49.9、50～99.9、100～199.9、200～299.9、≥300，单位为 μg/L，表 2-12、表 2-14 同。

2.不同地理区域成人尿碘结果

沿海城市和内陆城市成人碘营养处于 100～200 μg/L 适宜范围，农村成人总体处于充足状态，城市成人的尿碘水平明显低于农村成人的尿碘水平，差异有统计学意义；沿海山区成人尿碘水平在 100～200 μg/L 适宜范围，但沿海农村成人尿碘水平略超 200 μg/L，内陆农村成人尿碘水平略超 300 μg/L（表 2-12）。

表 2-12　不同地理区域成人尿碘结果

地区	人数	尿碘中位数/(μg/L)	0～	50～	100～	200～	300～
			尿碘频数分布/%				
沿海城市	101	197.6	5.9	8.0	36.6	20.8	28.7
内陆城市	118	174.7	7.6	13.6	39.8	18.7	20.3
城市	219	192.7	6.8	11.0	38.4	19.6	24.2
沿海农村	123	203.4	6.5	9.8	31.7	32.5	19.5
内陆农村	63	302.8	0.0	1.6	23.8	22.2	52.4
沿海山区	41	154.9	9.8	19.5	34.1	17.1	19.5
农村	227	220.7	5.3	9.2	30.0	26.9	28.6

注：①城市与农村成人尿碘中位数比较 $P=0.026$；②沿海城市与内陆城市成人尿碘中位数比较 $P=0.066$；③沿海农村、沿海山区与内陆农村成人尿碘中位数比较 $P=0.000$，进一步两两比较，沿海农村与内陆农村 $Z=-4.299$，$P=0.000$，有显著差异，沿海农村与沿海山区 $Z=-1.701$，$P=0.089$，无显著差异，内陆农村与沿海山区 $Z=-4.061$，$P=0.000$，有显著差异。

3.不同地理区域孕妇尿碘结果

城市与农村孕妇尿碘水平均低于 WHO 推荐的 $150\sim249\ \mu g/L$,尤其是内陆城市和沿海山区的孕妇尿碘水平较低(表 2-13)。

表 2-13 不同地理区域孕妇尿碘结果

地区	人数	尿碘中位数/ ($\mu g/L$)	0~	50~	100~	150~	250~	500~
			尿碘频数分布/%					
沿海城市	151	156.5	6.0	16.5	23.2	31.8	17.9	4.6
内陆城市	50	116.2	12.0	28.0	28.0	12.0	14.0	6.0
城市	201	146.6	7.5	19.4	24.3	26.9	16.9	5.0
沿海农村	181	141.7	9.9	18.8	24.3	29.3	14.4	3.3
内陆农村	101	163.0	5.0	19.8	19.8	28.7	21.7	5.0
沿海山区	63	126.2	6.3	19.1	33.3	23.8	12.7	4.8
农村	345	146.8	7.8	19.2	24.6	28.1	16.2	4.1

注:①城市与农村孕妇尿碘中位数比较 $P=0.922$;②沿海城市与内陆城市孕妇尿碘中位数比较 $P=0.009$;③沿海农村、沿海山区与内陆农村孕妇尿碘中位数比较 $P=0.151$;④$0\sim$、$50\sim$、$100\sim$、$150\sim$、$250\sim$、$500\sim$分别表示尿碘为 $0\sim49.9$、$50\sim99.9$、$100\sim149.9$、$150\sim249.9$、$250\sim499.9$、$\geqslant500$,单位为 $\mu g/L$,表 2-16~表 2-18 同。

4.不同地理区域哺乳期妇女尿碘结果

不同地理区域哺乳期妇女尿碘水平均大于 $100\ \mu g/L$(表 2-14)。

表 2-14 不同地理区域哺乳期妇女尿碘结果

地区	人数	尿碘中位数/($\mu g/L$)	0~	50~	100~	200~	300~
			尿碘频数分布/%				
沿海城市	154	130.3	11.7	23.4	37.0	18.2	9.7
内陆城市	40	110.9	7.5	32.5	40.0	15.0	5.0
城市	194	126.4	10.8	25.3	37.6	17.5	8.8
沿海农村	184	118.8	11.4	27.7	36.4	18.0	6.5
内陆农村	111	154.6	5.4	18.0	48.7	17.1	10.8
沿海山区	70	175.9	5.7	28.6	18.6	24.2	22.9
农村	365	138.7	8.5	24.9	36.7	18.9	11.0

注:①城市与农村孕妇尿碘中位数比较 $P=0.117$;②沿海城市与内陆城市孕妇尿碘中位数比较 $P=0.315$;③沿海农村、沿海山区与内陆农村孕妇尿碘中位数比较 $P=0.015$,进一步两两比较,沿海农村与内陆农村 $Z=-2.724$,$P=0.006$,有显著差异,沿海农村与沿海山区 $Z=-2.854$,$P=0.004$,有显著差异,内陆农村与沿海山区 $Z=-0.773$,$P=0.439$,无显著差异。

(四)不同人群碘营养评价指标的一致性问题

采用秩和检验,同一地理区域成人与儿童尿碘水平相比,差异有统计学意义的有内陆城市(成人低于儿童,$P=0.000$)和沿海农村(成人高于儿童,$P=0.015$);同一地理区域孕妇与哺乳期妇女尿碘水平相比,差异有统计学意义的有沿海城市(孕妇高于哺乳期妇女,$P=0.006$);同一地理区域儿童、成人、孕妇、哺乳期妇女尿碘水平在反映当地人群碘营养状况时不在同一碘营养状况的区间,而且不同人群尿碘水平差异统计学意义也不一致,见表2-15。

表 2-15　不同地理区域不同人群尿碘结果

地区	成人		儿童		孕妇		哺乳妇女	
	人数	尿碘水平/ ($\mu g /L$)	人数	尿碘水平/ ($\mu g /L$)	人数	尿碘水平/ ($\mu g /L$)	人数	尿碘水平/ ($\mu g /L$)
沿海城市	101	197.6	258	191.0	151	156.5	154	130.3
内陆城市	118	174.7	110	267.7	50	116.2	40	110.9
沿海农村	123	203.4	300	165.6	181	141.7	184	118.8
内陆农村	63	302.8	160	269.0	101	163.0	111	154.6
沿海山区	41	154.9	101	161.0	63	126.2	70	175.9

(五)怀孕周期对孕妇尿碘水平的影响

对有完整孕周信息的孕妇尿碘水平进行分析,结果表明,随着怀孕进程,尿碘水平有孕早、孕中、孕晚逐渐下降的趋势(表2-16),沿海地区孕妇尤为显著,其中位数已低于WHO推荐值下限(表2-17)。城区孕妇在现有碘盐浓度且合格碘盐食用率超过95%情况下,其尿碘水平在孕晚期也处于边缘范围(表2-18)。

表 2-16　不同孕周孕妇的尿碘水平

孕周	人数	尿碘中位数/ ($\mu g/L$)	0~	50~	100~	150~	250~	500~
			尿碘频数分布/%					
0~13	61	159.3	6.6	21.3	19.6	31.2	18	3.3
14~27	201	152.4	10.4	16.5	21.4	26.8	21.4	3.5
28~40	207	132.7	7.2	23.2	28.1	28.9	8.7	3.9
合计	469	141.7	8.5	20.1	24.1	28.3	15.4	3.6

注:不同孕周尿碘中位数比较 $P=0.106$。

表 2-17　6 个沿海县不同孕周孕妇的尿碘水平

孕周	人数	尿碘中位数/ ($\mu g/L$)	0~	50~	100~	150~	250~	500~
			尿碘频数分布/%					
0~13	24	166.8	4.2	12.5	25	37.5	20.8	0
14~27	55	153.6	16.4	10.9	20	30.9	18.2	3.6
28~40	85	121.5	9.4	25.9	30.6	24.7	8.2	1.2
合计	164	134.9	11	18.9	26.2	28.7	13.4	1.8

注:不同孕周尿碘中位数比较 $P=0.010$。

表 2-18 5 个城区不同孕周孕妇的尿碘水平

孕周	人数	尿碘中位数/ （μg/L）	0～	50～	100～	150～	250～	500～
			尿碘频数分布/%					
0～13	21	160.5	4.8	23.8	14.3	47.6	9.5	0
14～27	72	159.6	8.3	13.9	22.2	26.4	26.4	2.8
28～40	42	155.6	2.4	21.4	23.8	38.1	7.2	7.1
合计	135	156.5	5.9	17.8	21.5	33.3	17.8	3.7

注：不同孕周尿碘中位数比较 $P=0.670$。

四、讨论

1995 年全民食盐加碘措施实施以前，我省在闽东南区域系统、全面、多指标地开展了居民碘营养状况流行病学调查，并根据 WHO/UNICEF/ICCIDD 推荐的标准和我国制定的标准对调查结果进行评价，证实沿海地区居民存在碘营养不足的公共卫生问题。自 1995 年全国实施以食盐加碘为主的综合性防治措施以来，我省碘缺乏危害得以有效控制，人群碘营养状况得到很大程度的改善。但是，近几年一部分人士担忧沿海地区居民食用碘盐后会造成碘过量问题。要对如此严肃的问题下结论必须建立在科学的、可靠的、有着大量流行病调查数据的基础上。

本次调查采用大样本的横断面流行病学调查方法，调查方案经过国内流行病学、统计学、地方病学、营养学、内分泌学等相关学科权威专家论证，调查范围覆盖我省沿海的设区市，调查人群覆盖 18～45 岁成人、孕妇和哺乳期妇女、8～10 岁儿童，样本代表性强，并对调查各环节严格进行质量控制，确保调查质量与数据的可靠性。对人群碘营养状况的评价依据是 WHO/UNICEF/ICCIDD 提出的相关标准。

从结果来看，福建省饮用水含碘量总体在 10 μg/L 以下，说明自然环境属于碘缺乏状态。另外在调查过程中，我们对近海海水碘含量开展检测，结果在 36.2～66.3 μg/L，因此近海海水碘含量也不像人们想象的那么高，远比高碘地区标准提到的水碘 100 μg/L 界限值低，因此海产品除紫菜、海带含碘量较高外，其余海产品含碘量估计也不会太高，这还有待于进一步深入研究。

从人均日食盐摄入量来看，我省居民人均日食盐摄入量为 6.3 克，75% 的居民人均日食盐摄入量在 10 g 以下，其中农村居民食盐摄入量要高于城市居民，城市居民人均日食盐摄入量为 5.3 g，低于我国居民膳食指南建议的每人每日食盐摄入量（6 g），而高于世界卫生组织提倡的每人每日摄入食盐量（5 g）；在农村居民中又以内陆农村居民摄入量最高。食盐摄入量与食盐加碘量有很大的关系，每人每日用盐量是决定碘盐中的合理含碘量主要因素之一，因此选择适宜碘盐浓度要考虑不同地理区域居民饮食习惯，对当地人群碘营养状况综合评价，从而确定当地的碘盐浓度。

由于人体在相对稳定的条件下，从尿中排出的碘相当于摄入的碘，因而尿碘指标可作为评价某地区碘营养状况最好的指标。从本文对不同地理区域不同人群的研究结果来看,沿海城市8～10岁儿童、成人、孕妇、哺乳期尿碘水平均在WHO推荐的适宜范围;沿海农村儿童、成人、哺乳期妇女尿碘水平基本在100～200 μg/L适宜范围,孕妇尿碘水平低于WHO推荐值.沿海山区8～10岁儿童、成人、哺乳期妇女尿碘水平均在100～200 μg/L适宜范围,孕妇尿碘水平低于WHO推荐值。综合沿海城市、农村、山区的碘盐覆盖率、合格碘盐食用率和不同人群的尿碘水平,可以认为在现有的碘盐浓度下沿海地区居民碘营养水平是适宜的,不存在碘过量的问题,相反还不同程度地存在孕妇碘营养不足的问题。内陆城市8～10岁儿童、成人、哺乳期妇女尿碘水平均在100～300 μg/L可接受范围,孕妇尿碘水平低于WHO推荐值;内陆农村8～10岁儿童尿碘水平虽在100～300 μg/L可接受范围,但超过100～200 μg/L适宜范围,而成人尿碘水平略超过100～300 μg/L可接受范围,处于碘过量状态,孕妇、哺乳期妇女尿碘水平在适宜范围,这可能与表2-10所述内陆农村居民人均日食盐摄入量较高有关,要使内陆农村居民碘营养水平处于适宜范围,可限制盐的摄入量,或是适当下调碘盐的浓度,由于生活习惯的改变是比较漫长的过程,内陆农村地区居民所食用的碘盐浓度有向下微调空间。上述结果也提示在同一地区相同的生活背景下,不同人群的尿碘水平变化是不一致的,同时无论是哪一类地区,孕妇尿碘水平皆低于WHO推荐值或是在WHO推荐值的下限边缘。因此,儿童、成人尿碘水平不能完全代表孕妇和哺乳期妇女的碘营养水平,无论今后碘盐浓度是否调整,都应高度关注孕妇的碘营养状况,应将这部分人群的监测纳入常规监测范围。

从表2-15可以看出,沿海城市和沿海农村儿童、成人、孕妇、哺乳期妇女的尿碘水平普遍低于内陆农村同一人群,这与目前甲状腺疾病沿海地区发病率高是一致的。从表2-16、表2-17可以看出随着怀孕进程,尿碘水平有孕早、孕中、孕晚逐渐下降的趋势,说明妊娠期间肾碘清除率提高,孕妇内源性碘丢失增加,应加强孕期碘营养指导。

五、主要结论

①福建省饮用水含碘量总体在10 μg/L以下,说明自然环境属于碘缺乏状态。

②福建省居民人均日食盐摄入量城市居民为5.3 g,农村居民为7.2 g,农村高于城市,75%的居民人均日食盐摄入量在10 g以下。

③综合沿海地区不同人群尿碘水平,可以认为目前沿海地区居民碘营养水平总体是适宜的,不存在碘过量问题。

④一方面,沿海农村居民的碘营养水平、人均日食盐摄入量低于内陆农村居民,说明我省居民碘摄入的主要来源是食盐中的碘;另一方面,沿海地区居民在现有碘盐浓度下,人群的碘营养水平才处于适宜状态,如果不实行食盐加碘的措施,则面临碘缺乏问题。

⑤儿童、成人尿碘水平不能完全代表孕妇和哺乳期妇女的碘营养水平。

⑥怀孕进程可导致孕妇内源性碘丢失。

六、建议

①沿海地区仍需供应碘盐。

②应高度关注孕妇的碘营养状况,加强孕期碘营养指导,应将孕妇碘营养监测纳入常规监测范围。

③内陆农村地区居民所食用的碘盐浓度有向下微调空间。

④检测各类食物碘含量,尤其是海产品,完善食物成分表。

第四节　福建省碘盐监测工作回顾
(1983—2012 年)

碘缺乏病在福建省流行历史悠久,是严重危害我省人民身体健康的主要地方病之一。据 1976 年和 1988 年两次调查,全省确定 54 个县(市、区)为碘缺乏病区。1995 年在全省范围内开展碘缺乏病流行病学调查,进一步证实了历史上认为"非病区"的沿海县(市、区)同样存在碘营养不足的公共卫生问题。为消除碘缺乏病,1995 年后省政府决定在全省范围内开展供应碘盐工作。通过实施以食盐加碘为主的综合防治措施,2000 年我省实现了基本消除碘缺乏病的阶段目标。特别是在"十一五"期间,在省委、省政府的领导和重视下,经过各级人民政府、各有关部门以及广大地方病防治工作者的艰苦努力,进一步完善了"政府领导、部门协作、社会参与"的碘缺乏病防控工作机制,认真落实食盐加碘消除碘缺乏病综合防控措施,按照《食盐加碘消除碘缺乏危害管理条例》规定和《福建省碘缺乏病监测实施细则》,狠抓碘盐质量监督,完善食盐市场监管,加强了对碘盐的监测工作,防止非食用盐、非碘盐和不合格碘盐流入食盐市场,我省碘缺乏病防治工作取得了显著成绩。截至 2010 年底,我省在省级水平达到消除碘缺乏病的阶段目标,96.4%的县(市、区)达到消除碘缺乏病阶段目标。

一、福建省碘盐监测系统建立的历程

(一)起步阶段

我省对碘缺乏病的监测最早是始于对碘盐质量的监测。1983 年 8 月,省卫生防疫站根据关于批转《福建省地方病防治工作会议纪要》的通知精神,下发了《关于防治地甲病并开展碘盐监测工作的通知》,要求各级卫生防疫站做好碘盐监测工作。1985 年 8 月,省卫生厅、轻工厅、供销社、物价委员会联合印发了《关于制定〈碘盐监测和管理办法〉的通知》。1986 年 6 月,省卫生厅、轻工厅、供销社、物价委员会下发了《关于贯彻执行〈福建省碘盐监测和管理办法〉的补充意见的通知》。

（二）规范阶段

随着碘缺乏病防治工作的深入，1990 年 10 月，根据卫生部颁发的《全国碘缺乏病监测方案》，我省监测工作做了相应的修订，省卫生厅向各地、市卫生局，各有关县、区卫生局下达了《关于建立碘缺乏病监测点的通知》。1995 年 5 月，省卫生厅根据卫生部《碘缺乏病防治监测方案（试行）》要求，修订并下发了《关于印发福建省碘缺乏病防治监测方案的通知》。

（三）巩固阶段

根据卫生部办公厅关于印发《全国碘盐监测方案（试行）》的通知精神，2001 年开始每年每县按照 9 个乡镇 288 份样本开展碘盐监测。为加强全省碘盐监测工作，提高碘盐监测的科学性、及时性，从 2001 年第二季度起，全省各设区市开始通过碘盐监测信息系统，上报监测数据。为了落实我省的碘盐监测工作，根据全国碘盐监测会议精神及卫生部新颁布的碘盐监测方案的要求，2004 年 3 月省卫生厅结合我省实际，印发了《福建省碘盐监测实施细则》。2012 年按照卫生部疾病预防控制局的要求，为进一步增强监测方案的可操作性，中国疾病预防控制中心地方病控制中心印发了《全国碘缺乏病监测方案》等 6 个地方病监测方案的通知，省疾控中心结合我省实际情况，修订了《福建省碘缺乏病监测实施细则》印发各地执行。

二、1995—2012 年居民户碘盐监测主要结果

①1995—2000 年采用批质量保证抽样法（LQAS）开展居民户碘盐监测。监测数据显示：1995 年第二至第四季度全省半定量监测居民户 245 批，合格碘盐食用率 75.1％；1996 年半定量监测居民户 409 批，合格碘盐食用率 75.1％；1997 年全省第一至第四季度监测居民户 6568 份，合格碘盐食用率 89.9％；1998 年第一至第四季度居民户 7057 份，合格碘盐食用率 94.3％；1999 年全省第一至第四季度定量监测居民户 8209 份，合格碘盐食用率 95.7％。

②2001—2012 年采用居民户随机抽样。监测数据显示，2001 年后，我省仅有 2002 年、2005 年两个年度碘盐覆盖率低于 95％，而 2006 年后每年碘盐覆盖率都高于 95％，合格碘盐食用率也在 90％以上，达到持续消除碘缺乏病目标，见表 2-19、图 2-1。

表 2-19　1995—2012 年福建省居民户碘盐监测结果

年份	例（批）数	碘盐覆盖率/%	合格碘盐食用率/%	碘盐合格率/%	非碘盐率/%
1995	245（批）		75.1		
1996	409（批）		75.1		
1997	6568		89.9		
1998	7057		94.3		

续表

年份	例(批)数	碘盐覆盖率/%	合格碘盐食用率/%	碘盐合格率/%	非碘盐率/%
1999	8209		95.7		
2000	8541	97.9	92.0	94.0	2.1
2001	20821	97.8	95.9	98.0	2.2
2002	24865	94.1	92.0	97.5	5.9
2003	24711	96.6	94.3	97.6	3.4
2004	24006	96.0	93.6	97.4	4.0
2005	24229	94.2	92.5	98.2	5.8
2006	24258	96.1	93.8	97.6	3.9
2007	24232	96.9	95.6	98.6	3.1
2008	24248	97.0	95.2	98.1	3.1
2009	24267	97.7	96.3	98.6	2.3
2010	24264	97.9	96.1	98.2	2.2
2011	24277	98.2	97.0	98.7	1.8
2012	24960	97.9	95.9	98.0	1.9

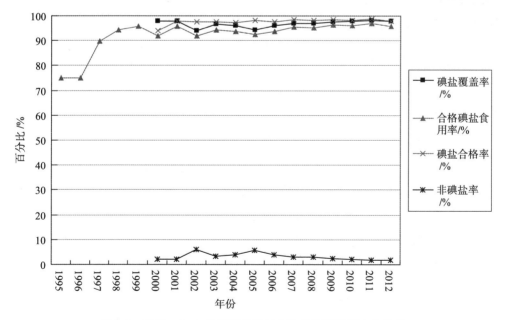

图 2-1　1995—2012 年福建省居民户碘盐监测结果变化趋势

三、碘盐监测在消除碘缺乏病中发挥了巨大的作用

(一)碘盐监测为政府制定消除碘缺乏病防治策略提供了重要依据

我省各级疾控机构每年居民户碘盐监测结果为政府制定防治规划、策略和干预措施提供了重要依据。2001 年,省卫生厅就福建省碘缺乏病防治工作情况和监测发现的问题向省政府领导做了专题报告,引起了省政府领导的高度重视,时任省长习近平同志做了重要批示。为进一步落实习近平同志关于福建省消除碘缺乏病工作的重要指示,2001 年 11 月 6 日,省政府召开了全省消除碘缺乏病工作电视电话会议,下发了《福建省人民政府办公厅转发省卫生厅等部门关于进一步加强消除碘缺乏病工作意见的通知》。2002 年,省委、省政府出台了《关于进一步加强农村卫生工作的实施意见》,提出"到 2010 年 100％的县(市、区)实现消除碘缺乏病目标"。2003 年 10 月,在北京召开的持续消除碘缺乏病国际会议上,时任副省长汪毅夫同志亲自到会向与会的国内外的来宾作了题为"认真履行政府职责持续消除碘缺乏病"的演讲,介绍了福建省在持续消除碘缺乏病工作中通过加强领导、中小学健康教育、盐业结构调整方面所取得的成功经验,并表示福建省将进一步加大工作力度,切实加强宣传教育,扩大中小学健康教育示范点,加大盐场废转力度,不断提高碘缺乏病防治水平,为人民健康造福,这表明省政府对人民群众健康的高度负责,对做好消除碘缺乏病工作的信心和决心。2005 年,省政府制定《福建省地方病防治规划(2005—2010 年)》,提出"到 2005 年,以省为单位实现消除碘缺乏病目标;到 2009 年,以县为单位全省 95％以上的县(市、区)实现消除碘缺乏病目标"的目标。2012 年,省政府制定《福建省"十二五"地方病防治规划》,提出"持续消除碘缺乏危害。漳浦、东山、平潭等 3 个县达到消除碘缺乏病标准,其他县(市、区)保持消除碘缺乏病状态;有效防止地方性克汀病的发生;人群碘营养水平总体处于适宜状态"的目标。

(二)碘盐监测推动了我省消除碘缺乏病的进程

通过开展碘盐监测发现,我省未能在 2000 年如期达到消除碘缺乏病阶段目标的县(市、区)大部分都在沿海地区,这些地区食盐产销矛盾十分突出,盐场分布零散,生产规模小,管理能力弱,相当多的小盐场以贩卖私盐冲销碘盐市场来维持生计,不法盐贩以低于碘盐的价格销售私盐,扰乱了碘盐市场的正常供应,严重制约了防治工作的开展。为此,福建省人民政府办公厅于 2000 年下发了《关于加快我省盐业结构调整实行食盐生产总量控制的通知》文件,要求各产盐市、县对生产规模小、劳动生产率低、产品质量差或不依法经营的盐场实行废转。2005 年,针对我省个别地区非碘盐问题较为严重的状况,省政府决定在全省范围内组织开展整顿和规范盐业市场秩序专项整治,以省政府的名义召开了全省整顿和规范盐业市场秩序工作会议,部署在全省范围内开展整顿和规范盐业市场秩序专项整治行动,明确分工,落实责任。到 2005 年末,我省盐业产能结构调整工作基本完成了预期目标,盐业生产面积从 1998 年初的 123 万公顷调整到 62 万

公顷,全省累计废转小盐场 145 家,废转盐田 60.4 万公顷,压缩产能 40 多万吨,10 多年来从这些小盐田流出的私盐对我省食盐市场的冲击问题已基本解决。同时为了解决盐场盐民食用碘盐的问题,2005 年,省卫生厅、省盐务局联合下发了《关于加强我省产盐区居民食用合格碘盐工作的通知》,改善了产盐区居民长期食用非碘盐的状况,促进了我省消除碘缺乏病进程。

(三)碘盐监测促进了碘缺乏病健康教育在学校的开展

1999 年 12 月,我省开展居民用户碘盐监测试点研究,结果显示全省居民户碘盐覆盖率为 91.4%,有 13 个县(市、区)在 80%～90% 之间,另有 9 个沿海县(市、区)碘盐覆盖率在 80% 以下。这些问题地区的群众对沿海地区是否缺碘存在着错误的认识,对碘缺乏的危害认识不足。虽然这些地区的政府和相关部门做了大量的工作,但成效不是很显著。由于上述问题的存在,在 2000 年国家碘缺乏病评估组和联合国儿童基金会对福建省消除碘缺乏病工作评估后认为福建省仅达到基本实现消除碘缺乏病阶段目标。因此解决"问题地区"碘盐覆盖率是事关福建省消除碘缺乏病阶段性目标能否实现的关键。

在联合国儿童基金会的资助下,自 2000 年起,我省先后在全省沿海 12 个私盐冲击较严重的县(市、区),即福清、南安、晋江、石狮、同安、翔安、漳浦、平和、华安、诏安、莆田和福鼎实施以提高合格碘盐食用率为目标、以盐田废转和目标人群健康教育/健康促进为主要干预措施的消除碘缺乏病综合干预项目。

通过在非碘盐问题地区的县(市、区)学校全面实施以真假碘盐鉴别干预技术为主的师生互动教育的学校—学生—家庭健康促进模式,改变以往卫生宣传单向传播碘缺乏病知识的方式,提高社区学生、家庭主妇对碘缺乏病知识的知晓率、行为正确率,进而提高当地碘盐的覆盖率,达到实现消除碘缺乏病的目的。项目实施后,这些非碘盐问题地区县(市、区)合格碘盐食用率比干预措施实施前有显著的提高,先后有同安区、华安县、石狮市、晋江市、平和县通过了省级消除碘缺乏病阶段目标评估。本项目所探索的在非碘盐问题地区建立行之有效的健康促进模式,对创建可持续消除碘缺乏病运行机制具有深远的影响。

四、经验与体会

①领导重视、部门配合是做好碘盐监测的首要条件。消除碘缺乏病是一项社会系统工程,需要有各级领导的重视、多部门的密切配合。我省的碘盐监测工作是在各级领导的重视下进行的,卫生、盐业配合密切,每年省卫生厅都投入大量的经费用于开展碘盐监测,各级卫生部门加强碘盐质量监测工作,确保检测质量,并将监测结果及时反馈给有关部门,为决策提供依据。盐业部门健全行业内产品质量管理体系,对发现的问题及时加以解决,使碘盐监测工作顺利开展。

②建立省、市、县三级监测网是搞好碘盐监测的关键。监测是一种连续系统地收集、汇总、分析、解释、分发、报告信息资料和反馈的过程,其目的不在于监测本身,而在

于利用资料来分析干预措施的落实情况及产生的效益。对碘缺乏病的监测来说,突出的要求是评价以食盐加碘为主的综合防治措施的效果和效益。为了严把碘盐出厂质量关,我省各级疾控机构加强对碘盐加工厂的监督、监测工作,对生产企业采取帮、管、促相结合的方法,负责监测碘盐加工厂的疾控机构每月到加工厂采样一次,实施全定量分析,对检测中发现的问题,及时协同厂家处理。经过多年的规范运作,我省大部分县(市、区)疾控机构均按要求完成相应的监测工作,形成县(市、区)疾控机构负责具体监测工作并将监测结果上报设区市疾控中心,再由设区市疾控中心上报省疾控中心。省疾控中心将各设区市上报结果汇总分析,对发现的问题提出解决意见,并报上级机关及有关部门,然后通报至各级疾控机构的制度,使得碘盐监测工作步入可持续开展的轨道。

③加强人才培养、造就一支高素质的防治队伍是开展碘盐监测的工作基础。省地方病防治研究所成立以来,就把建设一支高素质的地方病防治队伍作为头等大事来抓,加大对基层人员的培训力度,提高基层人员的防治技术水平。各级卫生部门在业务经费十分紧张的情况下,仍然想方设法把专业人员送出培训。

为了提高碘盐监测质量,我省加强对两方面专业人员的培训。一是现场流调人员,每年通过一会(年会或项目启动会以会代训)、一班(地方病业务骨干培训班)形式,开展相关技术培训,统一思想、统一认识,透彻理解监测方案精神。二是提高基层疾控机构的微量碘的检测技术水平,每年举办地方病实验室检测人员培训班,邀请国内外知名专家授课,同时为了确保碘盐检测的质量,省疾控中心每年组织全省9个设区市和84个县(市、区)疾控机构参加了国家碘缺乏病参照实验室组织的外质控样考核,已连续多年全部获得通过。我省疾控中心还购置了质控样品分发给基层疾控机构,要求在检测监测样品时带入,强化检测质量,以保证数据的准确。通过多年努力,我省打造了一支技术、作风过硬的地方病防治监测专业队伍,圆满完成了每年的碘盐监测任务。

消除碘缺乏病是一项功在当代、利在千秋、造福人民的伟大事业,回顾我省碘缺乏病防治历程,能取得今天的辉煌成果是来之不易的,成绩首先应归功于各级党政部门领导和广大人民群众的大力支持,归功于有关部门的密切配合,归功于各级卫生部门领导和业务指导,归功于历年防治中许多不为名、不为利、工作兢兢业业的地方病防治工作者,他们把自己的智慧和精力都献给了地方病防治事业,为我省消除碘缺乏病做出了不可磨灭的贡献。今天,经过30多年的不懈努力,我省碘缺乏病防治工作取得了显著成绩,但我们应该认识到消除碘缺乏病仅是阶段性的防治成果,防治碘缺乏病是一项长期的任务,是一项社会性很强的系统工程,各项防治、监测工作还要坚持不懈地开展下去。今后我们要在各级党委、政府的领导下,建立可持续消除碘缺乏病的运行机制,加强以食盐加碘为主的综合性防治措施,加强碘盐监测工作,确保质量合格碘盐的正常供应,巩固消除碘缺乏病的防治成果,为构建和谐社会、实现中国梦做出积极的贡献。

第五节　福建省新标准碘盐试点项目总结报告
（2012—2013 年）

为掌握《食用盐碘含量》(GB 26878—2011)执行后我国孕妇、儿童等重点人群尿碘水平的变化情况,进一步指导各地巩固消除碘缺乏危害的防控成果,卫生部定于 2012 年在安徽、福建、山东三省开展新标准碘盐的试点工作。根据《卫生部办公厅关于开展新标准碘盐试点工作的通知》和中国疾病预防控制中心地方病控制中心《安徽、福建、山东新标准碘盐试点工作方案》精神和《卫生部疾控局关于印发新标准碘盐试点阶段评估会议纪要的通知》要求,在福建省卫生厅领导下,福建省有关部门和单位认真履行职责,按照项目工作的要求,强化项目领导、督促指导、碘盐置换和项目自评等相关工作,现将项目工作总结如下。

一、基本概况

（一）项目组织管理

1.项目组织

福建省卫生、盐业部门高度重视新标准碘盐试点项目工作,在省卫生厅的统一领导下,省疾病预防控制中心按照项目方案要求,组织本省项目的实施、现场调查以及督导检查,各相关疾控机构承担实验室检测工作和现场调查的组织协调,省盐业公司及下属的盐业分公司、支公司在项目县开展了新标准碘盐的置换工作。

在项目实施过程中,根据卫生部疾控局相关会议纪要的通知要求,福建省卫生、盐业部门进一步强化新标准碘盐试点工作项目的领导,采取有力措施确保项目工作措施到位。一是加强卫生、盐业两部门的信息沟通;二是加强部门间合作,规范碘盐供应;三是加强市场监测,确保措施到位,实行"周报告"和"月报告"制度;四是严格执行《安徽、福建、山东新标准碘盐试点工作方案》,认真做好阶段自评工作;五是省疾病预防控制中心招标采购 3 台进口的比重测量仪。

2.项目方案制定

根据《卫生部办公厅关于开展新标准碘盐试点工作的通知》和中国疾病预防控制中心地方病控制中心《安徽、福建、山东新标准碘盐试点工作方案》精神,结合本省项目工作,省卫生厅下发了《福建省卫生厅关于开展新标准碘盐试点工作的通知》及《福建省新标准碘盐试点工作技术方案》。

3.召开项目启动会和阶段总结会

为确保我省试点项目工作的完成,2012 年 2 月下旬,省卫生厅在漳平市召开了"福建省新标准碘盐试点工作项目启动培训会",省卫生厅疾控处陈宝贵调研员、省疾控中心张山鹰副主任、省盐务局庄灿阳副局长以及项目地区(市、县两级)的卫生局疾控处(科)长、盐务局局长,疾病预防控制中心分管领导和负责地方病监测、实验室检测的人员,卫生院负责人和负责疾控、妇保的人员参加了会议。会议强调各项目单位要在卫生行政部门的领导下,严格按照《福建省新标准碘盐试点工作技术方案》要求的工作内容和时间节点开展试点工作。与会代表共同学习了《福建省新标准碘盐试点工作技术方案》的具体内容,在项目工作内容与方法、质量控制、组织管理、时间安排、预期产出等方面达成共识,会议达到预期目标。会上,省疾病预防控制中心向各相关疾控机构发放了统一的采样用品。

为了进一步做好项目工作,2012 年 9 月在厦门市翔安区召开了福建省新标准碘盐试点工作阶段总结会,福建省疾病预防控制中心、福建省盐务局、龙岩市卫生局、疾病预防控制中心、盐务局、厦门市卫生局、疾病预防控制中心、盐务局、翔安区疾病预防控制中心、漳平市疾病预防控制中心以及相关卫生院的领导及项目工作人员 45 人参加了本次会议。会议传达了《卫生部疾控局关于印发新标准碘盐试点阶段评估会议纪要的通知》,通报了卫生部和福建省的新标准碘盐试点项目第一阶段的评估报告,介绍了福建省项目第一阶段试点工作执行情况和发现的问题,进一步明确了下阶段工作任务与要求。

(二)项目选点

根据项目方案要求和以往监测资料选择沿海地区厦门市翔安区新店镇和山区地区龙岩市漳平市新桥镇作为本项目观察点,同时选择漳平市永福镇作为碘营养水平大于适宜量的省级观察点。

(三)碘盐置换和市场质量抽检情况

1.碘盐置换

根据项目方案,卫生、盐业部门加强沟通、协调。盐业部门采取有力措施,确保项目县域范围,尤其是项目镇新标准碘盐落实到位。龙岩市盐业公司制定了《关于落实漳平开展新标准碘盐试点工作的方案》。3 月 12 日至 24 日期间,公司多次组织人员深入永福镇、新桥镇,对市场流通领域、饮食店、学校食堂、调查对象家庭等进行新旧标准碘盐置换,置换新标准自然盐 22.54 吨,其中永福镇 15.66 吨,新桥镇 6.88 吨。4—6 月,公司又对漳平市整个流通领域的旧标准碘盐进行置换,确保了项目工作的顺利实施。厦门市盐业公司 3 月 7 日在翔安区率先供应新标碘盐,3 月 15 日,整个厦门地区开始供应新标小包装碘盐;同时于 3 月 25 日前,将监测地区流通领域(销售网点)的旧碘盐全部置换为新标碘盐,共替换出 4.32 吨,涉及 20 个网点和小型超市。3 月 29 日至 30 日,对新店镇中心小学随机抽样列入尿样检测的所有学生,统一由学生带家中旧标准碘盐到学校置换新标碘盐,换出 362 包小包装自然加碘盐,计 144.8 kg;3 月 30 日至 31 日,对列入尿样检测的 12 个行政村的孕妇,分两路逐一入户替换旧标准碘盐,共换出家中旧标准小包装碘盐 689 包,计 301.1 kg。6 月 21 日至 7 月 13 日完成 14 个社区的置换工作,换出 63.72 吨盐民自用盐。

根据《卫生部疾控局关于印发新标准碘盐试点阶段评估会议纪要的通知》和《新标准碘盐试点项目第二阶段评估报告》的要求,为进一步规范碘盐供应,2012 年 11 月,由卫生和教育部门提供项目乡镇 8～10 岁儿童目标人群名单和家庭人口数,盐业部门按照家庭人口每人 3 包的标准向目标人群家庭免费发放同一生产企业、同一批次的新标准碘盐,确保项目人群家庭食用到 2013 年 3 月底,学校协助盐业部门将新标准碘盐分发至项目目标人群家庭。

2.盐库抽检

厦门市、龙岩市疾控中心每月抽检向翔安区、漳平市两项目市(区)供应食用盐的省盐业配送中心仓库和龙岩分公司仓库的碘盐(表 2-20)。

表 2-20　2012 年 1 月至 2013 年 3 月盐业公司盐库抽查结果

检测时间	检测份数	省盐业配送中心(厦门)			龙岩市盐业公司		
		中位数/(mg/kg)	检测范围/(mg/kg)	产地	中位数/(mg/kg)	检测范围/(mg/kg)	产地
2012 年 1 月	9	26.9	26.4～27.7	泉州	29.3	28.9～29.5	漳浦
2012 年 2 月	9	24.0	23.2～24.7	泉州	27.6	26.5～29.0	漳浦
2012 年 3 月	9	24.4	23.9～25.5	漳浦	31.0	30.2～31.6	漳浦
2012 年 4 月	9	27.2	27.2～27.9	漳浦	26.0	25.4～26.4	漳浦
2012 年 5 月	9	20.9	20.2～21.2	泉州	24.3	23.4～25.0	漳浦
2012 年 6 月	9	25.0	24.4～25.6	泉州	23.9	23.4～26.9	漳浦
2012 年 7 月	9	23.5	22.9～24.4	泉州	24.1	23.7～24.8	漳浦
2012 年 8 月	9	24.4	23.9～25.0	漳浦	26.0	25.3～26.6	泉州
2012 年 9 月	9	22.7	21.4～23.4	泉州	25.2	24.6～25.7	漳浦
2012 年 10 月	9	21.2	20.5～22.9	泉州	27.9	27.5～30.4	漳浦
2012 年 11 月	9	25.5	25.1～25.5	泉州	26.5	26.0～27.5	漳浦
2012 年 12 月	9	22.6	22.4～23.1	泉州	23.7	23.4～24.4	漳浦
2013 年 1 月	9	25.4	25.0～26.6	泉州	23.0	21.9～23.6	泉州
2013 年 2 月	9	23.5	22.6～23.9	泉州	23.5	22.6～24.4	漳浦
2013 年 3 月	9	26.2	24.3～28.3	泉州	25.8	25.5～26.3	漳浦

3.流通环节监测

加强对项目镇市场流通领域新标准碘盐销售情况的监测工作。翔安区、漳平市疾控中心每周 1 次,厦门市、龙岩市疾控中心每月 1 次,对项目镇流通环节的食用盐开展监测,每个镇每次调查 10 家食杂店(超市),登记所销售食用盐的生产厂家、批号、盐碘含量范围等信息,并将结果上报省疾控中心,监测结果未发现旧标准碘盐和非碘盐。

(四)基线调查与自评工作

2012年2月、6月、9月、12月及2013年3月下旬,省、市、县三级疾控机构和乡镇卫生院相关专业人员密切配合,在沿海地区厦门市翔安区和山区地区龙岩市漳平市分别开展项目基线调查和第一、二、三、四阶段自评工作。

1.调查内容

(1)基线调查内容

2012年2月下旬在每个项目乡镇,一是随机抽取不少于200名8～10岁学生,采集尿样及其家中盐样,检测尿碘浓度和盐碘含量,选择其中30户家庭检测人均日食用盐摄入量;二是抽取50名以上孕妇采集尿样及其家中盐样,检测尿碘浓度和盐碘含量;三是检测项目乡镇所在地居民饮用水的碘含量。

(2)阶段评估

在干预措施落实的第3、6、9、12个月,即2012年6月、9月、12月及2013年3月,项目镇开展了第一、二、三阶段的自评工作。自评主要包括:8～10岁学生、孕妇尿碘浓度和盐碘含量等指标,评估方法、调查数量与基线调查相同。

按照卫生部疾控局召开的新标准碘盐试点阶段评估会议纪要要求,在第二、三、四阶段自评中,增加了目标人群尿比重测定、人均日食用盐摄入量和市场流通环节盐碘含量检测项目。

为确保数据的可比性,各类样品采集时间段与基线调查采集时间段相同。

2.质量控制

①省疾病预防控制中心专业人员参与现场调查,所有现场调查人员接受统一培训。指定专人组织现场调查、样品收集登记、表格填写等工作。

②调查对象采集尿样前先洗手,采集尿样时使用带螺旋帽的洁净聚乙烯塑料容器,样品量不少于5 mL。学生尿样、盐样分开采集,先采集尿样,当天下午或第二天采集盐样;孕妇尿样采集场所远离碘酒等含碘制剂;尿样、盐样分开存储和运输,避免污染。

③尿碘检测标准曲线的相关系数应当达到0.999以上。在每批样品检测的前、中、后至少插入一份标准物质进行质量控制。当标准物质的所有测定值受控时,检测结果才能接受,否则,要查找原因进行复检。

④采集居民户盐样时先混匀,样品不少于30 g,用塑料袋封装,避免阳光照射。

⑤盐碘、尿碘含量及尿比重的检测工作,由具备国家尿碘、盐碘外部质量控制资质的县级以上疾病预防控制中心实验室完成,即盐碘含量检测由漳平市、厦门市疾病预防控制中心完成,尿碘浓度检测由厦门市、龙岩市疾病预防控制中心完成。

⑥盐碘、尿碘标准质控物质,由中国疾病预防控制中心国家碘缺乏病参照实验室提供。

⑦各项指标的调查、检测记录,严格使用项目方案规定的表格。填写各类表格时,调查人员仔细核对,杜绝缺项和漏项,保证表格填报内容真实、准确、无误。

3.基线调查和阶段自评结果

（1）居民饮用水碘含量

自评数据显示,翔安区新店镇、漳平市新桥镇、永福镇均属于集中式供水,居民饮用水碘含量分别为 4.2 μg/L、0.5 μg/L、0.5 μg/L。

自评数据提示,3 个项目乡镇居民饮用水碘含量均低于《碘缺乏病病区划分》标准（GB 16005—2009）规定的 10 μg/L,属于外环境碘缺乏地区（表 2-21）。

表 2-21　项目乡镇饮用水碘含量

县（市、区）	乡（镇）	检测份数	中位数/（μg/L）	均数±标准差/（μg/L）	检测范围/（μg/L）
翔安	新店	2	4.2	4.2±0.1	4.1～4.3
漳平	新桥	2	0.5	0.5	0.5
漳平	永福	2	0.5	0.5	0.5

（2）人均日食用盐摄入量

第四阶段自评数据显示:一是翔安区新店镇、漳平市永福镇人均日食用盐摄入量与基线调查数据相比分别降低了 0.1 g/人·日和 1.1 g/人·日。二是漳平市新桥镇人均日食用盐摄入量与基线调查数据相比均提高了 0.4 g/人·日。三是翔安区新店镇和漳平市新桥镇、永福镇不同季节的居民人均日食用盐摄入量不同,翔安区新店镇以 12 月最高（6.8 g）,漳平市新桥镇、永福镇以夏秋交际的 9 月最高（分别为 10.3 g、8.9 g）。四是翔安区新店镇（沿海）居民人均日食用盐摄入量 5.3 g,低于漳平市新桥镇、永福镇（山区）居民的 8.9 g、6.2 g。五是同为山区的漳平市新桥镇、永福镇居民人均日食用盐摄入量前者（8.9 g）高于后者（6.2 g）。

自评数据提示,同一季节不同地区居民人均日食用盐摄入量不同,同一区域不同季节居民人均日食用盐摄入量也不同,沿海居民人均日食用盐摄入量低于山区居民（表 2-22）。

表 2-22　项目乡镇人均每日食盐食用量

县（市、区）	乡（镇）	调查阶段	户数	中位数/（g/人·日）	P25/（g/人·日）	P75/（g/人·日）	均数±标准差/（g/人·日）
翔安区	新店	基线调查	34	5.4	4.5	6.6	5.7±2.0
翔安区	新店	省内第二阶段自评	32	5.9	4.7	7.1	6.9±5.1
翔安区	新店	省内第三阶段自评	31	6.8	4.8	8.1	6.9±3.3
翔安区	新店	省内第四阶段自评	31	5.3	4.4	8.2	6.3±2.5
漳平市	新桥	基线调查	30	8.5	6.7	13.2	10.2±4.6
漳平市	新桥	省内第二阶段自评	30	10.3	8.5	11.9	10.9±3.9
漳平市	新桥	省内第三阶段自评	30	9.9	8.0	13.6	10.6±3.6
漳平市	新桥	省内第四阶段自评	30	8.9	6.1	10.9	9.4±3.8

续表

县 (市、区)	乡 (镇)	调查阶段	户数	中位数/ (g/人·日)	P25/ (g/人·日)	P75/ (g/人·日)	均数±标准差/ (g/人·日)
漳平市	永福	基线调查	30	7.3	6.0	9.2	8.2±3.5
漳平市	永福	省内第二阶段自评	30	8.9	6.6	10.3	8.9±3.3
漳平市	永福	省内第三阶段自评	30	6.1	5.2	7.6	6.3±1.8
漳平市	永福	省内第四阶段自评	30	6.2	5.5	7.5	6.8±3.2

注:P25 表示第 25 百分位数,P75 表示第 75 百分位数。

(3)销售层次与 8～10 岁儿童、孕妇家庭食用盐碘含量

一是销售层次。30 家批发店或食杂店食用盐盐碘含量中位数翔安区新店镇为 25.3 mg/kg,范围为 18.5～30.7 mg/kg,漳平市新桥镇、永福镇分别为 25.2 mg/kg、25.6 mg/kg,范围分别为 21.9～29.8 mg/kg、21.5～26.8 mg/kg。二是儿童家庭环节。儿童家庭食用盐盐碘含量中位数与基线调查数据相比,3 个项目乡镇均有不同程度的下降。翔安区新店镇盐碘中位数为 25.2 mg/kg,比基线调查时的 28.7 mg/kg 下降 3.5 mg/kg;漳平市新桥镇盐碘中位数为 24.9 mg/kg,比基线调查时的 27.4 mg/kg 下降 2.5 mg/kg;漳平市永福镇盐碘中位数为 24.9 mg/kg,比基线调查时的 27.5 mg/kg 下降 2.6 mg/kg。三是孕妇家庭环节。孕妇家庭食用盐盐碘含量中位数与基线调查数据相比,3 个项目乡镇均有不同程度的下降。翔安区新店镇盐碘中位数为 24.3 mg/kg,比基线调查时的 27.8 mg/kg 下降 3.5 mg/kg;漳平市新桥镇盐碘中位数为 23.4 mg/kg,比基线调查时的 25.9 mg/kg 下降 2.5 mg/kg;漳平市永福镇盐碘中位数为 25.5 mg/kg,比基线调查时的 27.4 mg/kg 下降 1.9 mg/kg。四是截至 2013 年 3 月下旬,批发店或食杂店供应新标准碘盐 100%;翔安区新店镇、漳平市新桥镇、永福镇 8～10 岁儿童家庭食用新标盐合格碘盐食用率分别为 99.5%、99.5%、99.1%,孕妇家庭食用新标盐合格碘盐食用率分别为 94.0%、100%、100%。

自评数据提示:一是自第二阶段以来,3 个项目乡镇新标准合格碘盐全部进入市场流通环节与儿童、孕妇家庭。项目乡镇食用盐盐碘含量符合项目设计的要求。二是为保障新标准碘盐试点项目进度,在卫生、盐业等相关部门的共同干预下,新标准碘盐已基本到位,并持续供应项目乡镇盐业市场半年以上(表 2-23～表 2-26)。

表2-23 项目乡镇儿童食用盐碘含量检测结果

县（市、区）	乡（镇）	调查阶段	样品数	碘盐覆盖率/%	碘盐合格率/%	合格碘盐食用率/%	变异系数/%	均数/(mg/kg)	标准差
翔安区	新店	基线调查	204	100.0	97.1	97.1	17.5	28.6	5.0
翔安区	新店	省内第一阶段自评	203	100.0	93.1	93.1	18.2	25.3	4.6
翔安区	新店	省内第二阶段自评	203	100.0	98.0	98.0	12.4	23.9	3.0
翔安区	新店	省内第三阶段自评	202	100.0	98.0	98.0	8.3	25.1	2.1
翔安区	新店	省内第四阶段自评	202	100.0	99.5	99.5	6.8	25.0	1.7
漳平市	新桥	基线调查	222	100.0	99.6	99.6	13.9	27.4	3.8
漳平市	新桥	省内第一阶段自评	220	100.0	94.1	94.1	16.2	25.4	4.1
漳平市	新桥	省内第二阶段自评	217	100.0	91.2	91.2	18.1	24.3	4.4
漳平市	新桥	省内第三阶段自评	213	100.0	99.5	99.5	8.2	24.5	2.0
漳平市	新桥	省内第四阶段自评	213	100.0	99.5	99.5	9.5	25.3	2.4
漳平市	永福	基线调查	220	99.1	100.0	99.1	8.6	27.9	2.4
漳平市	永福	省内第一阶段自评	220	100.0	96.4	96.4	12.0	25.8	3.1
漳平市	永福	省内第二阶段自评	219	100.0	97.7	97.7	9.1	25.4	2.3
漳平市	永福	省内第三阶段自评	213	100.0	98.6	98.6	7.5	25.2	1.9
漳平市	永福	省内第四阶段自评	212	100.0	99.1	99.1	6.0	24.9	1.5

注：基线调查合格碘盐判定标准为 20～50 mg/kg，省内自评合格碘盐判定标准为 18～33 mg/kg。

表2-24 项目乡镇孕妇食用盐碘含量检测结果

县(市、区)	乡(镇)	调查阶段	样品数	碘盐覆盖率 /%	碘盐合格率 /%	合格碘盐食用率 /%	变异系数 /%	均数/ (mg/kg)	标准差
翔安区	新店	基线调查	90	100.0	97.8	97.8	17.7	28.8	5.1
翔安区	新店	省内第一阶段自评	91	100.0	84.6	84.6	21.9	27.0	5.9
翔安区	新店	省内第二阶段自评	90	100.0	84.4	84.4	23.0	25.4	5.8
翔安区	新店	省内第三阶段自评	92	100.0	90.2	90.2	21.0	24.3	5.0
翔安区	新店	省内第四阶段自评	100	100.0	94.0	94.0	17.0	23.6	4.1
漳平市	新桥	基线调查	50	100.0	96.0	96.0	22.3	27.0	6.0
漳平市	新桥	省内第一阶段自评	51	98.0	94.0	92.2	19.9	25.5	5.1
漳平市	新桥	省内第二阶段自评	51	100.0	100.0	100.0	10.5	23.8	2.5
漳平市	新桥	省内第三阶段自评	50	100.0	100.0	100.0	15.4	25.4	3.9
漳平市	新桥	省内第四阶段自评	50	100.0	100.0	100.0	8.1	28.4	2.3
漳平市	永福	基线调查	55	100.0	98.2	98.2	10.4	27.8	2.9
漳平市	永福	省内第一阶段自评	50	100.0	100.0	100.0	5.3	24.5	1.3
漳平市	永福	省内第二阶段自评	53	100.0	100.0	100.0	4.5	24.4	1.1
漳平市	永福	省内第三阶段自评	57	100.0	100.0	100.0	4.7	25.8	1.2
漳平市	永福	省内第四阶段自评	51	100.0	100.0	100.0	2.0	25.5	0.5

注:基线调查合格碘盐判定标准为 20~50 mg/kg,省内自评合格碘盐判定标准为 18~33 mg/kg。

表 2-25　项目乡镇儿童食用盐碘含量分布

县 (市、区)	乡 (镇)	调查 阶段	样品数	中位数/ (mg/kg)	0～	5～	18～	33.1～	50～
							频数分布/%		
翔安区	新店	基线调查	204	28.7	0	2.0	87.2	10.3	0.5
翔安区	新店	省内第一阶段自评	203	24.7	0	2.0	93.1	4.4	0.5
翔安区	新店	省内第二阶段自评	203	24.0	0	1.5	98.0	0.5	0
翔安区	新店	省内第三阶段自评	202	25.3	0	2.0	98.0	0	0
翔安区	新店	省内第四阶段自评	202	25.2	0	0.5	99.5	0	0
漳平市	新桥	基线调查	222	27.4	0	0	91.9	8.1	0
漳平市	新桥	省内第一阶段自评	220	24.4	0	0	94.1	5.9	0
漳平市	新桥	省内第二阶段自评	217	23.5	0	2.3	91.2	6.0	0.5
漳平市	新桥	省内第三阶段自评	213	24.5	0	0	99.5	0.5	0
漳平市	新桥	省内第四阶段自评	213	24.9	0	0	99.5	0.5	0
漳平市	永福	基线调查	220	27.5	0.9	0	95.9	3.2	0
漳平市	永福	省内第一阶段自评	220	25.0	0	0.5	96.3	3.2	0
漳平市	永福	省内第二阶段自评	219	25.1	0	0.9	97.7	1.4	0
漳平市	永福	省内第三阶段自评	213	25.0	0	0	98.6	1.4	0
漳平市	永福	省内第四阶段自评	212	24.9	0	0.5	99.1	0.4	0

注:0～、5～、18～、33.1～、50～分别表示盐碘含量为 0～4.9、5～17.9、18～33、33.1～49.9、≥50,
单位为 mg/kg,表 2-26 同。

表 2-26　项目乡镇孕妇食用盐碘含量分布

县 (市、区)	乡 (镇)	调查阶段	样品数	中位数/ (mg/kg)	0～	5～	18～	33.1～	50～
							频数分布/%		
翔安区	新店	基线调查	90	27.8	0	1.1	77.8	21.1	0.0
翔安区	新店	省内第一阶段自评	91	25.7	0	1.1	84.6	13.2	1.1
翔安区	新店	省内第二阶段自评	90	24.3	0	3.3	84.5	12.2	0
翔安区	新店	省内第三阶段自评	92	23.7	0	4.4	90.2	5.4	0
翔安区	新店	省内第四阶段自评	100	24.3	0	6.0	94.0	0	0
漳平市	新桥	基线调查	50	25.9	0	0	86.0	14.0	0
漳平市	新桥	省内第一阶段自评	51	24.9	2.0	0	92.2	5.8	0
漳平市	新桥	省内第二阶段自评	51	23.6	0	0	100.0	0	0
漳平市	新桥	省内第三阶段自评	50	23.9	0	0	100.0	0	0
漳平市	新桥	省内第四阶段自评	50	29.5	0	0	100.0	0	0
漳平市	永福	基线调查	55	27.4	0	0	98.2	1.8	0

续表

县 (市、区)	乡 (镇)	调查阶段	样品数	中位数/ (mg/kg)	0～	5～	18～	33.1～	50～
							频数分布/%		
漳平市	永福	省内第一阶段自评	50	24.4	0	0	100.0	0	0
漳平市	永福	省内第二阶段自评	53	24.1	0	0	100.0	0	0
漳平市	永福	省内第三阶段自评	57	26.0	0	0	100.0	0	0
漳平市	永福	省内第四阶段自评	51	25.5	0	0	100.0	0	0

(4)8～10岁儿童尿碘含量

评估数据显示:一是翔安区新店镇、漳平市新桥镇8～10岁儿童尿碘中位数与基线调查相比未见下降。基线调查与第一、二、三、四次阶段自评儿童尿碘中位数翔安区新店镇依次为133.1 μg/L、177.7 μg/L、181.7 μg/L、134.5 μg/L、180.5 μg/L;漳平市新桥镇依次为196.3 μg/L、231.3 μg/L、223.4 μg/L、208.6 μg/L、218.7 μg/L。二是漳平市永福镇8～10岁儿童尿碘中位数第四阶段自评与基线调查相比下降48.3 μg/L。基线调查与第一、二、三、四次阶段自评儿童尿碘中位数依次为261.7 μg/L、266.4 μg/L、272.2 μg/L、202.4 μg/L、213.4 μg/L(表2-27)。

表 2-27　项目乡镇学生尿碘水平检测结果

县 (市、区)	乡 (镇)	调查 阶段	样品 数	尿碘值/(μg/L)			0～	50～	100～	200～	300～	500～
				P25	P50	P75			频数分布/%			
翔安区	新店	基线调查	204	72.3	133.1	187.3	10.5	24.2	41.7	16.2	6.4	1.0
翔安区	新店	省内第一阶段自评	203	114.2	177.7	234.2	4.9	14.3	40.4	31.5	7.4	1.5
翔安区	新店	省内第二阶段自评	203	126.8	181.7	237.6	4.4	10.8	42.4	36.5	4.4	1.5
翔安区	新店	省内第三阶段自评	202	106.0	134.5	212.7	4.0	19.8	47.0	21.8	5.9	1.5
翔安区	新店	省内第四阶段自评	202	125.2	180.5	264.3	2.5	10.4	40.6	34.6	8.4	3.5
漳平市	新桥	基线调查	222	127.7	196.3	285.3	3.6	12.6	35.6	29.3	15.3	3.6
漳平市	新桥	省内第一阶段自评	217	168.1	231.3	312.4	0.5	7.8	29.9	34.6	21.7	5.5
漳平市	新桥	省内第二阶段自评	213	153.9	223.4	306.6	3.8	7.0	28.6	32.9	18.8	8.9
漳平市	新桥	省内第三阶段自评	213	141.7	208.6	276.3	2.3	9.9	33.8	35.7	15.0	3.3
漳平市	新桥	省内第四阶段自评	211	148.7	218.7	291.5	3.8	7.6	34.6	32.2	16.1	5.7
漳平市	永福	基线调查	220	165.2	261.7	344.2	0.5	7.7	24.5	32.3	29.5	5.5
漳平市	永福	省内第一阶段自评	211	161.7	266.4	367.9	3.3	9.5	22.3	21.8	32.7	10.4
漳平市	永福	省内第二阶段自评	212	178.6	272.2	366.9	0.9	7.1	22.7	29.2	34.9	5.2
漳平市	永福	省内第三阶段自评	213	150.1	202.4	298.1	2.8	7.5	38.5	26.8	21.1	3.3
漳平市	永福	省内第四阶段自评	213	141.0	213.4	308.9	2.8	11.8	29.5	29.6	20.7	5.6

注:P25、P50、P75分别表示第25、50、75百分位数。0～、50～、100～、200～、300～、500～分别表示尿碘值为0～49.9、50～99.9、100～199.9、200～299.9、300～499.9、≥500,单位为μg/L。

评估数据提示:一是此次碘盐浓度调整对 8～10 岁儿童尿碘水平影响较小;二是福建省翔安区新店镇儿童尿碘中位数保持适宜水平,漳平市新桥镇、永福镇儿童尿碘中位数处于适宜水平上限的临界值。

（5）孕妇尿碘含量

第四阶段自评数据显示:一是翔安区新店镇、漳平市新桥镇孕妇尿碘中位数分别为 97.1 $\mu g/L$、131.0 $\mu g/L$,与基线调查数据相比分别下降了 6.7 $\mu g/L$、14.6 $\mu g/L$;孕妇尿碘值小于 150 $\mu g/L$ 者所占比例与基线调查数据相比,分别增加了 7.9、12 个百分点。二是漳平市永福镇孕妇尿碘中位数为 140.5 $\mu g/L$,与基线调查数据相比提高了9.2 $\mu g/L$,孕妇尿碘值小于 150 $\mu g/L$ 者所占比例与基线调查数据相比,减少了 1.5 个百分点(表2-28)。

表 2-28　项目乡镇孕妇尿碘水平检测结果

县 (市、区)	乡 (镇)	调查阶段	样品数	尿碘值/($\mu g/L$)			0～	50～	100～	150～	250～	500～
				P25	P50	P75	频数分布/%					
翔安区	新店	基线调查	90	69.9	103.8	159.3	10	36.7	24.4	22.2	6.7	0
翔安区	新店	省内第一阶段自评	91	71.9	128.5	194.5	8.8	26.4	29.6	20.9	8.8	5.5
翔安区	新店	省内第二阶段自评	90	98.1	138.9	201.0	8.9	17.8	26.7	33.3	12.2	1.1
翔安区	新店	省内第三阶段自评	92	52.1	100.2	149.4	21.7	28.3	25.0	13.0	9.8	2.2
翔安区	新店	省内第四阶段自评	100	55.9	97.1	134.9	19.0	32.0	28.0	12.0	9.0	0
漳平市	新桥	基线调查	50	67.8	145.6	252.2	14.0	24.0	12.0	24.0	20.0	6.0
漳平市	新桥	省内第一阶段自评	51	102.9	169.1	306.8	9.8	11.8	21.5	25.5	25.5	5.9
漳平市	新桥	省内第二阶段自评	52	68.9	120.0	243.2	17.3	23.1	21.1	17.3	9.7	11.5
漳平市	新桥	省内第三阶段自评	50	85.8	158.2	248.8	8.0	20.0	16.0	34.0	16.0	6.0
漳平市	新桥	省内第四阶段自评	50	82.0	131.0	196.7	8.0	26.0	28.0	16.0	16.0	6.0
漳平市	永福	基线调查	55	87.3	131.3	240.9	9.1	21.8	25.5	21.8	20.0	1.8
漳平市	永福	省内第一阶段自评	50	87.9	128.5	234.4	12.0	18.0	22.0	26.0	16.0	6.0
漳平市	永福	省内第二阶段自评	53	88.7	131.4	201.9	13.2	18.9	22.6	26.4	15.1	3.8
漳平市	永福	省内第三阶段自评	57	86.7	135.6	201.5	10.5	24.6	21.0	28.1	10.5	5.3
漳平市	永福	省内第四阶段自评	51	78.0	140.5	205.9	15.7	27.4	11.8	29.4	13.7	2.0

注:0～、50～、100～、150～、250～、500～分别表示尿碘值为 0～49.9、50～99.9、100～149.9、150～249.9、250～499.9、≥500,单位为 $\mu g/L$。

评估数据提示:一是翔安区新店镇,漳平市新桥镇、永福镇孕妇均处于碘营养不足状态。二是地处沿海的翔安区新店镇和地处山区的漳平市永福镇基线调查和四次自评的检测结果均显示孕妇处于碘营养不足状态,而且第四阶段自评孕妇尿碘值小于 150 $\mu g/L$ 者所占比例分别为 79%、54.9%;漳平市新桥镇第四阶段自评孕妇尿碘值小于 150 $\mu g/L$ 所占比例为 62%,需要密切关注孕妇碘营养不足的问题。

（6）尿比重检测结果

评估数据显示：一是项目乡镇不同人群尿比重变化趋势不同。基线调查（3月）、第一次自评（6月）、第二次自评（9月）、第三次自评（12月）、第四次自评（翌年3月）翔安区新店镇儿童尿比重均值分别为1.0157、1.0196、1.0213、1.0184、1.0196，孕妇尿比重均值分别为1.0123、1.0153、1.0180、1.0143、1.0141，高点均出现在第二次自评；漳平市新桥镇第一次自评、第二次自评、第三次自评、第四次自评儿童尿比重均值分别为1.0212、1.0193、1.0191、1.0193，孕妇尿比重均值分别为1.0123、1.0105、1.0118、1.0141，儿童高点出现在第一次自评，孕妇高点出现在第四次自评；漳平市永福镇儿童尿比重均值分别为1.0211、1.0211、1.0198、1.0210，孕妇尿比重均值分别为1.0139、1.0138、1.0153、1.0139，儿童高点出现在第一、二次自评，孕妇高点出现在第三次自评。二是翔安区新店镇儿童、孕妇，漳平市新桥镇儿童尿比重高点与尿碘高点季节性一致（表2-29）。

表 2-29 项目乡镇儿童与孕妇尿液比重检测结果

县（市、区）	乡（镇）	调查阶段	儿童		孕妇	
			样品数	均数±标准差	样品数	均数±标准差
翔安区	新店	基线调查	204	1.0157±0.0070	90	1.0123±0.0055
翔安区	新店	省内第一阶段自评	203	1.0196±0.0073	91	1.0153±0.0065
翔安区	新店	省内第二阶段自评	203	1.0213±0.0181	90	1.0180±0.0213
翔安区	新店	省内第三阶段自评	202	1.0184±0.0065	92	1.0143±0.0070
翔安区	新店	省内第四阶段自评	202	1.0196±0.0066	100	1.0141±0.0060
漳平市	新桥	基线调查	—	—	—	—
漳平市	新桥	省内第一阶段自评	216	1.0212±0.0073	50	1.0123±0.0062
漳平市	新桥	省内第二阶段自评	213	1.0193±0.0064	52	1.0105±0.0053
漳平市	新桥	省内第三阶段自评	213	1.0191±0.0063	50	1.0118±0.0057
漳平市	新桥	省内第四阶段自评	211	1.0193±0.0067	50	1.0141±0.0060
漳平市	永福	基线调查	—	—	—	—
漳平市	永福	省内第一阶段自评	211	1.0211±0.0079	50	1.0139±0.0071
漳平市	永福	省内第二阶段自评	212	1.0211±0.0072	53	1.0138±0.0070
漳平市	永福	省内第三阶段自评	213	1.0198±0.0070	57	1.0153±0.0065
漳平市	永福	省内第四阶段自评	213	1.0210±0.0077	50	1.0139±0.0056

评估数据提示：一是不同季节儿童、孕妇尿比重不同；二是同一季节，孕妇尿比重低于儿童尿比重；三是尿碘变化与尿比重有一定的关系。

综上所述，3个项目镇食用25 mg/kg碘盐12个月后，翔安区新店镇儿童尿碘中位数处于适宜水平，漳平市新桥镇、永福镇儿童尿碘中位数基本处于适宜水平；3个项目镇孕妇碘营养均呈不足状态。

（五）综合分析

1.儿童、孕妇盐碘、尿碘水平分析

儿童家中食用盐盐碘含量和儿童尿碘水平变化显示，项目实施以来，各项目镇儿童家中食用盐盐碘含量与基线调查数据相比，呈现不同程度的下降，下降幅度在 2.5～3.5 mg/kg 之间。下降幅度不大的主要原因是在项目实施前，盐业生产企业为了降低旧标准碘盐库存量，最大化地减少经济损失，生产的食用盐盐碘含量已向新标准盐碘含量"靠拢"。我省居民人均日食用盐摄入量较低，盐碘浓度少许变动对儿童尿碘水平影响较小。因此，与基线调查相比，儿童尿碘水平变化不明显，其中翔安区新店镇和漳平市新桥镇高于基线调查，漳平市永福镇与基线调查相比有所下降。

孕妇家中食用盐碘含量和孕妇尿碘水平变化显示，随着各项目乡镇孕妇家中食用盐碘含量下降，以及新标准碘盐供应到位，孕妇尿碘水平与基线调查数据相比，总体呈现下降趋势，且下降幅度较大。

2.儿童、孕妇尿比重对尿碘含量有一定的影响

一是 3 个项目镇按照政府文件的要求开展工作，排除样品采集、实验室检测环节可能产生的干扰因素。二是不同项目镇均呈现当孕妇尿比重低于儿童尿比重时，同一区域孕妇尿碘水平也低于儿童尿碘水平；同一区域不同季节 8～10 岁儿童、孕妇尿碘含量与尿比重变化趋势基本一致，即尿比重越高尿碘越高。

3.孕妇碘营养不足需密切关注

翔安区新店镇，漳平市新桥镇、永福镇孕妇尿碘中位数分别为 97.1 $\mu g/L$、131.0 $\mu g/L$、140.5 $\mu g/L$，低于世界卫生组织推荐碘营养适宜标准 150 $\mu g/L$。因此食用 25 mg/kg 新标准碘盐，可能会使孕妇面临碘缺乏的风险，需要密切关注。

（六）工作亮点

1.领导重视、部门配合

我省各级卫生行政部门、盐务局、疾控中心，翔安区、漳平市政府以及相关镇（街）政府、卫生院、村（居）委会的各级领导对项目工作都高度重视，在政策、经费、人员、后勤等方面给予了大力的支持与配合，保证了项目工作的顺利开展。同时各部门、各层次及专业人员与监测对象之间及时进行信息交流、沟通协调，保证了样品采集与盐摄入量调查工作的圆满完成。

2.精心组织、扎实工作

在省卫生厅领导下，在项目所在设区市和县（市、区）卫生局的重视下，在项目实施过程中，省、市、县、乡四级参与现场调查的专业人员在村级人员的配合下，晚上加班加点，不辞辛苦深入各村，到村民家中，开展孕妇和盐摄入量的调查；省盐务局领导亲自安排落实晶浦碘盐加工厂生产新标准碘盐，并将同一批次新标准碘盐供应到目标人群家中食用。

3.督导有力、措施到位

按照项目方案要求,我省各相关部门加强对项目县(市、区)工作的督导,尤其是流通领域新标准碘盐置换工作的督导,实行县级疾控中心"周报告"和设区市疾控中心"月报告"制度,对发现的问题,及时予以整改。

二、存在问题与工作难点

(一)孕妇碘营养不足

沿海的翔安区新店镇和山区的漳平市永福镇的基线调查以及省内第一、二、三、四次阶段自评结果均显示孕妇尿碘中位数低于 150 μg/L;山区的漳平市新桥镇基线调查以及省内第一、二、三、四次阶段自评结果显示只有第一、三次自评略高于适宜水平的下限值。上述结果说明食用 25 mg/kg 新标准碘盐,可能会使孕妇面临碘缺乏风险。

(二)儿童尿碘水平未出现明显下降

翔安区新店镇和漳平市新桥镇儿童尿碘中位数与基线调查比较未见明显下降。

三、启示

①孕期人群存在碘营养不足情况,应高度关注这一人群的碘营养状况,要加强监测和开展孕期碘营养指导。

②季节对人群尿碘水平的影响不容忽视。监测结果表明,不同季节人群尿比重、食盐摄入量不同,对尿碘水平会造成一定影响。因此评价人群尿碘水平时应考虑季节的影响。

③同一浓度碘盐难以保证儿童和孕妇碘营养均处于适宜水平。

第六节　实施有效碘干预对儿童智力和精神运动影响的系列研究(2002—2004 年)

一、立项背景

碘缺乏病是中国的重要公共卫生问题之一。国务院制定的《中国 2000 年消除碘缺乏病规划纲要》中明确指出:"最主要的危害是缺碘影响胎儿的脑发育,导致儿童智力和体格发育障碍,造成碘缺乏地区人口的智能损害。碘缺乏的危害关系到民族素质的提高和社会经济发展的问题"。1951 年,从美国哈佛医学院马萨诸塞总医院的 Stanbury 对甲状腺肿的国际合作研究开始,直至 1983 年 Hetzel 将碘不足使甲状腺激素合成减少所致生长发育的全部影响称为 iodine deficiency disorder(即碘缺乏病,IDD),终于将源于缺碘的不同疾病同智力发育落后统一起来。

在 1990 年,Stanbury 在对 Hetzel 博士有关全球性碘缺乏病论著的评述中总结性地指出:IDD 最严重的问题并不是地方性甲状腺肿,也不是典型的克汀病这个严重地方病的特征。最重要的问题是由于碘缺乏出现大量的精神运动障碍的患者,这才是社会和经济发展的障碍。

国内外对碘与智力发展的研究,选择了各种智力测验和精神运动测验,尽管发现了许多有价值的事实,但由于各自选用的智力测验不同,造成比较上的困难,无法正确评估碘干预对儿童的智力改善。有的智力测验未在中国再标准化,因而降低了结果的可靠性。有的研究所选的对照组不严格,以致碘干预结果只具相对性。而且大多数对碘缺乏的研究,没有足够重视对碘缺乏和补碘后的社会、经济和其他环境因素的定量对比研究。多数研究也没提到社区的社会经济状况,一些研究认识到一些混淆因素,但也没提供比较的证据来对研究的社区进行比较。曾选用的精神运动测验都是单项比较,缺乏特异性,而用以评估轻度脑损伤,其灵敏度较低。

鉴于以上状况,必须采用适合于流行病学调查的、标准化的智力测验和精神运动成套测验,用以评估缺碘所致轻度脑损伤。评估轻度脑损伤的基本指标是智力测验和精神运动测验。我国已研制出联合型瑞文测验(CRT-C2)和津医精神运动成套测验(JPB)两种简便有效的专用工具,可以保证评估所得数据具有科学性。

二、研究内容和预期成果

(一)研究内容

本课题研究目的是选择具备完整的 IDD 流行病学和碘营养状况背景资料的调查地区,通过对有关社区有效碘干预措施前后出生的儿童长达 10 多年的追踪观察研究,评估有效碘干预前、后出生儿童的智力和精神运动发展的状况。

研究内容:社区外环境碘水平、社区当前人群碘营养现状、儿童智商(IQ)、精神运动功能,以及社会—经济—文化因素对智力影响的调查。其中社会—经济—文化因素对智力影响的调查表内容有:家庭共同生活人口、住房、经济来源、文化生活状况、父亲(职业、文化程度、身心)、母亲(职业、文化程度、身心)、家庭去年总收入、儿童婴幼儿期重大疾病、儿童是否上过幼儿园或学前班、儿童上学期末考试成绩等。

(二)预期成果

预期成果:有效的碘干预(全民食盐加碘或辅助碘油丸)会十分有效地改善儿童的 IQ 和精神运动功能,同样也会改善孕妇和哺乳期妇女的碘营养状况。主要指标有:①实施有效碘干预对碘缺乏病区儿童智力水平的影响;②碘缺乏地区母亲孕产期服用碘油丸对子代智力发育的影响;③少数民族地区实施有效碘干预对儿童智力水平的影响;④碘缺乏对城市儿童的智力发育的影响;⑤实施有效碘干预后,儿童精神运动功能状况。⑥推行全民食盐加碘（USI）或辅服碘油丸对地区人口素质的影响；⑦关于社会—经济—文化等"非碘因素"对 IQ 的影响。

三、课题研究方法、技术路线和最终成果

（一）研究方法

按照随机抽样的原则，分别抽取有代表性的轻、中、重不同程度碘缺乏病区，对有效碘干预措施前后出生的儿童进行回顾性调查，所选择的是具备完整的 IDD 流行病学和碘营养状况的背景资料的地区，尤其是可提供对照资料的地方。本次研究智力测验采用 CRT-C2 对儿童进行 IQ 测验，IQ 等级判定：IQ≥130 为超优；120～129 为优秀；110～119 为中上；90～109 为中等；80～89 为中下；70～79 为边缘；≤69 为智力落后。在 IQ 测验前先发"对测验的知情同意书"，由学生或班级老师签字，测验后统一填写"社区状况调查表"和"学生情况问卷"，用于社会—经济—文化因素对智力影响的分析。精神运动测验采用 JPB 测定，主要项目有选择反应时、划消数字、符号记入、视觉保持、数字符号、连接数字、转动插棒七项。尿碘测定采用砷铈催化分光光度法（WS/T 107—1999）；盐碘测定采用直接滴定法（GB/T 13025.7—1999）；水碘测定方法采用催化还原分光光度法（GB/T 8538—1995）。

（二）技术路线和最终成果

在将近两年半的时间里，先后在具备完整的 IDD 流行病学和碘营养状况的背景资料的福州市区、福清市一都镇、同安区莲花乡、南靖县山城镇、新罗区江山乡、福安市少数民族聚居地以及 9 个设区市区，根据研究目的，对相应的指标进行了研究，课题按期完成了各项预期的指标。

①实施有效 USI 后，原病区儿童智力水平均能达到正常水平。本项目选择在历史上被列为 IDD 重病区的福清市一都镇推行 USI 后出生的 7～14 岁儿童为研究对象。结果：一都镇实施 USI 后出生的儿童 IQ 为 103.8，智力低下者占 1.2%，智力已达正常水平。而 1994 年当地（实施 USI 前）儿童 IQ 为 97.7，智力低下者达 5.0%，IQ 水平非常显著比现时低。同时，本研究对福州市学龄儿童进行了追踪观察。本次研究继续选择 1994 年（实施 USI 前）按容量比例概率抽样法（PPS）确定的调查学校作为调查点，共30 所学校，分别在每所学校的一年级按照整群随机抽样的原则各抽取一个班学生作为本次调查对象。结果显示：一方面，实施 USI 前出生的儿童智商低于 70 者所占的比例明显高于实施 USI 后出生的儿童；另一方面，实施 USI 后出生的儿童智商处于中等水平（IQ≥90）者以上所占的比例为 87.3% 明显高于实施 USI 前的 82.3%（$P<0.001$），而实施 USI 前出生的儿童智商在中下、边缘、轻度智力落后各档所占的比例均高于实施 USI 后出生的儿童智商在相应档次所占的比例，尤其是后两者在统计学上具有显著性意义。

②碘缺乏地区母亲孕产期服用碘油丸者子代智力发育正常。南靖县为半山区的山

城镇,1985 年开始供应碘盐。补碘前当地居民甲肿率为 23.5%,1995 年前后又使部分孕妇加服碘油丸 200 mg/次、哺乳妇女服碘油丸 400 mg/次。采用双盲法对该群体子代智力发育状况进行了观察,并选择当地同期孕产期未服用碘油丸妇女的子代作为对照。结果表明:母亲服用过碘油丸的儿童平均 IQ 虽与对照组无差异,但其轻度智力低下的发生率显著低于母亲未服用过碘油丸的对照组,完全恢复到 IQ 正态分布下的范围(<2.4%)。另对儿童所做的精神运动功能检查未见有差异。对社会—经济—文化因素与 IQ 的回归分析也未见影响 IQ 的相关因素。同安县莲花乡河田村为沿海半山区,居民传统食用海盐,1998 年前由于未建碘盐销售网,连续数年对当地 7～35 岁女性采用每隔 18 个月口服碘油丸干预措施。本次研究对 1986 年调查地的 7～14 岁儿童进行再测试,结果表明:补碘后出生的儿童智力水平已有非常显著的提高(平均 IQ 由 78.6 提高至 93.2),轻度智力低下率也非常显著减少(由 16.4% 减少至 4.3%)。从社会—经济—文化因素对儿童智力发展的多元逐步回归分析,$R^2 = 0.152$,显示环境因素对儿童智力发展的影响很有限。可以推断,当落实 USI 措施后,儿童智力水平将完全达到正常。

③少数民族地区实施有效碘干预后,儿童智力水平同样能够得到改善。福安市地处闽东缺碘环境,原属中等 IDD 病区。1996 年开始实施 USI,并使重点人群加服碘油丸。选择 6 所畲族儿童集中学校进行测试,结果表明儿童智力已恢复正常水平,IQ 均值为(97.1±16.6),IQ≤69 者为 2.6%,这证明坚持实施 USI 在少数民族地区同样可以达到控制 IDD 的目的。

④碘缺乏对城市儿童的智力发育仍有潜在性损伤影响。对全省 9 个设区市行政区所在地,按整群抽样原则随机抽取 1～2 所小学进行智力调查。结果表明:全部城市学龄儿童 IQ 在正常范围,总体上呈正态分布,平均 IQ 为(102±14.6),IQ≤69 者比例为 1.7%。但进一步分析,发现不同城市的学龄儿童 IQ≤69 的比率并不同,原为 IDD 重病区的龙岩市轻度智力低下者比例仍达 4.5%;原为轻病区的三明市已恢复正常,但南平市不仅平均 IQ 仍低,为(93.8±14.1),轻度智力低下者比例达 4.3%。因而提示城市儿童仍受碘缺乏威胁,USI 工作必须坚持不懈才能完全控制 IDD。

⑤实施有效碘干预后,儿童精神运动功能得到改善。智力水平接近恢复正常的福建省畲族令人看到希望,在同安区,被检出 IQ≤69 的 12 名儿童中,精神运动异常检出率为 50%,而对照的 IQ 为 90～109 者,仅有 1 例被检出精神运动异常。亚临床克汀病患病率:本次被检儿童 282 名,IQ≤69 者且 JPB 检查结果异常者 6 名,占 2.1%。福安市畲族查出 21 名 IQ<69 的儿童,亚克汀病患病率仅 1.7%。从这样的趋势看,仍然说明实施有效碘干预后,儿童精神运动功能正在不断得到改善,亚克汀病患者可望不再增加。

⑥推行 USI 或碘油可使地区人口素质得到提高。龙岩市新罗区江山乡,供碘前是 IDD 重病区,早在 1982 年开始供应碘盐,1990 年调查 7～14 岁儿童甲状腺肿大率,已由 57.4% 下降到 13.6%。现对社区实施 USI 前后出生的儿童 IQ 进行对比,发现实施 USI 后出生的儿童 IQ 均值为(105.6±13.3);IQ 为 50～69 者占 0.5%。显著高于实施 USI 前出生的儿童 IQ 均值为(102.4±14.8);IQ 为 50～69 者占 3.1%。福州市选择

1994 年所调查的 30 所学校,仍在一年级按整群随机抽样原则各抽取一个班为调查对象。结果表明:前后两次平均 IQ 无显著差异,但 IQ 为 50～69 者所占比率已由原 2.5％下降为 1.3％,表明福州市儿童智力水平已恢复完全正常。

⑦关于社会—经济—文化等"非碘因素"对 IQ 的影响问题。在同安区、龙岩市和福州市的调查中,都对调查表中各因素与 IQ 做了多元逐步回归分析,R^2 分别为 0.152、0.314、0.232,以及南靖县都未见相关因素对儿童的智力发育有明显影响。而其他调查也同样找不出有明显影响 IQ 的因素。本项目调查结果表明:后天的环境因素对儿童智力发育的影响是有限的,碘缺乏地区儿童在胎儿期的碘营养才是决定智力发育的因素。这符合许多科学家的观点,他们认为环境因素,尤其是饮食的改善是人们智商提高的主要原因。碘缺乏地区的碘营养改善可以立即改善胎儿脑发育,从而使该地区儿童 IQ 明显改善。本研究表明,通过长期实施有效碘干预(USI 或碘油)后,儿童智力水平都可恢复正常状态,"非碘因素"与碘缺乏相比,对 IQ 的影响并不十分突出。

四、本研究的先进性和创新之处

本研究成果处于国内领先水平,在省内未见同类报道。本研究的先进性和创新性体现在:第一,本研究是国内首次在被检者知情的情况下,采用适合于流行病学调查的、在中国标准化的智力测验和精神运动成套测验,用以评估碘缺乏所致轻度脑损伤;第二,本研究在国内首次用现代统计学方法科学地测量了社会—经济—文化等"非碘因素"对 IQ 的影响,填补了国内在消除碘缺乏病领域一项空白;第三,通过严格的课题设计,证实碘缺乏地区母亲孕产期有效碘干预可使子代智力发育正常;第四,本研究通过对全省 9 个设区市行政区所在地儿童的研究,在国内证实碘缺乏对城市儿童的智力发育仍有潜在性损伤影响;第五,少数民族地区实施有效碘干预(USI 或碘油)后,儿童智力水平同样能够得到改善;第六,通过本课题的研究及研究结果的应用为国内同行在碘缺乏病防治工作中提供可借鉴的经验,为评估碘缺乏病防治效果提供了新的技术手段。

五、成果的科学意义和应用价值

评估有效碘干预,尤其是 USI 实施后对儿童脑功能改善的重大意义,不仅是消除碘缺乏危害的指标,还涉及人口素质的提高和社会地区经济的发展问题。本研究结果表明:原碘缺乏地区在实施有效碘干预后出生的儿童,因碘缺乏而导致的智力落后已得到了遏制,人群的脑发育已得到充分的保护,其 IQ 均已达到正常水平(IQ 为 100±15)。儿童的 IQ 比食盐加碘前出生的儿童普遍提高了 11～12 个百分点;智力低下发生率已低于正常水平。实施食盐加碘或母亲孕期服用碘油丸后,对婴幼儿智力发育的调查显示已达到正常水平,不再有因缺碘而致的智力发育落后婴儿出生。事实雄辩地说明:有效碘干预措施实施后,人群的总体智商提高了近 12 个智商点,数千年来因碘缺乏而威胁我国民族素质并造成智力损伤的局面得到了根本的扭转。研究证明我国实施食盐加碘的策略是正确的,不但不应取消,而且需要继续坚持。碘缺乏的公共卫生问题通过工业化大生产的方式(碘盐)来予以消除,无疑是最简单、最廉价、最可接受、最可持续坚持的策略。我国采取食盐加碘的策略经过充分的科学论证,绝不是盲目的;食盐加碘是彻底解决碘缺乏病这一古老疾病和消除碘营养不良危害人民健康的公共卫生问题的最佳干预措施。其费用是最低的,从公共卫生和社会—经济的观点出发,补碘的费用低廉,而所带来的效益是巨大和难以估量的。该项研究还表明:碘缺乏而造成的脑发育落后不仅发生在农村、山区,同样也可以发生在城市,应当呼吁并引起有关部门的高度重视。

(本项目获 2007 年度福建医学科技三等奖。)

第七节　消除碘缺乏病评价体系指标的再构建与应用(2021—2023 年)

一、项目的科学依据和意义

碘缺乏病是因人类赖以生存的自然环境长期缺碘致使机体摄碘不足,甲状腺激素合成障碍而导致的一组疾病的统称。碘缺乏对机体的影响是全身性的,其中最为严重的是脑发育迟缓,影响人口智力素质。育龄妇女、孕产妇、婴幼儿及儿童是缺碘的敏感人群。我国是世界上碘缺乏病分布广泛、病情较严重的国家之一,全国的省(区、市)中除上海外均曾有不同程度的流行。1991 年,我国政府向国际社会承诺,到 2000 年实现消除碘缺乏病目标。1993 年召开了"中国实现消除碘缺乏病目标动员会",成立了国务院碘缺乏病防治工作协调领导小组,1994 年国务院下发的《食盐加碘消除碘缺乏危害条例》明确了实施以普及食盐加碘为主的综合防治措施。1995 年开始实施普遍化食盐加碘策略后,碘缺乏病病情大幅好转。

为了解我国碘缺乏病病情变化和防治措施落实现状,评价我国在国家水平和省级水平上是否消除碘缺乏病,在 1995 年我国第一次制定了碘缺乏病消除标准,2008 年进行了第一次修订(GB 16006—2008),并于同年 6 月 11 日发布,12 月 1 日实施。修订的标准是以世界卫生组织(WHO)、联合国儿童基金会(UNICEF)和国际控制碘缺乏病理事会(ICCIDD)三个国际组织于 1994 年推荐的"将碘缺乏病作为公共卫生问题予以消除"和 2001 年推荐的"将碘缺乏病作为公共卫生问题可持续消除的标准"为基础,结合我国国情修改制定的。此标准的主要技术指标包括三个方面:一是碘盐,碘盐覆盖率≥95%和居民户合格碘盐食用率>90%;二是甲状腺肿,8~10 岁儿童触诊或超声诊断甲状腺肿大率<5%;三是尿碘,8~10 岁儿童尿碘为 100 μg/L 以下的比率<50%和 50 μg/L 以下的比率<20%。管理指标主要以卫生部等 13 部委文件《实现 2010 年消除碘缺乏病目标行动方案》(卫疾控发〔2006〕443 号)作为保障措施,该文件的主要内容与WHO、UNICEF 和 ICCIDD 三个国际组织推荐的标准中的管理指标基本相同。

为了评价碘缺乏病消除进展,我国于 2000 年开展了评估工作,结果显示在国家级水平上基本实现了消除碘缺乏病阶段目标。2001年，卫生部提出了新的目标，2010年各省（区、市）及全国95％的县（市、区）实现消除碘缺乏病目标之后，2007年、2010年又开展了2次碘缺乏病评估，2010年评估结果表明，我国28个省（区、市）和97.9％的县（市、区）实现了消除碘缺乏病目标。上述3次评估分别采用了1995年版和2008年版《碘缺乏病消除标准》。

随着时代的发展，在我国第一次修订《碘缺乏病消除标准》的同时，2007年WHO/UNICEF/ICCIDD三大国际组织也发布了新版的《碘缺乏病及其消除的评估指南》，指南中推荐使用碘盐和人群碘营养水平作为评价碘缺乏病的消除指标，其内容包括：居民食用合格碘盐比例＞90％；普通人群尿碘中位数适宜水平在100～199 $\mu g/L$ 之间，孕妇尿碘中位数适宜水平在150～249 $\mu g/L$ 之间；另外还需符合一些管理指标。同年WHO也提出"当普及食盐加碘有效开展2年以上（即居民户合格碘盐食用率超过90％），且儿童尿碘中位数大于100 $\mu g/L$ 时，可以认为膳食中的碘满足了育龄妇女、孕妇和哺乳妇女的需求，不必额外补碘"的观点。而我国现行的《碘缺乏病消除标准》并未涵盖普通人群和孕妇碘营养水平，全国几次大的病情监测也主要考虑以学龄儿童为主要目标人群的碘营养监测机制，直到2011年全国碘缺乏病病情监测首次将孕妇和哺乳人群这两个群体的尿碘水平列为监测指标，但是也没有作为消除缺乏病的技术指标进行评价。学龄儿童尿碘水平虽然可以代表普通人群，但是能否代表特需人群（哺乳妇女和孕妇）的碘营养水平呢？2011年全国碘缺乏病病情监测结果显示，哺乳妇女、孕妇和8～10岁儿童尿碘中位数依次为173.83 $\mu g/L$、184.54 $\mu g/L$ 和238.6 $\mu g/L$；2014年全国碘缺乏病病情监测结果显示，孕妇和8～10岁儿童尿碘中位数分别为154.6 $\mu g/L$、197.9 $\mu g/L$。哺乳妇女、孕妇尿碘中位数低于儿童尿碘中位数，这些结果都说明学龄儿童尿碘水平不能代表哺乳妇女和孕妇的碘营养水平。可见，我国现行的《碘缺乏病消除标准》评价指标中只用儿童尿碘水平来评价整个人群碘缺乏病消除状况是不够的。我国7个省（区、市）重点地区碘营养监测结果显示：儿童尿碘中位数为172.7 $\mu g/L$，处于适宜水平；孕妇尿碘中位数为134.1 $\mu g/L$，低于适宜水平。美国的流行病学调查与此结果一致（青年女性尿碘水平最低，儿童尿碘水平最高，孕妇轻度缺碘）。众多研究证明孕妇碘摄入量不足可能会对胎儿和下一代智力发育构成潜在的不利影响，孕早期母亲尿碘水平低影响子代的IQ和阅读能力，而孕期甲状腺功能不良也会增加儿童患孤独症的风险。然而既能满足儿童碘适宜又使孕妇碘适宜的碘摄入量范围是很窄的，我国于2012年下调了食盐中碘含量，2014年全国碘缺乏病监测数据显示，孕妇、儿童尿碘水平较2011年均下降了约30 $\mu g/L$，在儿童碘营养水平降至适宜水平后，许多地区出现孕妇碘营养不足现象。2013年国际碘缺乏病学家Zimmerman等人提出，儿童的适宜碘营养水平可从100～199 $\mu g/L$ 扩展到100～299 $\mu g/L$，2018年UNICEF发布的《食盐加碘计划监测及人群碘营养状况评价指南》建议"学龄儿童碘适宜的尿碘中位数范围可以从100～199 $\mu g/L$ 扩大至100～299 $\mu g/L$"。其次，随着我国社会经济的发展，膳食结构也有很大的变化，人们膳食碘来源呈现多元化，单纯评价居民户家中食用盐已不能客观、全面评价食盐加碘策略对居民碘营养的影响。2014年全国碘缺乏病病情监测结果显示：部分省份（经济发达的省份）虽然出现了碘盐覆盖率和合格碘盐食用率明显下滑的趋势,但儿童的碘营养水平依然在适宜范围,这从另一个侧面也反映现行评价指标的局限性。

作为反映碘缺乏病病情重要指标的儿童甲状腺肿大的诊断标准是 2008 年修订的《地方性甲状腺肿诊断标准》(WS 276—2007),该标准建立的诊断标准是以每周岁年龄设立的儿童甲状腺容积界值来判断儿童的甲状腺大小,未考虑儿童身高、体重的变化对其甲状腺容积的影响,而青少年处于生长发育突变期,同一年龄组身高、体重变异较大。

综上所述,现行衡量碘缺乏病消除的评价体系已经与当前的防治形势不相适应,需要重新再构建我国碘缺乏病评价指标体系,以便全面、客观、科学评价我国碘缺乏病控制成效,这对于落实因地制宜、科学补碘、差异化干预的防控策略,具有重要的现实意义,也可为进一步修订和完善《碘缺乏病消除标准》《地方性甲状腺肿诊断标准》提供依据。在 2020 年福建省医学创新课题的资助下(项目编号:2020CXA020),研究团队开展了一系列的研究工作,圆满完成项目任务书的各项任务。

二、项目研究内容

(一)构建消除碘缺乏病评价指标体系

1.针对"儿童膳食摄入碘的贡献率"的研究

现行消除标准中"合格碘盐覆盖率"计算方法为采集 200 名非寄宿制儿童家中食用盐盐样,未充分考虑儿童膳食碘来源的多元化,如学校有食堂,有学生配餐点盐样以及其他渠道。

本课题探讨学生家中盐样和食堂及配餐点盐样权重,研究儿童通过正餐、零食、水等摄入碘的贡献率,并与原合格碘盐食用率进行对比分析,研究合格碘盐覆盖率的代表性。

2.针对"孕妇补碘率、碘营养状况对甲状腺功能的影响"开展研究

研究孕妇补碘途径及补碘率,孕妇通过膳食(尤其是食用富碘食品)及补碘制剂摄入碘的比例,及其对孕妇碘营养状况和甲状腺功能变化的影响;对比研究孕妇补碘率与孕妇合格碘盐食用率的代表性;对不同补碘措施下孕妇碘营养状况与甲状腺功能之间的关系进行探讨,以期确定孕妇补碘率指标的科学性,为指导孕妇保持适宜的碘营养水平提供参考。

3.针对"儿童甲状腺肿大率评价方法"开展研究

研究儿童身高、体重的变化对其甲状腺容积的影响,以确定对现行《地方性甲状腺肿诊断标准》(WS 276—2007)单纯以每周岁年龄设立的儿童甲状腺容积进行修订的必要性,进而建立综合考虑身高、体重等因素的儿童甲状腺容积评价标准。

(二)构建指标体系的应用

将构建的消除碘缺乏评价指标体系应用于评价 2021 年和 2022 年福建省各县(市、

区)碘缺乏病消除进程。

三、研究方法

(一)消除碘缺乏病评价指标体系的构建

1.研究地点的选择

采取分层整群随机抽样。在每个设区市抽取 1 个城区和 1 个县(以下统称为县),每个县按照东、西、南、北、中划分 5 个抽样片区,在每个片区各随机抽取 1 个乡(镇、街道)(至少包括 1 个街道,以城市为主的县适当增加街道数量、减少乡镇数量),每个乡(镇、街道)各抽取 1 所小学校,每所小学抽取 8～10 岁非寄宿学生 40 人(不足 40 人可在邻近的学校补齐,要求年龄均衡、男女各半)。每个县在所抽取的 5 个乡(镇、街道)中每个各抽取 10 名孕妇(人数不足可在邻近监测点补齐)。

2.研究的样本量

根据 2007 年 WHO/UNICEF/ICCIDD *Assessment of Iodine Deficiency Disorders and Monitoring Their Elimination：A Guide for Programme Managers* 推荐的人群碘营养状况评价标准,每个调查点各类人群的尿碘样品采集 30 份是足够的,同时参考 2016 年国家卫生健康委下发的《全国碘缺乏病监测方案》,本研究每个调查点分别抽取 200 名 8～10 岁学生和 50 名孕妇,18 个调查点共需抽取 3600 名 8～10 岁学生和 900 名孕妇。本研究通过福建省疾病预防控制中心伦理委员会审查(闽疾控伦审〔2020〕第(032)号),并获得研究对象或监护人的知情同意,签订知情同意书。

3.样本的采集

(1)8～10 岁儿童尿碘、盐碘含量检测

采集上述学生尿样和其家中食用盐盐样。

(2)8～10 岁儿童就餐地点和含碘食品食用情况调查

对上述学生进行问卷收集,如学生无法回答清楚,可由家长代答,完成本次现场调查表。

(3)8～10 岁儿童甲状腺容积检测

采用 B 超检测上述儿童甲状腺 B 超容积,对 B 超拍摄的甲状腺图片予以保存,每个学生拍摄左、右两侧横、纵 4 张 B 超图片,要求图片尽可能清晰、甲状腺轮廓完整。

(4)孕妇尿样、家中盐样、血样的采集及 B 超检测

每个县按照上述要求抽取相应数量的孕妇(早、中、晚孕期尽量均衡),采集孕妇尿样、血样、家中食用盐,检测尿碘含量、盐碘含量和甲状腺功能。

纳入标准：①过往健康,无甲状腺疾病患病史、无自身免疫性疾病史、无内分泌疾病史、无家族遗传病等;②年龄在 20～40 岁之间,在调查所在县居住 5 年及以上;③饮食无特殊习惯,如素食等。

排除标准：①有吸烟史或酗酒史者;②近三日使用含碘洗液者,服用华素片、盐酸胺

碘酮者,近期做过造影检查者;③有中度及重度孕吐者;④存在碘职业暴露人群(如使用碘消毒剂、碘造影剂的医务人员)。

经筛选后的上述孕妇参与饮食碘摄入量调查,收集血清,送至省疾控中心统一检测;对于 B 超检测甲状腺有异常的孕妇,保留病灶的局部 B 超图片,图片病灶部位应清晰。

4.检测方法及判定标准

尿碘含量:采用《尿中碘的测定 第 1 部分:砷铈催化分光光度法》(WS/T 107.1—2016)。

甲状腺容积:采用 B 超法,按《地方性甲状腺肿诊断标准》(WS 276—2007)判定。

盐碘含量:采用《制盐工业通用试验方法 碘的测定》(GB/T 13025.7—2012)。合格碘盐的判定标准为 18~33 mg/kg。

甲状腺功能检测:采用美国 Beckman Coulter 公司生产的 Access 2 免疫分析系统,检测甲状腺功能相关指标,包括三碘甲状腺原氨酸(TT_3)、四碘甲状腺原氨酸(TT_4)、游离三碘甲腺原氨酸(FT_3)、游离甲状腺素(FT_4)、促甲状腺激素(TSH)、抗甲状腺过氧化物酶自身抗体(TPOAb)、甲状腺球蛋白抗体(TGAb)、甲状腺球蛋白(TG)。

血清碘检测:按《血清中碘的测定标准 电感耦合等离子体质谱法》(WS/T783—2021),电感耦合等离子体质谱仪为美国赛默飞 ICAP-RQ。

5.质量控制

(1)人员培训

召开培训会议对参与调查的相关人员开展技术培训,确保调查方法统一、技术规范和协调有序。从事甲状腺 B 超检查的专业人员,须培训合格后方可开展检测工作。对参与膳食调查的调查人员进行针对性的培训,要求调查人员认真学习、熟悉调查表内容,掌握膳食调查技巧、样品采样要求。尿碘检测、盐碘检测、甲状腺检查和数据录入技术统一由省疾病预防控制中心组织培训。培训人员经考核合格后,方可开展调查工作。

(2)全程质控

指定经过培训的专人组织现场调查、样品收集登记、严格使用本方案规定的表格进行填写等工作,并对每份问卷和表格实行自查和复查,及时发现和纠正可能存在的问题,如有疑问应返户重新询问,不得主观臆造,然后交质控员审核;调查结束时,应当场检查资料的完整性和真实性,如有缺漏应及时予以补填。此外,指定的 B 超医师对其所做的调查对象要严格把关,以确保质量。在资料收集完成后,对 5% 的样本量进行复查,且在计算机录入过程中及时进行数值检查或逻辑检错。

(3)样品采集及实验室检测

采集孕妇尿样时,应避免与妇科 B 超检查同时进行,防止因腹部 B 超检查饮水过多造成尿液稀释。

采集尿样时应使用洁净聚乙烯塑料容器,样品量不得少于 5 mL。常温下可保存14 天,4~8 ℃可保存 2 个月,检测由市疾控中心实验室专业技术人员完成。尿样与盐样不得混放,不得同时由同一人采集。

盐样使用塑料袋封装,采集居民户样品时应先混匀,样品不得少于 30 g,避免阳光照射,检测由县疾控中心实验室专业技术人员完成,市疾控中心抽取 5% 的样品进行复核。

国家碘缺乏病参照实验室对承担调查任务的市、县级疾病预防控制中心进行考核,并购置各项检测用的标准物质。经质量控制考核合格的实验室,方可开展实验室检测工作。

在检测每批尿样时须使用全套标准物质进行质量控制;在检测每批盐样时须使用高、低两种浓度的标准物质进行质量控制。当标准物质的所有测定值受控时,检测结果才能接受;否则,复检。尿碘检测标准曲线的相关系数应达 0.999 以上。

所有样品都需留样保存,省疾控中心将在检测工作结束后抽取 5% 的样品进行复核。

由专业护理人员采用非抗凝采血管(红色帽)采集孕妇的空腹静脉血 5 mL,静置 30 min 后,以 3000 r/min 离心 10 min,吸取上层血清分装于 3 个带螺口和密封圈的血清分装管中(第 1、2 管各 500 μL,第 3 管剩余全部血清),标记好编号和日期于低温(−20 ℃)冰箱冷冻保存,待全部血样采集后统一送至省疾控中心。

6.统计分析

采用 SPSS 22.0 统计软件进行统计分析。对连续型资料进行正态分布检验,正态分布资料用 ($\bar{x} \pm s$) 表示,组间比较采用 t 检验;非正态资料用中位数 M 表示,组间比较用 Wilcoxon 秩和检验;计数资料以计数和百分比表示,组间比较采用 χ^2 检验。均采用双侧检验,$P < 0.05$ 为差异有统计学意义。

(二)构建指标体系的应用

以县(市、区)为单位,将构建的消除碘缺乏评价指标体系应用于评价 2021 年和 2022 年福建省各县(市、区)碘缺乏病消除进程。

四、技术路线

技术路线见图 2-2。

五、主要结果

(一)针对"儿童膳食摄入碘的贡献率"的研究

从儿童就餐地点调查了解福建省在校学生碘营养水平和外出就餐习惯,评估"合格碘盐覆盖率"的权重问题。

①儿童在家与在其他地点就餐的频次比为 11.2∶1,在家与在食堂(含集中配餐点)就餐的频次比为 44.96∶1。因此,适合我省合格碘盐覆盖率的家/食堂权重比为 45∶1。

②一周内有外出就餐的儿童尿碘中位数为 219.2 μg/L,高于无外出就餐儿童的尿碘中位数(192.08 μg/L),差异有统计学意义,提示就餐地点对尿碘水平有一定的影响。

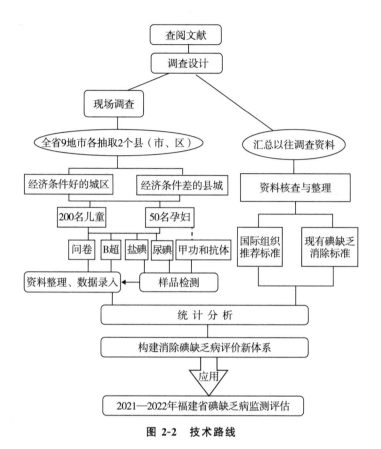

图 2-2 技术路线

③18 个县(市、区)儿童膳食碘摄入量为 240.5 μg/d,其中自水中摄入碘为2.8 μg/d,占1.2%;自零食中摄入碘为 22.7 μg/d,占 9.5%;自盐中摄入碘为 127.7 μg/d,占53.1%;自普通食物中摄入碘为 87.3 μg/d,占 36.3%。因此,膳食摄碘总量中,盐碘贡献最高,食盐加碘是补碘的有效手段。

④根据本次就餐地点调查结果得出的权重比 45∶1,计算得出的合格碘盐覆盖率,与合格碘盐食用率相差范围在 2% 以内,但是和国家卫生健康委《重点地方病控制和消除评价办法(2019 版)》(简称《办法》)相差较多(《办法》中采用学生家中盐与食堂盐权重为 2∶1),原办法食堂盐权重偏大,但如采用本次调查所得到的 45∶1,则合格碘盐食用率与合格碘盐覆盖率差别不大。建议结合各地实际,采用不同权重系数以获得更接近实际的覆盖率。

(二)针对"孕妇补碘率、碘营养状况对甲状腺功能的影响"开展的研究

1.调查福建省孕妇膳食碘摄入量、碘来源及贡献率

①纳入统计分析的 886 名孕妇,尿碘中位数为 147.7 μg/L,膳食碘摄入中位数为242.1 μg/d。有 846 名孕妇食用加碘盐,其尿碘中位数为 149.4 μg/L,膳食碘摄入中位数为 247.6 μg/d;有 40 名孕妇食用不加碘盐,其尿碘中位数为 115.2 μg/L,膳食碘摄入

中位数为 117.92 $\mu g/d$。这提示仅通过食物中碘的摄入不能满足孕妇对碘的需求,增加了孕妇碘缺乏风险。②膳食碘来源分析显示,碘盐贡献率为 45.2%,其次为海藻类、奶类和水产类,其贡献率分别为 12.4%、11.2%、8.9%。加碘食盐是膳食碘的主要来源之一。③有 56 名孕妇食用补碘制剂(占比 6.3%),其尿碘中位数为 197.6 $\mu g/L$,膳食碘摄入中位数为 364.5 $\mu g/d$。这提示在供应碘盐地区,不食用补碘制剂的孕妇的碘摄入量也能达到推荐摄入量。④研究显示,孕妇尿碘中位数下限值虽低于 WHO/UNICEF/ICCIDD 推荐的"孕妇尿碘中位数应≥150 $\mu g/L$"的碘营养适宜标准,但膳食碘摄入调查中孕妇膳食碘摄入量达到推荐标准,提示在孕妇补碘率达到 90% 的条件下,WHO/UNICEF/ICCIDD 推荐的孕妇碘营养适宜的尿碘中位数下限值有下调的可能。

2.研究补碘对孕妇甲状腺功能影响

①孕妇尿碘为 100～149 $\mu g/L$ 区县其尿碘中位数为 130.8 $\mu g/L$(四分位数范围为 91.5～198.1 $\mu g/L$),150～249 $\mu g/L$ 区县孕妇尿碘中位数为 172.0 $\mu g/L$(四分位数范围为 123.5～244.4 $\mu g/L$)。与孕妇尿碘为 150～249 $\mu g/L$ 的县区相比,孕妇尿碘中位数为 100～149 $\mu g/L$ 的县区尿碘值较低($P < 0.05$)。②加碘盐加补碘制剂组尿碘中位数均高于未食用加碘盐和仅食用加碘盐组($P < 0.05$)。③在采取普遍化食盐加碘措施的县,无论是否额外食用补碘制剂,孕妇尿碘中位数为 100～149 $\mu g/L$ 和 150～249 $\mu g/L$ 的县之间比较,TSH、FT_4、FT_3、TG 值> 40($\mu g/L$)和甲状腺疾病发生率(TDR)以及血清碘差异均无统计学意义($P > 0.05$),提示长期采取普遍化食盐加碘地区,孕妇尿碘中位数虽仅为 100～149 $\mu g/L$,未达到 WHO/UNICEF/ICCIDD 推荐的孕妇碘营养适宜的尿碘中位数下限值,但孕妇也不需要额外补充碘。④膳食碘摄入量可影响孕妇血清碘水平,而血清碘水平与甲状腺功能相关(与 TSH 呈显著负相关,与 FT_3、FT_4、TT_3、TT_4 呈显著正相关),孕妇血清碘水平低会增加患甲状腺疾病的风险,因此血清碘可作为孕妇碘营养状况和甲状腺功能的评价指标。⑤孕妇血清碘正常参照值为 45.0～112.4 $\mu g/L$。妊娠早期血清碘含量为 36.9～122.5 $\mu g/L$,妊娠中期为 51.1～109.2 $\mu g/L$,妊娠晚期为 44.8～106.6 $\mu g/L$。⑥根据不同时点的尿样选择不同肌酐校正尿碘浓度的预测方程可作为个体碘营养水平评价指标。

(三)针对"儿童甲状腺肿大率评价方法"开展研究

①以年龄分组,8～10 岁儿童的甲状腺容积 97% 正常值上限低于现行的国家标准。

②比较与儿童身高、体重变化有关的身高容积指数(HVI)、体重身高容积指数(WHVI)、体质容积指数(BMIV)、体表面积容积指数(BSAV)4 种校正方法对甲状腺容积的影响,提出 BSAV 校正法具有较好的稳定性,BSAV 校正法可作为儿童甲状腺容积的校正法。

③进一步分析 2017 年、2018 年、2019 年和 2020 年福建省按照全国 IDD 调查的68359 名 8～10 岁儿童监测数据,多元线性回归结果显示,年龄、体表面积(BSA)、地区、面积对甲状腺容积有影响。分位数回归进一步表明,年龄和 BSA 对整个甲状腺容积分布有显著影响。

④建立基于年龄和 BSA 的不同性别甲状腺容积正常参考值,见表 2-30、表 2-31。

表 2-30 碘摄入充足的儿童按年龄的第 50 和第 97 百分位数

年龄	样本量/%	P50			P97		
		男	女	全部	男	女	全部
8	22471(32.9)	2.50(2.46, 2.54)	2.42(2.37, 2.46)	2.46(2.43, 2.49)	4.29(4.12, 4.45)	4.25(4.06, 4.44)	4.27(4.15, 4.39)
9	23007(33.7)	2.67(2.62, 2.71)	2.67(2.63, 2.72)	2.67(2.64, 2.70)	4.64(4.48, 4.81)	4.75(4.56, 4.94)	4.71(4.59, 4.83)
10	22881(33.5)	2.92(2.90, 2.94)	3.00(2.98, 3.02)	2.95(2.94, 2.97)	5.11(5.04, 5.18)	5.61(5.53, 5.69)	5.40(5.35, 5.45)

表 2-31 碘摄入充足的儿童按甲状腺容积的第 50 和第 97 百分位数

甲状腺容积	样本量/%	P50			P97		
		男	女	全部	男	女	全部
0.7	223(0.3)	2.03(1.73, 2.32)	2.06(1.76, 2.35)	2.05(1.85, 2.25)	3.11(1.94, 4.27)	3.31(2.16, 4.45)	3.31(2.52, 4.09)
0.8	4393(6.4)	2.19(2.03, 2.35)	2.17(1.95, 2.39)	2.18(2.05, 2.31)	3.68(3.06, 4.31)	3.69(2.84, 4.55)	3.68(3.17, 4.19)
0.9	15292(22.4)	2.41(2.25, 2.56)	2.39(2.18, 2.61)	2.40(2.27, 2.52)	4.04(3.44, 4.63)	4.06(3.22, 4.90)	4.05(3.56, 4.55)
1.0	18838(27.6)	2.60(2.45, 2.75)	2.64(2.42, 2.85)	2.62(2.49, 2.74)	4.34(3.75, 4.93)	4.47(3.63, 5.30)	4.41(3.92, 4.90)
1.1	14179(20.7)	2.83(2.68, 2.98)	2.90(2.68, 3.12)	2.86(2.74, 2.99)	4.72(4.13, 5.31)	5.04(4.20, 5.88)	4.87(4.38, 5.37)
1.2	8417(12.3)	2.96(2.80, 3.11)	3.16(2.94, 3.38)	3.05(2.92, 3.17)	5.09(4.49, 5.68)	5.77(4.92, 6.61)	5.42(4.92, 5.92)
1.3	4287(6.3)	3.14(2.98, 3.29)	3.34(3.12, 3.56)	3.22(3.09, 3.35)	5.44(4.83, 6.06)	6.33(5.47, 7.20)	5.84(5.33, 6.35)
1.4	1832(2.7)	3.30(3.13, 3.46)	3.62(3.38, 3.86)	3.40(3.27, 3.54)	5.69(5.04, 6.34)	6.64(5.73, 7.55)	6.15(5.61, 6.69)
1.5	898(1.3)	3.52(3.44, 3.59)	3.88(3.77, 3.98)	3.65(3.59, 3.71)	6.43(6.14, 6.72)	7.24(6.82, 7.65)	6.89(6.64, 7.13)

(四)消除碘缺乏病评价指标体系的再构建

本研究针对现行碘缺乏病消除评价体系的不足之处,从儿童膳食摄入碘的贡献率和孕妇补碘率、碘营养状况对甲状腺功能的影响及儿童甲状腺肿大率评价方法三个方面开展研究,进而再构建碘缺乏病评价指标体系:

①无新发地方性克汀病;

②8~10周岁儿童超声诊断甲状腺肿大率<5%;

③一般人群(儿童或成人)尿碘中位数≥100 μg/L且<300 μg/L;

④合格碘盐覆盖率>90%;

⑤孕妇尿碘中位数≥150 μg/L且<500 μg/L;或孕妇补碘率>90%、孕妇尿碘中位数≥100 μg/L。

备注:①、②、③为必备指标,④和⑤为选择指标,满足一条即可。

应用进一步修订甲状腺肿大B超诊断标准或采用体表面积对甲状腺容积进行校正的方法。

孕妇补碘率:是指孕妇通过食用碘盐、补碘制剂和富碘食物进行补碘的孕妇占全部调查孕妇的比例。

合格碘盐覆盖率:是指含碘量处于国家标准范围内的盐样份数占所有检测盐样份数的百分率。合格碘盐覆盖率主要采集儿童经常食用的食用盐进行评价,采集200名非寄宿制儿童家中食用盐样;如该抽中学校有食堂,采集学校食堂和该调查县所有学生配餐点盐样(食堂或配餐点盐样所占权重应结合各地实际,采用不同权重系数),最后计算该调查县总体合格碘盐覆盖率。

(五)构建的指标体系应用

1.评估福建省成人膳食碘摄入量与碘营养状况及减盐可能产生的影响

评估福建省成人膳食碘摄入量与碘营养状况及减盐可能产生的影响,可为是否再调整福建省一般人群食盐碘含量提供参考依据。课题组采用多阶段分层随机抽样方法,将福建省分成沿海城市、沿海农村、非沿海城市、非沿海农村4类地理区域,共抽取1815名18~59岁成人,调查其基本资料、膳食碘摄入量、7天食用盐消费量,采集其盐样检测盐碘,采集其尿样检测尿碘。结果:福建省成人总体尿碘中位数为141.8 μg/L,每日人均食盐摄入量为5.6 g。膳食碘摄入量为198.3 μg/d,分别为:水碘摄入量为5.3 μg/d,贡献率为2.7%,食物碘摄入量为84.3 μg/d,贡献率为42.5%,盐碘摄入量为108.7 μg/d,贡献率为54.8%。膳食碘摄入量低于EAR的占7.4%,介于EAR-RNI的占10.1%,介于RNI-UL的占比为81.0%,高于UL的占1.5%(EAR为平均需要量,RNI为推荐摄入量,UL为可耐受最高摄入量)。非沿海农村成人尿碘中位数为182.2 μg/L,每日人均食盐摄入量为7.7 g、盐碘贡献率为63.8%,膳食碘摄入量为227.9 μg/d,介于RNI-UL的占比为86.7%,均高于其他地理区域(P<0.05)。评估结果提示在减盐背景下,福建省成人碘营养仍处于适宜水平。现行的碘盐浓度25 mg/kg能满足福建省一般人群的碘营养需求,无须再调整碘盐浓度。

2.建立的年龄和 BSA 的不同性别甲状腺容积正常参考值对福建省儿童甲状腺肿大率的评估

在个体层面,根据基于年龄和 BSA 的不同性别建立的甲状腺容积正常参考值(表2-32),对 2021 年和 2022 年我省碘缺乏监测的 8～10 岁儿童甲状腺是否肿大进行判定,结果显示,2021 年和 2022 年不论是基于年龄还是 BSA,男童和女童甲状腺肿大率均小于 5％。

表 2-32　2021 年和 2022 年 8～10 岁儿童分性别甲状腺肿大情况

指标		2021 年				2022 年			
		总人数	男	女	合计	总人数	男	女	合计
年龄/岁	8	5467	75(2.8)	85(2.7)	160(2.9)	5585	72(2.5)	65(2.4)	137(2.5)
	9	5774	86(3.0)	87(3.0)	173(3.0)	5673	81(2.8)	74(2.5)	155(2.7)
	10	5567	80(2.7)	71(2.7)	151(2.7)	5792	87(3.1)	89(3.2)	176(3.0)
	合计	16808	241(2.8)	243(2.9)	457(2.7)	17050	240(2.8)	228(2.7)	468(2.7)
BSA/(m²)	0.7	108	2(4.6)	1(1.8)	3(2.8)	121	2(3.2)	2(3.4)	4(3.3)
	0.8	1032	18(3.5)	19(3.6)	37(3.6)	967	16(3.2)	17(3.7)	33(3.4)
	0.9	3623	61(3.3)	64(3.5)	125(3.5)	3690	64(3.4)	62(3.4)	126(3.4)
	1.0	4410	55(2.5)	50(2.2)	105(2.4)	4327	52(3.0)	49(2.3)	101(2.3)
	1.1	3541	49(2.8)	44(2.5)	93(2.6)	3508	41(2.4)	43(2.4)	84(2.4)
	1.2	2085	47(4.4)	43(4.2)	90(4.3)	1987	43(4.2)	39(4.0)	82(4.2)
	1.3	1318	28(4.5)	25(3.6)	53(4.0)	1253	23(3.5)	27(4.5)	50(4.0)
	1.4	458	11(4.6)	10(4.5)	21(4.6)	524	9(3.4)	10(3.9)	19(3.6)
	1.5	436	11(4.7)	10(4.8)	21(4.8)	405	10(4.8)	6(3.0)	16(4.0)
	1.6	233	5(4.8)	6(4.7)	11(4.7)	268	4(2.9)	6(4.6)	10(3.7)
	合计	16808	287(3.4)	272(3.3)	559(3.3)	17050	264(3.1)	261(3.1)	525(3.1)

注:括号前数字表示甲状腺肿大人数;"男""女""合计"列括号内数字分别表示男性人群、女性人群、总人群的甲肿率,单位为%。

在县级层面,根据年龄和 BSA 建立的甲状腺容积正常参考值,分别对我省 2021 年和 2022 年 82 个县(市、区)及平潭综合实验区 8～10 岁甲状腺肿大情况进行判定,结果显示不论是基于年龄还是基于 BSA,2021 年和 2022 年我省各县儿童甲肿率均低于5％,见表 2-33。

表 2-33　2021 年和 2022 年福建省 83 个县(市、区)儿童甲状腺肿大率分布情况

年度	指标	甲肿率					
		0.0%~0.9%	1.0%~1.9%	2.0%~2.9%	3.0%~3.9%	4.0%~4.9%	<5.0%
2021 年	年龄	5(6.0)	16(33.7)	28(19.3)	28(33.7)	6(7.2)	83(100.0)
	BSA	8(9.6)	19(22.9)	26(31.3)	22(26.5)	8(9.6)	83(100.0)
2022 年	年龄	6(7.2)	22(26.5)	25(30.1)	24(28.9)	6(7.2)	83(100.0)
	BSA	15(18.1)	15(18.1)	26(31.3)	18(21.6)	9(10.8)	83(100.0)

注:括号前数字为甲状腺肿大人数;括号内数字为占比,单位为%。

3.构建的指标体系对 2021 年和 2022 年福建省各县(市、区)碘缺乏病消除进程的评价

应用再构建的碘缺乏病评价指标体系评价,分别以省、市、县为单位进行判定,2021 年和 2022 年福建省 82 个县(市、区)及平潭综合实验区均达到消除标准,我省在省、市、县级水平上能够持续保持消除碘缺乏病状态,见表 2-34。

六、本研究的先进性和创新之处

本项目从"儿童膳食摄入碘的贡献率""孕妇补碘率、碘营养状况对甲状腺功能的影响""儿童甲状腺肿大率评价方法"三个维度,全面研究分析福建省不同地区、不同人群的碘营养水平和膳食碘摄入量,对现行的消除碘缺乏病评价指标的适用性进行了研究,提出了新的切实可行的评估方法,在此研究的基础上构建了消除碘缺乏病评价体系指标体系,为开展碘缺乏病防控工作提供科学依据。本研究重大创新和技术突破如下:

①通过对儿童正餐、零食、水等摄入碘的贡献率研究,与原合格碘盐食用率对比分析,提出用"合格碘盐覆盖率"代替"合格碘盐食用率"评价碘缺乏病防治措施落实效果。根据本研究儿童就餐地点调查结果得出的权重比,在国内创新性研究发现,作为《碘缺乏病消除标准》(GB 16006—2008)补充文件的《重点地方病控制和消除评价办法(2019版)》中采用学生家中盐与食堂盐权重为 2:1,此计算方法如用于福建省则食堂权重偏大,但如采用本次调查所得到的 45:1,则合格碘盐食用率与合格碘盐覆盖率差别不大。提出应结合各地实际,采用不同权重系数以获得更接近实际的合格碘盐覆盖率。

②通过对孕妇补碘率、碘营养状况对甲状腺功能影响的研究,构建包括孕妇碘营养评价指标的消除碘缺乏病评价指标体系,从而更客观、全面评价消除碘缺乏病成效。在国内创新性提出:在普遍食用碘盐背景下,孕妇尿碘水平处于 100~149 $\mu g/L$ 并未对其甲状腺功能的产生不良影响;长期采取普遍化食盐加碘,孕妇尿碘中位数达到 100~149 $\mu g/L$ 的县,孕妇不需要额外补充碘;血清碘可以作为孕妇碘营养状况和甲状腺功能的评价指标,并在国内首次建立孕妇血清碘正常参照值,满足了公众了解个体碘营养水平的需要。

表 2-34 再构建的指标体系评价 2021 年和 2022 年福建省碘缺乏病监测结果

| 年度 | 单位 | 总数 | 单指标评价单位数 | | | | | | | 满足条件的单位率 | | | | |
			无新发克汀病 n(%)	儿童甲肿率 <5%	儿童尿碘中位数为 100~299 μg/L	合格碘盐覆盖率 >90%	孕妇尿碘中位数为 150~499 μg/L	孕妇尿碘中位数为≥ 100 μg/L	孕妇补碘率 >90%	条件 1	条件 2	条件 3	条件 4	条件 5
2021 年	省级	1	1	1	1	1	0	1	1	1 (100.0)	1 (100.0)	1 (100.0)	1 (100.0)	1 (100.0)
	市级	9	9	9	9	8	1	9	9	9 (100.0)	8 (88.9)	1 (11.1)	9 (100.0)	9 (100.0)
	县级	83	83	83	83	67	27	80	83	83 (100.0)	67 (80.7)	27 (32.5)	80 (96.4)	83 (100.0)
2022 年	省级	1	1	1	1	1	0	1	1	1 (100.0)	1 (100.0)	1 (100.0)	1 (100.0)	1 (100.0)
	市级	9	9	9	9	8	5	9	9	9 (100.0)	8 (88.9)	5 (55.6)	9 (100.0)	9 (100.0)
	县级	83	83	83	83	65	22	81	83	83 (100.0)	65 (78.3)	22 (26.5)	81 (97.6)	83 (100.0)

注：条件 1——无新发克汀病，儿童甲肿率＜5% 及一般人群（儿童或成人）尿碘中位数≥100 μg/L 且＜300 μg/L；条件 2——条件 1 联合合格碘盐覆盖率＞90%；条件 3——条件 1 联合孕妇尿碘中位数≥150 μg/L 且＜500 μg/L；条件 4——条件 1 联合孕妇尿碘中位数≥100 μg/L，孕妇补碘率＞90%；条件 5——满足条件 2 或条件 3 或条件 4。

③通过对儿童甲肿率的研究,提出更精准的综合考虑身高、体重等影响因素的评价儿童甲肿率(B超法)的方法(BSAV校正法),并建立了基于年龄和BSA的不同性别8~10周岁儿童甲状腺容积正常参考值。

七、成果的科学意义和应用价值

本研究构建的消除碘缺乏病评价指标体系,对于全面、客观、科学评价我国碘缺乏病控制成效具有重要的意义,这对于落实因地制宜、科学补碘、差异化干预的防控策略,具有重要的现实意义,也为进一步修订和完善《碘缺乏病消除标准》《地方性甲状腺肿诊断标准》提供依据。课题负责人作为正在修订的《碘缺乏病消除标准》的起草人之一,通过参加修订工作,使得研究成果得以实际应用。基于不同时段随机尿与24小时尿的比较研究对孕妇和一般人群个体碘营养评估提供了有效的指标,满足了公众了解个体碘营养水平的需要。减盐对福建省成人膳食碘摄入和碘营养状况的影响研究为我省下一阶段食盐加碘浓度的调整提供重要的依据。

本研究先后有8篇论文公开发表,其中3篇在SCI刊物发表(JCR分区Q1 1篇、Q2 2篇,累计影响因子13.2),1篇论文发表在中华医学会主办的《中华地方病学杂志》上(该杂志为北大图书馆核心期刊),1篇在《中华疾病控制杂志》(该杂志为CSCD源核心库期刊),2篇在《营养学报》(该杂志为CSCD源核心库期刊),1篇在《中国地方病防治杂志》发表。另有2篇论文参加了第十一次全国地方病学术会议交流,其中1篇论文被大会评为优秀论文。2023年8月,课题负责人应邀在中国地方病协会召开的2023年碘缺乏病专业委员会工作会议上向国内同行专题介绍了本研究的成果。

本研究培养2名硕士研究生毕业,课题组3位成员职称获得晋级。研究成果在2022年福建省地方病业务骨干培训班、2023年福建省地方病综合防治能力提升培训班以及2023年厦门市地方病防治技术培训班上推广,培训专业技术人员600多人次。

本研究为我国重点地方病精准防控提供了理论基础和科学依据,项目成果社会效益显著。

第八节　福建省水源性高碘危害防治与实践
(1986—2008年)

一、水源性高碘地区的发现

在20世纪80年代以前,福建省从未发现过高碘地方性甲状腺肿病区,1986年福建省卫生防疫站在原同安县新店乡前炳村(又称前边村)通过流行病学调查和碘代谢、垂体—甲状腺功能、尿碘、甲状腺自身抗体的分析,证实并首次报道了福建省也存在高碘地方性甲状腺肿问题,当地人群受到高碘的威胁,人群甲状腺肿的主要病因是饮用高碘水。

同安县位于福建省东南部,境域在北纬 24°32′35″—24°54′46″、东经 117°54′46″—118°24′32″,北靠安溪、南安,东连南安,西接长泰,西南与厦门郊区毗邻,东南隔海与金门岛相望。境内陆地东西长 55 km,南北宽 40.3 km,全县土地总面积 1078.6 km²,海岸线 86 km,海域面积 167 km²。地势由西北向东南倾斜,呈梯级下降,构成向东南开口的大马蹄形。最高点位于北部的云顶山,海拔 1157.2 m。

1986 年前炳村有 5 口公用井,其中 2 口井水含碘量在 50～100 $\mu g/L$,1 口井水含碘量在 100 $\mu g/L$ 以上,另 2 口井水含碘量分别为 290 $\mu g/L$ 和 584 $\mu g/L$。对该村饮用高碘井水的 179 人检查了 169 人,甲状腺生理性肿大 21 人,甲状腺肿大 33 人,甲状腺肿大率为 32.0%,甲状腺肿患病率为 19.5%。当时,选取社会经济条件与之类似的村作为对照点,检查 2467 人,甲状腺生理性肿大 22 人,甲状腺肿大 59 例,甲状腺肿大率为 3.3%,甲状腺肿患病率为 2.4%。甲状腺肿大患者甲状腺腺体质地韧,最大为 Ⅱ 度,未发现结节型。甲状腺肿大患者尿碘几何均数为 849 $\mu g/g$ Cr,甲状腺无肿大者尿碘几何均数也在 714 $\mu g/g$ Cr。

2003 年 9 月,厦门市行政区划调整,原同安县拆分为同安区和翔安区。由于行政区划的改变,目前该村划归厦门市翔安区管辖。

二、流行病学

(一)2005 年调查

继 1986 年开展调查研究后,2005 年上半年按照卫生部、国家中医药管理局、财政部《关于印发 2004 年中央补助地方公共卫生专项资金项目管理方案的通知》精神,及《2004 年中央补助地方公共卫生专项资金地方病防治项目技术方案》的要求,为明确翔安区水源性高碘地区的分布和流行病学特征,发现可能存在的高碘地区或病区,福建省有关部门制定了《福建省水源性高碘地区调查实施方案》,在翔安区开展了水源性高碘地区的调查工作。

翔安区地处福建省厦门市东部,属南亚热带海洋性季风气候区,地理环境优越,东北与泉州市交界,西面与同安区接壤,南隔海与金门岛相望,居厦、漳、泉闽南“金三角”中心地带,扼守闽南地区南下北上之咽喉,东起内厝镇后坂村,西至同安区三忠村,南从大嶝海域,北到大帽山罗田,全区土地总面积 351.6 km²,海岸线长 75 km,海域面积 133.8 km²,占厦门市海域面积的 39%,是通往金门、台湾的黄金海岸。翔安区于 2003 年 10 月 19 日正式挂牌成立,下辖 5 镇(新圩、马巷、新店、内厝、大嶝)1 场(大帽山农场),共有 111 个村(居)委会,辖区总面积 351.6 km²。

1.居民饮用水碘含量调查的抽样方法

在翔安区所辖的 5 个镇 104 个村,以村为单位对当地居民的饮用水水井进行抽样调查。抽样方法采用 10% 抽样法。每村分成 5 部分(东、南、西、北、中)。在多于 50 个水井的村,从 5 部分中随机抽取 10% 的井。少于 50 口井的村,每部分随机抽取 1 口井,少于 5 口井的村全部测定。所采集的水样除检测碘含量外,还检测了饮用水中氟和砷的含量。

对原有确定的存在高碘问题的村——新店乡前炳村农户家饮用水水井全部测定,同时采集沿海海水 5 份。

2.划定地方性高碘甲状腺肿病区的抽样方法

以乡镇为单位进行抽样调查。在乡辖小学中随机抽取 200 名 8~10 岁儿童(男、女各半)进行甲状腺触诊检查,选取其中 100 名(男、女各半)进行尿碘测试,在 100 名检测尿碘的儿童中选择 50 名(男、女各半)进行甲状腺 B 超检测。

在翔安区新店镇洪前小学对居住在前炳村的所有在校学生进行甲状腺触诊和尿碘含量检测。

3.结果

①各村饮用水水碘含量。调查 104 个村,采集饮用水水样 596 份,水碘含量范围为 0.1~464.8 $\mu g/L$,各乡镇水碘中位数有显著性差异($P=0.0001$),原高碘问题村所在的新店镇水碘含量最高,各乡镇井水碘含量均明显高于自来水碘含量($P=0.0001$),见表 2-35。检测原存在高碘问题的前炳自然村所有当时饮用的 71 口井,水碘含量范围为 8.2~464.8 $\mu g/L$,水碘中位数为 81.8 $\mu g/L$,明显高于其他乡镇井水碘含量,也显著高于该乡镇其他村的水碘含量($P=0.000$)。

检测水样中水碘含量超过 150 $\mu g/L$ 者有 17 份,分布在新店镇洪厝村 1 份,前炳自然村 12 份,大嶝镇山头村 1 份,马巷镇下坂村、店头村、五美村各 1 份;水碘含量超过 300 $\mu g/L$ 者有 3 份,均位于前炳自然村。

此外,调查还检测 5 份海水,其碘含量范围在 48.5~55.6 $\mu g/L$,均值为 51.0 $\mu g/L$。

表 2-35 各乡镇饮用水水碘含量

单位(除例数):$\mu g/L$

镇名	例数	中位数	范围	自来水		井水	
				中位数	范围	中位数	范围
新店	236	25.9	0.1~464.8	0.8	0.1~12.9	45.3	0.1~464.8
大嶝	45	8.7	0.1~150.2	7.1	0.1~14.8	47.1	5.2~150.2
马巷	150	15.4	1.9~247.8	6.2	2.2~23.8	25.5	1.9~247.8
新圩	80	10.2	0.1~106.2	1.1	0.1~28.7	22.2	0.1~106.2
内厝	85	15.9	0.9~127.9	4.1	0.9~6.90	27.3	1.5~127.9

②8~10 岁儿童甲状腺肿大情况。触诊检查 5 个镇 8~10 岁儿童 1023 人,甲状腺肿大 57 人,甲状腺肿大率 5.6%,各镇儿童甲状腺触诊肿大率有显著性差异($P=0.001$),见表 2-36。检查居住在原高碘问题前炳自然村的所有 8~10 岁儿童 10 人,甲状腺肿大 1 人,B 超检查未发现甲状腺肿大;本次调查时还对前炳自然村的所有学龄儿童进行了甲状腺触诊检查,结果触诊 7~14 岁学龄儿童的甲状腺肿大率为 34.2%,也显著高于所在镇其他村同龄儿童的甲状腺肿大率(8.0%),$P=0.000$。

表 2-36　8～10 岁儿童甲状腺肿大率

镇名	触诊法			B 超法		
	检查人数	甲状腺肿大人数	肿大率/%	检查人数	甲状腺肿大人数	肿大率/%
新店	210	17	8.1	57	0	0
大嶝	201	10	5.0	54	0	0
马巷	205	4	2.0	51	1	2.0
新圩	201	14	7.0	50	1	2.0
内厝	206	12	5.8	54	0	0

③8～10 岁儿童尿碘水平。检测 5 个镇 499 名 8～10 岁儿童，尿碘中位数为 127.4 $\mu g/L$，低于 100 $\mu g/L$ 的仅有海岛大嶝镇，该乡镇尿碘水平显著低于其他 4 个镇($P<0.01$)，除大嶝镇外，其他 4 个镇 8～10 岁儿童的尿碘中位数无显著性差异，见表2-37。检测原高碘问题的前炳自然村的 10 名 8～10 岁儿童，尿碘中位数为 217.5 $\mu g/L$；对前炳自然村所有 7～14 岁学龄儿童的尿样进行检测，37 名儿童的尿碘中位数为 173.6 $\mu g/L$，显著高于该乡镇其他村儿童尿碘水平($P=0.002$)，但尿碘值低于 100 $\mu g/L$ 的有 10 份，占 27.0%。

表 2-37　8～10 岁儿童尿碘含量

镇名	例数	中位数/($\mu g/L$)	0～	50～	100～	200～	300～	500～
			频数分布/%					
新店	100	125.2	17.0	23.0	40.0	13.0	7.0	0
大嶝	100	85.0	16.0	40.0	30.0	13.0	1.0	0
马巷	100	135.7	14.0	22.0	42.0	20.0	2.0	0
新圩	100	153.0	10.0	22.0	33.0	17.0	17.0	1.0
内厝	99	123.9	9.1	27.3	44.4	8.1	9.1	2.0

注：0～、50～、100～、200～、300～、500～分别表示尿碘为 0～49.9、50～99.9、100～199.9、200～299.9、300～499.9、≥500，单位为 $\mu g/L$。表 2-42 同。

④不同给水方式对饮用水碘含量的影响。不同给水方式饮用水碘含量显著不同，以手压井水碘含量最高，机井和大口井次之，水碘含量最低的是水库水和其他(主要是自来水)，见表 2-38。17 份水碘含量超过 150 $\mu g/L$ 水样中 9 份来自手压井，8 份来自大口井。

表 2-38　不同给水方式与饮用水碘含量的关系

单位:μg/L

给水方式	中位数	范围
手压井	29.4	0.1～464.8
机井	17.8	0.3～108.0
大口井	18.7	0.1～356.6
水库	6.4	0.1～28.7
其他	2.2	0.1～23.8

⑤井深对饮用水碘含量的影响。井深与水碘含量的相关系数为 0.122($P<0.01$)。虽然在 17 份水碘含量超过 150 μg/L 的水样中有 13 份井深在 10 m 以下,仅有 4 份水样井深在 20 m 以上,但总体上井深超过 20 m 的水碘含量显著高于 20 m 以下的水井($P=0.000$),见表 2-39。

表 2-39　不同井深饮用水碘含量

井深/m	例数	中位数/(μg/L)	范围/(μg/L)
10 以下	292	18.0	0.1～356.6
10～20	171	18.3	0.1～127.9
20 以上	52	32.0	2.8～464.8

⑥海边距离对饮用水碘含量的影响。海边距离与水碘含量的相关系数为 -0.112($P<0.01$)。从表 2-40 可见,与海边距离不同的水井,其水碘含量不同,差异有显著性($P=0.000$)。17 份水碘含量超过 150 μg/L 水样除 1 份距海边 14 km、1 份距海边 7 km 外,其余 15 份都在 5 km 以下。

表 2-40　不同海边距离水井的碘含量

单位:μg/L

与海边距离/km	中位数	范围
0～4.99	23.5	0.1～464.8
5.00～9.99	18.8	0.3～266.8
10.00～19.99	13.5	0.1～247.8
≥20	12.2	0.1～106.2

⑦当地饮用水氟、砷含量。检测 596 份水样,水氟含量超过 1.0 mg/L 的有 2 份,1 份为新圩镇的桂林村,水氟含量为 1.04 mg/L,另 1 份为内厝镇的琼坑村,含量为 1.82 mg/L。水砷含量均低于 0.05 mg/L 国家饮用水卫生标准,见表 2-40。水碘含量与水氟、砷含量的相关系数分别为 -0.06 和 -0.02,相关系数无显著性意义。

表 2-40　各乡镇饮用水氟、砷的含量

镇名	例数	氟含量/(mg/L)		砷含量/(μg/L)	
		中位数	范围	中位数	范围
新店	236	0.10	0.04～0.36	0.6	−0.4～11.5
大嶝	45	0.11	0.06～0.45	0.9	0.0～4.1
马巷	150	0.11	0.05～0.76	0.5	−0.1～4.4
新圩	80	0.13	0.04～1.04	0.6	0.0～6.0
内厝	85	0.12	0.06～1.82	0.6	−0.3～6.0

4.分析

本次调查工作是在统一组织、统一培训、统一认识、加强实验室内部质量控制的基础上完成的,因此调查结果是可靠的。从调查结果来看,农户家饮用水水井碘含量超过 $150\ \mu g/L$ 者有 17 份水样,其中新店镇前炳村 12 份,占 70.6%,新店镇洪厝村 1 份,大嶝镇山头村 1 份,马巷镇下坂村、店头村、五美村各 1 份。因此,翔安区水源性高碘水井的分布主要集中在新店镇前炳自然村,其他乡村检测 5 份水样中只有 1 份水碘超标,是否属于散在的,有待于进一步深入调查。

就前炳村现有农户家饮用水的 71 口水井而言,高碘水井占水井总数 16.9%;触诊 7～14 岁学龄儿童的甲状腺肿大率为 34.2%,显著高于所在镇其他村同龄儿童的甲状腺肿大率,肿大的甲状腺腺体质地韧实,边界清楚;该村 7～14 岁学龄儿童尿碘显著高于该乡镇其他村儿童尿碘水平,因此前炳村饮用水水井碘含量超标问题应引起重视。

本调查结果也显示,当地水井水碘含量与井深和距离海边的距离有一定的关系,有随井深越深、水碘含量越高的趋势。总体而言井深 20 m 以上的水井,其水碘含量明显高于井深 20 m 以下;距离海边越远,水井水碘含量越低,距离海边 5 km 以内的水井其水碘含量较高。

另外,本次调查也发现个别村存在水井水氟含量超过国家饮用水卫生标准的问题。

5.建议

①鉴于新店镇前炳自然村高碘问题已存在 20 年,且部分人群又存在碘营养不足的情况,此外,原有 3 口公用井水碘含量超标到目前 12 口井水碘含量超标,说明农户各自通过挖井已不能解决当地高碘问题,今后,应结合农村安全饮用水工作,以自来水改水的形式予以彻底解决。目前,该村不应强制供应碘盐,应在加强健康教育和监测的情况下,让农户根据各自水井水碘含量和尿碘含量,决定是否食用碘盐。

②翔安区其他乡村发现的水源性高碘线索,在条件许可时,应对这些乡村农户饮用的水井予以普查。

③本次调查发现的水井水氟含量超标的个别村,应进一步了解当地 8～12 岁儿童氟斑牙发病情况,以明确是否是高氟病区。

(二)2008 年调查

2008 年厦门市疾病预防控制中心和翔安区疾病预防控制中心在前炳村及相邻的洪前行政村的东山、东莲和大中 3 个自然村再次开展井水水碘、学生碘营养及其家中食用盐碘现况调查。

4 个调查村共有水井 237 口,仍在使用的有 233 口,占 98.3%;井深范围在 5～102 m;4 个调查村共有住户 291 户,1098 人;水井类型以封闭抽水型最多(67.9%),其次是开放抽水型(17.7%)。采集自来水厂末梢水水样 4 份,含碘量均为 1.5 μg/L;共采集了 237 口水井的水样,水碘范围在 0.1～506.0 μg/L,水碘中位数为 21.5 μg/L,水碘中位数最高的为前炳村(64.4 μg/L),最低的为东山村(9.75 μg/L);237 口水井中,水碘＜10 μg/L 的有 44 口(占 18.6%),涉及村民 61 户(占 21.0%)、234 人(占 21.3%);水碘在 10～100 μg/L 的有 157 口(占 66.2%),涉及村民 178 户(占 61.2%)、688 人(占 62.7%);水碘在 100～150 μg/L 的有 17 口(占 7.2%),涉及村民 18 户(占 6.2%)、69 人(占 6.3%);水碘＞150 μg/L 的井共有 19 口(占 8.0%),涉及村民 34 户(占 11.7%)、107 人(占 9.7%),其中前炳村有 14 口、东莲村 2 口,大中村 3 口;水碘＞300 μg/L 的井有 5 口(占 2.1%),涉及村民 10 户(占 3.4%)、29 人(占 2.6%),其中前炳村 4 口,东莲村 1 口,见表 2-41。

表 2-41   4 个调查村水井基本情况

村名	水井数量	水井深度/m	供应户数	人口数	正常饮用		水井类型			
					井数	饮用率/%	封闭手压	封闭抽水	开放抽水	普通型
前炳	71	5～28	88	303	71	100.0	0	61	10	0
东莲	40	7～20	40	154	39	97.5	2	20	18	0
大中	104	6～102	122	472	103	99.0	4	71	6	23
东山	22	7～35	41	169	20	91.0	0	9	8	5
合计	237	5～102	291	1098	233	98.3	6	161	42	28

对洪前村小学家住上述 4 个自然村的所有在校学生进行甲状腺触诊检查,按照《地方性甲状腺肿诊断标准》(WS 276—2007)进行诊断;采集任意一次尿样测定尿碘,尿碘测定参考《尿中碘的砷铈催化分光光度测定方法》(WS/T 107—2006)。结果显示,检测学生尿样 79 份,尿碘中位数为 153.3 μg/L,200～300 μg/L 的 9 份(占 11.4%),300～500 μg/L 的 10 份(占 12.7%),500～800 μg/L 的 6 份(占 7.6%),见表 2-42。调查 79 名 7～13 岁学生,检出甲状腺肿大共 9 例,肿大率为 11.4%;其中前边村、大中村各检出 4 例,东莲村检出 1 例。9 例甲状腺肿大者中,家中水井水碘＜10 μg/L 的有 1 人,水碘在 10～100 μg/L 的 5 人,100～150 μg/L 的 1 人,150～300 μg/L 的 2 人。9 名肿大者中,尿碘＜50 μg/L 的 1 人,尿碘 50～100 μg/L 的 1 人,尿碘在 100～300 μg/L 的 4 人,尿碘在 300～500 μg/L 的 2 人,500～800 μg/L 的 1 人。

表 2-42 4 个调查村儿童尿碘测定结果

村名	人数	中位数/ （μg/L）	0～	50～	100～	200～	300～	500～
			尿碘频数分布					
前炳	19	135.3	1(5.3)	1(5.3)	10(52.6)	3(15.8)	2(10.5)	2(10.5)
东莲	9	185.8	0(0.0)	2(22.2)	3(33.3)	2(22.2)	1(11.1)	1(11.1)
大中	43	158.6	3(7.0)	8(18.6)	18(41.8)	4(9.3)	7(16.3)	3(7.0)
东山	8	111.6	1(12.5)	3(37.5)	4(50.0)	0(0.0)	0(0.0)	0(0.0)
合计	79	153.3	5(6.3)	14(17.7)	35(44.3)	9(11.4)	10(12.7)	6(7.6)

注：括号前数字为人数；括号内数字为占比，单位为％。

三、防治历史及现状

前炳村高水碘问题引起各级政府的高度重视，在多方努力下，2005 年自来水引入前炳村各家各户，盐业部门在前炳村同时销售碘盐和未加碘食盐。但在 2008 年调查时发现村民井水的饮（使）用率仍为 98.3％，前炳村高达 100％，主要是由于村民从经济方面考虑，大部分村民仍用井水洗菜、洗涤等，个别村民甚至仍饮用井水。

为了防治碘缺乏和碘过多对村民造成危害，卫生部门把每口水井的含碘量都告知村民，采取分类指导、科学预防控制的策略，针对不同人群分别宣传高碘危害及其预防控制知识、碘缺乏危害及其预防控制知识，不断提高村民的预防控制知识水平和自我保健意识。动员广大群众不饮（用）井水，饮用市政水厂供应的自来水以杜绝高碘的危害，同时食用合格加碘盐以预防碘缺乏病。2008 年后，该村居民已全部饮用上厦门市水务集团的自来水。

四、科学研究

在 1986 年的调查中，福建省卫生防疫站除了开展流行病学调查外，还通过碘代谢、垂体—甲状腺功能、尿碘、甲状腺自身抗体的分析等，开展碘摄入过量对机体影响的研究。

碘代谢主要观察甲状腺肿患者、当地甲状腺无肿大的所谓"正常人"的尿碘水平以及动态观察甲状腺 3 h、24 h 吸[131]I 率。垂体—甲状腺功能采用放射免疫方法测定血清 TT_3、TT_4、TSH 含量。甲状腺自身抗体主要采用放射免疫方法测定甲状腺球蛋白抗体（TGAb）、甲状腺微粒体抗体（TMAb）水平。同时选择基本情况与之相似的非病区作为对照点，并将相关指标进行对比分析。

通过对前炳村的流行病学调查和尿碘、碘代谢、垂体—甲状腺功能的分析，发现该村饮用水含碘量高达 290 μg/L，居民甲状腺肿患病率和肿大率均高，尿碘排出量高达 700 μg/g Cr，甲状腺吸[131]I 率降低，将上述各项与对照点比较，均有显著性差异。揭示该村人群甲状腺肿发病的主要原因是饮用高碘水。同时，当地"正常人"实际上也受到高碘的威胁。研究结果表明，该村 TMAb、TGAb 阳性率占甲状腺肿患者的 27.3％，而且有 3 例成倍增加，反映该村部分甲状腺肿患者并发桥本甲状腺炎，可能是高碘促使亚临床型的桥本甲状腺炎转化为临床型。同时由于甲状腺自身抗体的存在，影响了甲状腺滤泡上皮细胞功能并引起甲状腺球蛋白结构的改变，从而抑制了甲状腺激素的合成和分泌，使病区居民血循环甲状腺激素水平降低。

（该成果先后获得 1988 年度福建省卫生厅医药卫生科技进步二等奖和 1989 年度福建省科技进步三等奖。）

▶▶▶ 第三章
防治监测

第一节　1999 年福建省碘缺乏病病情监测分析

为了解我省碘缺乏病（IDD）防治现状，评价干预措施落实情况及防治效果，推进实现 2000 年消除 IDD 阶段目标进程，1999 年对我省各县 IDD 病情进行监测，现将结果汇总分析如下。

一、材料与方法

（一）抽样方法

按照《全国碘缺乏病防治监测方案》，以县为单位，按容量比例概率抽样法（PPS），在每个县先确定 30 所小学，然后，在被抽到的小学中，随机抽查 40 名 8～10 岁学生，每县总样本量为 1200 名学生，检查甲状腺。同时每所学校随机抽查 7 名学生的尿样和家中食用盐，分别为 210 份做盐样和尿样含碘量测定。

（二）甲状腺检查

采用触诊法，按国际组织推荐的甲状腺肿分类方法进行归类。

（三）尿碘测定

采用砷铈催化分光光度法。

（四）盐碘测定

采用直接滴定法。

（五）质量保障

召开全省 IDD 流行病调查工作会议，统一方法和诊断标准。并先后举办了盐、尿碘检验技术培训班,保证监测结果的可靠性。

二、结果

(一)甲状腺肿大率(甲肿率)

全省76县(市、区)共抽检81371名8~10岁儿童,甲状腺肿大5843名,甲肿率7.2%。甲肿率最高的是平和县,达31.60%,甲肿率大于20%的有同安区,大于10%的有莆田、永春、杏林、华安、云霄、漳浦、霞浦7个县(市、区),其余的县(市、区)甲肿率均在10%以下。

(二)尿碘水平

全省76县(市、区)共检测14637份尿样,各县(市、区)的尿碘中位数均达100 μg/L以上。有35个县(市、区)达200 μg/L以上,有10个县(市、区)达300 μg/L以上,有3个县(市、区)达400 μg/L以上。从频数分布看,82.5%的尿碘值大于100 μg/L。尿碘中位数达300 μg/L以上的10个县(市、区)都分布于山区,说明碘盐供应落实的山区儿童尿碘水平较沿海高。

(三)盐碘水平

全省76县(市、区)共检测了19142份盐样,各县用户盐碘中位数均大于20 mg/kg。除福清、平潭、闽侯、莆田、惠安、晋江、厦门郊区、同安、平和、华安、漳浦等11个县(市、区)碘盐合格率低于90%(最低的是同安区,合格率仅29.6%),其余的地区碘盐合格率均达标准。

三、讨论

①本次调查工作是在1995年、1997年两次开展的IDD监测工作基础上进行的。各县(市、区)从事IDD防治的专业人员大多经过省级培训,有一定的实践经验。监测中统一采用PPS抽样法,甲状腺触诊采用国家标准,盐、尿碘检测人员大多通过培训和外质控样考核,因此,监测的结果具有一定的可信度。全省有76个县(市、区)上报了监测结果。

②国家消除碘缺乏病标准把盐碘、尿碘、甲肿率作为评价指标。全省除平和等9个县(市、区)甲状腺肿大率大于10%,其余各地的肿大率均小于10%。尿碘中位数已达100 μg/L以上,盐碘的合格率除福清等12个县(市、区)低于90%外,大多已达标准。同1995年的监测结果相比,甲状腺肿大率由27.2%降至7.2%,尿碘中位数由大部分低于100 μg/L上升到100 μg/L以上,盐碘的合格率也由70.0%提高到90%以上。说明了我省的碘缺乏病防治经过几年来的努力,已取得很大成效,大多数县(市、区)的碘盐合格率、尿碘水平、8~10岁儿童甲状腺肿大率已基本达到国家实现消除碘缺乏病阶段

目标的标准。目前,从全省各地(市)完成上报消除 IDD 阶段目标评估结果,也说明这一点。但仍有少数县(市、区)的碘盐合格率低于标准,甲肿率偏高,需要进一步采取措施,努力加以解决。

③监测结果反映在我省的部分沿海县(市、区),碘盐的合格率低于 90%,最低的仅 29.6%,说明存在私盐冲销问题,影响碘盐的正常供应,由于沿海县(市、区)大多是产盐区,私盐大量流入市场,虽然有关部门也采取了一些对策,但未能有效遏制住私盐冲销。我们应更加重视,加强盐业市场的管理,加大查禁私盐的打击力度,确保合格碘盐的供应。

④碘盐供应的不落实影响了 IDD 的防治效果,如碘盐合格率低于 90%标准的平和县等 8 个县(市、区),甲肿率也高于规定的标准,虽其尿碘水平已达 100 $\mu g/L$ 以上,但较其他碘盐供应较好地区尿碘水平大多达 200 $\mu g/L$ 以上为低,而尿碘水平已达控制标准,甲肿率仍偏高,两指标相分离,出现不太一致的情况。除了甲状腺触诊标准掌握的误差外,其原因有待进一步探讨。

⑤为确保 2000 年后可持续消除碘缺乏病目标。各级政府和有关部门应重视和加强 IDD 防治工作领导,做好部门协调配合。要继续开展 IDD 病情监测、打击私盐活动,净化盐业市场,确保碘盐供应。应加强健康教育宣传力度,普及宣传碘缺乏病危害和防治知识,提高全民的自我保健意识,自觉食用碘盐,抵制私盐和非碘盐。根据此次监测结果,制订下一阶段的防治规划,从而建立可持续消除 IDD 的防治机制。

第二节　福建省 2000 年碘盐监测结果分析

食盐加碘是消除碘缺乏病的主要措施,碘盐的质量直接关系到碘缺乏病防治的效果。为加强碘盐质量管理,了解掌握碘缺乏病干预措施的落实情况,确保可持续消除碘缺乏病机制的有效运行,我省各级卫生防疫站按照卫生部《全国碘缺乏病监测方案》的要求,以县(市、区)为单位,对加工厂(含批发部)、销售店和居民用户三个环节定期开展碘盐监测工作,现将 2000 年全省碘盐监测情况总结分析如下。

一、材料与方法

(一)监测对象

全省碘盐加工厂(批发部)、各县(市、区)碘盐销售点、居民户。

(二)抽样方法

采用批质量保证抽样法(LQAS),对碘盐加工厂、销售店每月抽检一批次,居民用户每季度抽检一批,每批次取 25 份样品。

（三）检测方法

采用直接滴定法（GB/T 13025.7—1999）。

（四）评判标准

《食盐卫生标准》（GB 2721—1996）、《食用盐标准》（GB 5461—2000）、《食用盐》（GB 5461—92）国家标准第二号修改单。

二、结果

（一）加工层次碘盐质量

全省共监测碘盐加工厂（含批发部）172批次、4258份盐样，合格144批次，批质量合格率为83.7％，合格碘盐3997份，合格率为93.9％。盐碘含量中位数为45.4 mg/kg，变异系数为24.8％。其中批发部抽检117批次、2884份盐样，合格94批次，合格碘盐2668份，合格率为92.5％。全省除福州（88.6％）、莆田（88.0％）2市外，其余7个市的碘盐加工厂（含批发部）碘盐合格率均大于90.0％。

（二）销售层次碘盐质量

全省共监测销售店924批次、22858份盐样，合格764批次，合格碘盐21428份，碘盐合格率为93.7％。盐碘含量中位数为44.4 mg/kg，变异系数为23.4％。全省除龙岩（88.3％）、南平（89.0％）2市外，其余7个市的销售店合格碘盐覆盖率均大于90.0％。

（三）用户层次碘盐质量

全省共监测347批次、8541份盐样，合格2664批次，合格碘盐7855份，合格碘盐覆盖率为92.0％。盐碘含量中位数为39.2 mg/kg，变异系数为36.2％。全省除漳州（87.9％）、南平（88.2％）2市外，其余7个市的用户合格碘盐覆盖率均大于90.0％。

三、讨论

（一）存在问题

1.碘盐合格率仍未全部达标

全省加工厂、销售店、居民用户的碘盐合格率大多达到国家规定的90％标准，但仍有少数地区还有差距。碘盐合格率低于90％在加工层次有福州、莆田2市，销售层次有龙岩、南平2市，用户层次有漳州、南平2市。

2.非碘盐冲击

各地盐碘变异系数多在20％～40％间，波动较大，说明在销售与用户层次各地均不同程度存在非碘盐。个别地区比较严重,尤其莆田市和漳州市用户层次的非碘盐分别占 8.6％和 4.3％。这些地区处于沿海产盐区,食盐来源多,流动盐贩活动较猖獗,私盐冲销碘盐市场依然存在。

3.盐碘含量不匀

在加工、销售、用户三个层次均存在低于或超过标准的碘盐,特别超标盐问题更为突出,在不合格碘盐中占较大比例。加工层次(含批发部)福州(9.5％)、南平(8.4％),盐碘变异系数分别为 46.2％和 53.2％;销售层次南平(10.3％)、龙岩(9.9％);用户层次南平(11.0％)。低于标准的碘盐占较大的比例,在加工层次莆田(12.0％)、龙岩(9.7％)。

4.碘盐监测工作问题

我省今年省、市、县三级碘盐监测网基本上能按照监测方案的要求运转,按季上报各地的监测结果,及时反馈碘盐质量情况,对推进消除碘缺乏病的进程发挥一定的作用。但也存在一些问题,一些县(市、区)日常碘盐监测工作未能落实,如平潭、洛江、肖厝、松溪、政和、邵武、武夷山等县(市、区)缺报季度监测结果,永泰、福清、连江、同安、漳浦、延平、建瓯等县(市、区)漏报加工厂或销售店或用户的监测结果。有些地方虽然搞了监测,但方法、数量、频次都不符合监测方案要求,有些地方没按规定时间上报监测结果,影响全省的正常汇总。

(二)今后工作建议

1.继续加强碘盐的监测工作

加强碘盐监测工作,不断地收集、总结、规范监测结果,不仅能掌握防治工作进程,评价碘缺乏病防治效果,而且这些结果也是领导部门制定和改进防治对策的重要依据。因此,要把碘盐监测作为碘缺乏病防治工作的一项重要内容来抓,今年要按卫生部新的碘盐监测方案要求,进一步完善、健全和规范省、市、县三级碘盐监测网络,搞好碘盐的监测工作。

2.发挥计算机信息网络在碘盐监测中的重要作用

要积极创造条件,利用已建成的全省卫生信息网,同时举办碘盐监测报表计算机软件应用培训班,建立省、市、县三级碘盐监测计算机信息网络,确保碘盐监测数据能及时、保质保量上报并反馈给有关部门。

3.完善质量保障体系

为保证盐碘检验数据的准确,评价碘盐监测结果和监督工作的科学性,要继续抓好盐碘实验室质量管理,上半年配合国家碘缺乏病参照实验室完成省、市、县三级实验室盐碘外质控考核工作。

4.抓好碘盐质量关

根据国家有关标准,居民盐碘含量只要达到 20 mg/kg 就能满足机体需要。如果碘含量过高,除了碘资源的浪费外,还可能会增加对过敏个体和事先就有甲状腺疾患的患者的毒副作用。针对超标碘盐比例增大,且碘盐变异系数较大,浓度不均,影响碘盐合格率的问题,一方面应注意发挥碘盐加工厂内部产品自检体系,抓好出厂质量关,另一方面,卫生部门应加强对日常生产、储存、销售环节的碘盐监测,共同把好质量关,确保居民食用合格的碘盐。

5.加强盐业市场管理,打击非碘盐

卫生部门要与盐业、工商、技术监督等有关部门合作,加大执法力度,打击贩卖私盐、假碘盐的非法行为,进一步净化盐业市场,确保碘盐的正常供应。

6.继续开展健康宣传教育

要广泛深入宣传碘缺乏病危害性和防治知识,增强居民自我保健意识,自觉食用碘盐,抵制非碘盐,努力提高碘盐覆盖率。

第三节　2001年福建省碘缺乏病病情监测分析

为了掌握自1999年实施第三次碘缺乏病病情监测工作以后,尤其是2000年我省基本实现消除碘缺乏病阶段目标以后碘缺乏病病情消长趋势,为当地制定"十五"规划提供依据,开启2001年福建省碘缺乏病病情监测分析。在省卫生厅疾控处组织领导和各设区市和有关县卫生局协调下,在全省各级卫生防疫站的共同努力下,我省各县都如期完成了第四次碘缺乏病病情监测工作,现将监测结果汇总分析如下。

一、材料与方法

（一）监测对象

8～10岁学校儿童。

（二）监测指标

8～10岁儿童甲状腺肿大率、尿碘中位数、合格碘盐食用率、碘盐覆盖率、非碘盐率、碘盐合格率。

（三）监测方法

1.抽样方法

以县为单位,按容量比例概率抽样法(PPS),在每个县先确定30所小学,然后在被抽到的县中,随机抽查40名8～10岁儿童,做甲状腺检查,这样每县的总样本量为1200名儿童;同时每个学校抽查7名儿童家中食用盐和随机抽检7名儿童的尿样做盐碘含量测定和尿中碘含量测定,即每个县分别抽检210份的盐样和尿样。

2.监测方法

甲状腺肿检查:触诊法按国际组织推荐的甲状腺肿分类方法进行。

尿碘测定:采用尿碘砷铈催化分光光度法(WS/T 107—1999)。

盐碘测定:采用直接滴定法。

(四)质量保障

开展县级人员技术培训,统一方法,统一认识;省站及各有关卫生防疫站通过国家碘缺乏病参照实验室盐碘、尿碘外质控样考核工作。

二、结果

(一)8~10 岁儿童甲状腺肿大率

全省共监测 91546 名 8~10 岁儿童,甲状腺肿大 4669 名,甲状腺肿大率为 5.1%,其中甲肿率大于 10%的县有云霄县、南靖县、平和县、诏安县、东山县、永春县 6 个,占7.4%,其余县(市、区)8~10 岁儿童甲状腺肿大率均在 10%以下。

(二)用户碘盐质量

本次各地共监测 17668 份用户盐样,碘盐 16496 份,占 93.4%,合格碘盐 15921 份,占 90.1%;81 个县(市、区)中碘盐覆盖率低于 90%的有 13 个,占 16.0%,这些县(市、区)分别是莆田县、北岸经济开发区、福清市、平潭县、同安区、南安市、泉港区、云霄县、南靖县、平和县、诏安县、东山县、漳浦县;合格碘盐食用率低于 90%的县有 23 个,占28.4%,这些县(市、区)是莆田县、北岸经济开发区、福清市、平潭县、清流县、武平县、永定县、新罗区、同安区、晋江市、惠安县、长泰县、华安县、南安市、泉港区、云霄县、南靖县、平和县、诏安县、东山县、漳浦县、政和县、建瓯市;碘盐合格率 96.5%;非碘盐率6.6%。

(三)儿童尿碘水平

全省检测尿样 16926 份,各县的尿碘中位数除诏安县、闽侯县、永泰县低于 100 $\mu g/L$外,其余县(市、区)均达 100 $\mu g/L$ 以上。

三、监测结果分析

①本次调查工作在总结 1995 年、1997 年、1999 年三次监测工作经验的基础上,采用统一的流行病学调查方法,参与调查的人员都是多年从事碘缺乏病防治工作的专业技术人员,且在调查前统一认识、统一标准,同时,负责实验室检测的各有关实验室在样品检测之前都通过国家碘缺乏病参照实验室盐碘、尿碘外质控样考核工作。因此,监测结果具有一定科学性和可靠性。

②8~10 岁儿童甲状腺肿大率。2001 年全省各地监测结果,8~10 岁儿童甲状腺肿大率为 5.1%,此结果比 1995 年、1997 年、1999 年三次碘缺乏病病情监测结果(8~10

岁儿童甲状腺肿大率分别为 27.7％、16.6％、7.2％)有明显的下降,且呈逐年下降的趋势,此结果表明自 1995 年全民食盐加碘以来我省人群碘营养状况得到明显的改善。但结果也表明仍有一部分县(市、区)病情较严重,主要集中在碘盐供应不落实的沿海县(市、区),这些县(市、区)由于防治工作起步晚,再加上防治措施不落实,所面临的形势更加严峻。

③居民户盐碘。2001 年的监测结果反映,总体而言,全省合格碘盐食用率为 90.1％,合格碘盐食用率大于 90％的县占 71.6％,此结果虽比 1997 年的 33％有明显提高,但与 1999 年监测结果相比,合格碘盐食用率低于 90％的县数却明显增加(1999 年 11 个县),这提示不应放松干预措施的力度。尤其是私盐冲击较为严重的漳州市各县,在所监测的 2620 份盐样中,碘盐覆盖率为 78.9％,合格碘盐食用率仅为 74.3％,碘盐合格率为 84.2％,其主要原因一方面是非碘盐冲击食盐市场,另一方面也与漳浦竹屿盐场附设的碘盐加工厂出厂的碘盐质量没有达到出厂标准有很大的关系。监测资料提示由该厂负责供应的诏安县、东山县、漳浦县碘盐合格率均未达到 90％,最低的东山县碘盐合格率仅为 76.7％。因此漳州市各有关县应加强食盐市场的整顿,遏制非碘盐;同时,也要加强对碘盐加工厂的监督、监测,确保碘盐加工厂生产的碘盐质量符合国家卫生标准,不合格的产品不准流入市场,保证当地人民吃上安全、卫生的碘盐。

④尿碘监测。监测结果表明除诏安县、闽侯县、永泰县低于 100 $\mu g/L$ 外,其余县(市、区)均达 100 $\mu g/L$ 以上,而且尿碘值低于 20 $\mu g/L$ 所占的比例超过 10％的只有诏安县、闽侯县、平和县等 3 个县,这与甲肿率下降相一致,说明采取食盐加碘为主的干预措施是改善居民碘营养的一个行之有效的途径。

总之,监测结果表明,经过 7 年的全民食盐加碘的干预措施后,碘缺乏病的病情已明显下降,居民的碘营养状况得到改善。通过本次监测工作,无论是从省级水平还是县级水平,都基本掌握自 1999 年实施第三次碘缺乏病病情监测工作以后,尤其是 2000 年我省基本实现消除碘缺乏病阶段目标以后的碘缺乏病病情消长趋势,为当地制定"十五"规划提供了科学依据。

第四节　福建省 2002 年碘盐监测结果分析

为了加强碘盐质量管理,确保可持续消除碘缺乏病机制的有效运行,掌握控制碘缺乏病干预措施的落实情况,按照国家卫生部颁布的《全国碘盐监测方案》及"2002 年福建省碘盐监测计划"的要求,全省绝大部分卫生防疫站如期完成了 2002 年碘盐监测工作并上报结果。现将 2002 年全省碘盐监测数据汇总分析如下。

一、监测结果

(一)碘盐加工厂(含批发部)碘盐质量

全省共监测碘盐加工厂(含批发部)297 批次,2673 份盐样。合格 297 批次,2672

份碘盐,批质量合格率为100％,碘盐平均合格率为99.9％,碘含量均数为33.5 mg/kg,标准差为5.1 mg/kg,变异系数为15.2％。其中加工厂抽检88批次,792份盐样,合格88批次,792份盐样;碘盐合格率达100％,变异系数为11.8％。批发部抽检209批次,1881份盐样;合格209批次,1880份盐样,碘盐合格率为99.9％。

本年度9个设区市加工厂(含批发部)除宁德市(99.8％)外,其他设区市碘盐合格率均达100％。

(二)用户碘盐质量

全省共监测24865份盐样,监测结果为合格样品23520份碘盐,合格碘盐食用率为92.0％,碘盐覆盖率为94.1％,碘盐合格率为97.5％,非碘盐率为5.9％。

9个设区市除莆田市、漳州市外,全省各地用户的合格碘盐食用率均大于90％。

二、报表情况

①按照2002年全省碘缺乏病、地氟病防治工作会议的要求,从2002年第一季度开始,全省各设区市应于季度结束的当月30日前将辖区各县(市、区)加工厂(含批发部)、用户的碘盐监测结果通过计算机碘盐监测信息网络报送省卫生防疫站。在2002年,大部分设区市卫生防疫站能按要求及时、准确上报碘盐监测结果。根据全年的统计情况,通过计算机碘盐监测信息网络上报监测数据执行得较好的有龙岩、宁德、南平、莆田、三明、泉州、厦门的市卫生防疫站。南平市、三明市已分别于第一、第四季度逐步将碘盐监测信息网络延伸至所辖的县(市、区)卫生防疫站,目前建瓯市、政和县、沙县、尤溪县、大田县、永安市、梅列区、三元区、宁化县已通过碘盐监测网络向市卫生防疫站上报碘盐监测结果。漳浦县、诏安县、平和县、永泰县等卫生防疫站存在个别季度用户监测数据的迟报,从而影响了漳州、福州市相应季度碘盐监测结果的及时上报。

②2002年碘盐监测报表中存在的问题。平潭县和东山县缺报、少报第一季度加工厂碘盐监测的季报数据;平潭县缺报第一、二、三季度用户碘盐监测的数据;龙文区缺报第一季度用户碘盐监测数据。另外,各季度普遍存在个别市、县未按监测方案要求采集样品份数,存在少报或多报用户碘盐季度监测数据的现象。另有一些市、县存在未报或混报食盐品种,未报上监测镇的具体村名、居民人口数及碘盐种类。有的市、县未上报监测乡镇的基本情况。

三、存在问题

①一些县(市、区)居民合格碘盐食用率尚未达到国家标准。2002年用户合格碘盐食用率未达到国家标准的有:福清市(62.2％)、城厢区(88.2％)、涵江区(86.8％)、荔城区(53.5％)、洛江区(85.8％)、惠安县(83.7％)、泉港区(58.0％)、同安区(86.8％)漳浦县(41.4％)、东山县(80％)等10个县(市、区)。

②非碘盐仍存在一定市场。在用户碘盐监测结果中,莆田市的非碘盐所占比例较

大,非碘盐率为 19.6%(199 份)。非碘盐率较高的有:福清市 36.8%(106 份)、涵江区 11.1%(32 份)、荔城区 46.2%(133 份)、泉港区 40.6%(117 份)、漳浦县 46.2(135 份)、东山县 14.6%(41 份)、城厢区 7.3%(21 份)、洛江区 9.4%(27 份)、惠安县 7.6%(22 份)。

③个别地区碘盐合格率偏低,第四季度漳浦县用户碘盐合格率仅为 70.9%,其中 16 份大于 50 mg/kg,1 份为 5.7 mg/kg。

④个别市、县卫生防疫站碘盐监测资料上报不及时。尽管全省各设区市已开展了计算机网络管理碘盐监测信息工作,但由于部分设区市计算机碘盐监测网络尚未延伸至县(市、区),造成部分县(市、区)未能按时上报监测数据,影响了全省各季度碘盐监测结果通报反馈的时效性。

四、今后工作建议

①各县(市、区)卫生防疫站在碘盐监测中,若发现存在不合格碘盐比例过高的情况,应做好样品留样。

②充分发挥计算机网络在碘盐监测中的重要作用。通过两年多的运行,全省各设区市卫生防疫站已能通过碘盐监测网络上报结果。各设区市卫生防疫站在今后工作中应继续完善、巩固,使其正常运转,并逐步将碘盐监测信息网络延伸至所辖的县(市、区)卫生防疫站。积极创造条件,加快步伐,继续建立健全省、市、县三级碘盐监测网络。而目前仍无法通过碘盐监测网络上报监测数据的县(市、区)卫生防疫站,有关单位的站领导应做好科室间的协调工作,通过疫情监测网络快速上报碘盐监测数据,确保碘盐监测数据能及时准确地上报并反馈给有关部门。

③各地要根据《全国碘盐监测方案》的要求,按照规定的碘盐监测时间、地点和数量,及时上报碘盐监测结果,确保监测任务的完成。

④各县(市、区)应于季度结束的当月 20 日前,将加工厂(含批发部)、用户的碘盐监测结果报送各设区市卫生防疫站,各设区市卫生防疫站应于季度结束的当月 30 日前将辖区各县(市、区)加工厂(含批发部)、用户的碘盐监测结果报送省卫生防疫站,以保证及时汇总每季度碘盐监测结果。

⑤要加强对碘盐市场的管理,尤其是沿海地区应继续加大力度,打击非碘盐,净化碘盐市场,同时,要进一步强化碘盐质量管理,加强对加工厂碘盐质量监督,坚决杜绝不合格碘盐流入市场,确保广大群众食用安全、卫生的合格碘盐。

⑥继续开展碘缺乏病防治知识宣传教育工作,提高广大群众的自我保健意识,自觉食用碘盐,积极参与提高合格碘盐覆盖率的行动,使碘缺乏病防治工作机制得以有效运转。

第五节　2003年福建省碘缺乏病病情监测分析

为了掌握全省碘缺乏病病情,了解病情的消长趋势,为科学制定防治碘缺乏病方案提供依据,按照卫生厅制定的《福建省碘缺乏病防治监测方案》的要求,开展了病情监测,全省各县都如期完成了碘缺乏病病情监测工作,现将监测结果汇总分析如下。

一、材料与方法

（一）监测对象

8～10岁学校儿童。

（二）监测指标

8～10岁儿童甲状腺肿大率(甲肿率)、尿碘中位数、合格碘盐食用率、碘盐覆盖率、非碘盐率、碘盐合格率。

（三）监测方法

1.抽样方法

以县为单位,按容量比例概率抽样法(PPS),在每个县先确定30所小学,然后在被抽到的县中,随机抽查40名8～10岁儿童做甲状腺检查,这样每县的总样本量为1200名儿童;同时每个学校抽查7名儿童家中食用盐和随机抽检7名儿童的尿样做盐碘测定和尿中碘含量测定,即每个县分别抽检210份的盐样和尿样。

2.监测方法

甲状腺检查:触诊法按国际组织推荐的甲状腺肿分类方法进行。

尿碘测定:采用砷铈催化分光光度法(WS/T107—1999)。

碘盐测定:采用直接滴定法。

（四）质量保障

开展县级人员培训,统一认识;省疾控中心及各有关卫生防疫站通过国家碘缺乏病参照实验室盐碘、尿碘外质控样考核工作。

二、结果

（一）8～10岁儿童甲状腺肿大率

全省共监测91935名8～10岁儿童,甲状腺肿大3474名,甲肿率为3.78％,其中甲肿率大于 10％的县有云霄、南靖、海沧 3 个县(市、区),占 3.6％,其余县(市、区)8～10 岁儿童甲肿率均在 10％以下。

(二)用户碘盐质量

本次各地共监测 19098 份用户盐样,碘盐 18273 份,碘盐覆盖率为 95.7％,合格碘盐 18382 份,碘盐合格率为 96.3％;非碘盐率为 4.3％。碘盐覆盖率低于 90％的有荔城、福清、平潭、泉港、漳浦、云霄、东山等 7 个县(市、区),占 8.5％。合格碘盐食用率低于 90％的有漳平、荔城、闽侯、福清、平潭、安溪、漳浦、云霄、诏安、东山、平和等 11 个县(市、区),占 13.4％。

(三)儿童尿碘水平

全省检测尿样 16281 份,各县的尿碘中位数均达 100 $\mu g/L$ 以上。尿碘值低于 20 $\mu g/L$ 所占的比例超过 10％的只有梅列、顺昌、鼓浪屿 3 个县(市、区)。福州市尿碘中位数在 100～200 $\mu g/L$ 之间的有城区、闽侯、长乐、福清、平潭、连江、永泰、闽清等 12 个县(市、区),占 92.3％,200～300 $\mu g/L$ 的只有罗源县 1 个,占 7.7％;莆田市尿碘中位数在 100～200ug/L 的有荔城、城厢、秀屿、涵江、仙游等 5 个县(市、区),占 100％;泉州市尿碘中位数在 100～200 $\mu g/L$ 的有晋江、南安、石狮、安溪、惠安、鲤丰洛、泉港 9 个县(市、区),占 81.8％,200～300 $\mu g/L$ 的有永春、德化 2 个县,占 18.2％;龙岩市尿碘中位数在 100～200 $\mu g/L$ 的有新罗、长汀、漳平 3 个县(市、区),占 42.9％,200～300 $\mu g/L$ 的有武平、永定、连城 3 个县(市、区),占 42.8％;南平市尿碘中位数在 100～200 $\mu g/L$ 的有建阳、建瓯、浦城、邵武 4 个县(市、区),占 40％,200～300 $\mu g/L$ 的有延平、顺昌、政和、光泽、松溪 5 个县(市、区),占 50％;漳州市尿碘中位数在 100～200 $\mu g/L$ 的有龙海、龙文、漳浦、云霄、诏安、东山、华安、长泰、南靖、平和 10 个县(市、区),占 90.9％,200～300 $\mu g/L$ 的有芗城区占 9.1％;厦门市尿碘中位数在 100～200 $\mu g/L$ 的有思明、开元、海沧、集美、同安 5 个区,占 62.5％,200～300 $\mu g/L$ 的有鼓浪屿、湖里、杏林 3 个区,占 37.5％;宁德市尿碘中位数在 100～200 $\mu g/L$ 的有古田、屏南、寿宁 3 个县(市、区),占 33.3％,200～300 $\mu g/L$ 的有蕉城、周宁、福安、柘荣、福鼎、霞浦 6 个县(市、区),占 66.7％;三明市尿碘中位数在 100～200 $\mu g/L$ 的有梅列、明溪、泰宁、尤溪、三元 5 个县(市、区),占 45.5％,200～300 $\mu g/L$ 的有沙县、清流、大田、建宁、宁化 5 个县(市、区),占 45.5％。尿碘中位数大于 300 $\mu g/L$ 的只有永安、将乐、上杭、武夷山 4 个县(市、区)。

三、讨论

(一)8～10 岁儿童甲状腺肿大率

2003 年全省各地监测结果表明,8～10 岁儿童甲状腺肿大率为 3.8％,此结果比 1995 年、1997 年、1999 年、2001 年四次碘缺乏病病情监测结果(8～10 岁儿童甲状腺肿大率分别为 27.7％、16.6％、7.2％、5.1％)有明显的下降,且呈逐年下降的趋势,此结果表明自 1995 年全民食盐加碘以来我省人群碘营养状况得到明显的改善。但结果也显示,部分县(市、区)的病情仍很严重,8～10 岁儿童的甲肿率仍大于 10％,个别的县(市、区)还达到 20.50％,应该引起我们重视。

(二)居民户盐碘

2003 年的监测结果表明,全省合格碘盐食用率为 93.6％,合格碘盐食用率大于 90％的县占 86.6％,比 2001 年的 71.6％有明显提高,合格碘盐食用率低于 90％的县数也明显减少(2001 年 23 个),说明通过近几年的碘缺乏病健康宣传教育,群众的防病意识有所提高,但也存在不少问题。漳州市的碘盐监测虽比 2001 年有较大的好转,但全市的合格碘盐食用率仍低于 90％,最低的东山县仅为 17.6％,漳浦县也只有 56.2％,云霄县为 78.1％。碘盐覆盖率东山县为 21.0％,云霄县为 78.10％,其主要原因可能跟非碘盐冲击市场有关。漳州市各有关县应加强食盐市场的整顿,遏制非碘盐;同时,也要加强对碘盐加工厂的监督监测,确保碘盐加工厂生产的碘盐质量符合国家卫生标准,不符合的产品不准流入市场,保证当地人民吃上安全、卫生的碘盐。福州市的闽侯、福清、平潭,泉州市的安溪、泉港,漳州市的漳浦、云霄、东山,碘盐覆盖率、合格碘盐食用率、碘盐合格率也很低。非碘盐率较高的地方是福州市的福清、平潭,泉州市的泉港,漳州市的漳浦、云霄、东山。特别是东山、漳浦、平潭等县非碘盐率高达 30％。这些主要集中在沿海各县非碘盐冲击比较严重的、防治工作不落实的地方,有关部门应加以重视并加强对非碘盐冲击的打击力度,加强对碘缺乏病的宣传力度,使群众能真正认识碘缺乏病的危害,自觉地食用碘盐。

(三)尿碘监测

监测结果表明全省各县的尿碘中位数均达 100 $\mu g/L$ 以上,而且尿碘值低于 20 $\mu g/L$ 所占的比例超过 10％的只有顺昌、鼓浪屿、梅列等 3 个县(市、区),这与甲肿率下降相一致,说明采取食盐加碘为主的干预措施是改善居民碘营养的一个行之有效的途径,从监测数据尿碘中位数分布情况可以看出城区居民碘营养状况比较合理,全省 28 个城区有 22 个尿碘中位数在 100～200 $\mu g/L$,占 78.6％,而全省 58 个农村县(市、区)只有 17 个在 100～200 $\mu g/L$,仅占 29.3％,其余的都在 200 $\mu g/L$ 以上,其中永安、将乐、上杭、武夷山 4 个县(市、区)尿碘中位数大于 300 $\mu g/L$,所以农村县(市、区)的居民尿碘分布还不均衡,也应该引起重视。

总之,监测结果表明经过 8 年的全民食盐加碘的干预措施后,合格碘盐食用率逐年明显提高(1995 年为 70％,1997 年为 73.4％,1999 年为 83.6％,2001 年为 90.1％),碘缺乏病的病情已明显下降,居民的碘营养状况得到改善。但是同样也存在一些问题,个别地方的病情还相当严重,个别县还未开展碘盐监测,所以对碘缺乏病的防治工作不能松懈,还必须加大对碘缺乏病的重视,加大碘缺乏病的防治力度,并继续开展碘缺乏病防治知识的宣传教育工作,提高广大群众的自我保健意识,使人民群众自觉地食用碘盐,这样才能使碘缺乏病防治工作的机制能够得以有效运行。

第六节 2005年福建省碘缺乏病病情监测分析

经过10年的全民食盐加碘防治措施,碘缺乏病防控工作所取得的显著成效是有目共睹的。为了解我省碘缺乏病现况,分析病情消长趋势,2005年选取39个县(市、区)开展病情监测工作。各县(市、区)都如期完成了工作,现将结果汇总分析如下。

一、材料与方法

(一)监测对象

8～10岁学校儿童。

(二)监测指标

8～10岁儿童甲状腺肿大率、尿碘中位数及频数分布、碘盐覆盖率、合格碘盐食用率、碘盐合格率及非碘盐率。

(三)监测方法

1.抽样方法

全省抽取39个县(市、区),每个县(市、区)按容量比例概率抽样法(PPS)确定30所小学,在被抽到的学校中,随机抽查40名8～10岁学生,对甲状腺进行触诊检查,同时抽查7名学生尿样和家中盐样做尿碘测定及盐碘测定。这样每个县(市、区)共计抽查1200名学生甲状腺、210份尿样和210份盐样。

2.监测方法

甲状腺检查:触诊法按国家标准的甲状腺肿分类方法进行。
尿碘测定:采用砷铈催化分光光度法。
盐碘测定:采用直接滴定法。

(四)质量保障

开展县级人员培训,统一认识;省疾病预防控制中心及各有关卫生防疫站通过国家碘缺乏病参照实验室盐碘、尿碘外质控样考核工作。现场工作人员大多有多年碘缺乏病防治工作经验,确保监测工作顺利、精确地完成。

二、结果

(一)8～10 岁儿童甲状腺肿大率

全省共监测 43983 名 8～10 岁儿童,其中甲状腺肿大 1482 名,甲状腺肿大率为 3.4%。其中漳浦县、平和县、华安县、翔安区、南安市、永春县、惠安县这 7 个县(市、区)甲状腺肿大率超过 5%,云霄县的甲状腺肿大率超过 10%。

(二)盐碘检测结果

本次共采集盐样 7670 份,其中碘盐 7210 份,合格碘盐 7042 份。碘盐覆盖率为 94%,合格碘盐食用率为 91.8%,碘盐合格率为 97.7%,非碘盐率为 6.0%。碘盐覆盖率低于 90% 的县(市、区)有漳浦县、云霄县、翔安区、晋江市、南安市、惠安县、荔城区,占所有监测县(市、区)的 17.9%。合格碘盐食用率低于 90% 的县(市、区)有漳浦县、云霄县、同安区、翔安区、晋江市、南安市、惠安县、荔城区、延平区,占所有监测县(市、区)的 23.1%。

(三)儿童尿碘水平

全省检测尿样 7648 份,各县(市、区)尿碘中位数均达 100 μg/L 以上,尿碘值低于 20 μg/L 所占比例各县(市、区)均不超过 10%。尿碘中位数在 100～200 μg/L 之间的县(市、区)有漳浦县、云霄县、平和县、华安县、翔安区、罗源县、闽侯县、连江县、长乐市、福清市、南安市、永春县、惠安县、鲤丰区、古田县、周宁县、荔城区、浦城县,占所有监测县(市、区)的 47.4%;尿碘中位数位于 200～300 μg/L 之间的县(市、区)有芗城区、思明区、湖里区、同安区、晋江市、梅列区、永安市、清流县、尤溪县、大田县、永定县、连城县、上杭县、蕉城区、霞浦县、仙游县、建阳区、延平区、武夷山市,占所有监测县(市、区)的 50%;新罗区的尿碘中位数超过 300 μg/L。

三、讨论

(一)8～10 岁儿童甲状腺肿大率

甲状腺肿大率是反映碘缺乏病病情的主要指标。今年的监测结果表明我省 8～10 岁儿童甲状腺肿大率为 3.4%,与 1995 年、1997 年、1999 年、2001 年、2003 年这 5 次碘缺乏病病情监测结果(8～10 岁儿童甲状腺肿大率分别为 27.7%、16.6%、7.2%、5.1%、3.8%)相比有明显的下降,而且呈逐年下降的趋势。这表明经过 10 年的全民食盐加碘干预措施后,我省居民碘营养状况明显改善,碘缺乏病病情日益好转。但仍然存在一些问题,从监测结果中可见,漳浦县、平和县、华安县、翔安区、南安市、永春县、惠安县 7 个县(市、区)的甲状腺肿大率超过国家消除碘缺乏病标准 5%,云霄县的甲状腺肿大率则超过 10%。从这次监测发现,甲状腺肿大率情况较严重的地区主要集中在泉州市、漳州市和厦门市翔安区这些闽南沿海地区,这些地区由于其特殊的地理位置,普遍受到私盐的严重冲击,一直属于非碘盐问题地区,是我省防治工作较薄弱的地区;加上一些县(市、区)防治工作起步较晚,因此,此次监测结果的数据可以反映我省目前碘缺乏病病情现状。

(二)居民户盐碘

经过多年的健康教育和整顿盐业市场工作,我省已基本实现全民食盐加碘,绝大部分县(市、区)的合格碘盐食用率都达到了国家消除碘缺乏病的标准。今年的监测结果表明我省合格碘盐食用率为91.8%,达到国家消除碘缺乏病的标准,但与2003年的监测结果92.2%相比略有下降,目前合格碘盐食用率大于90%的县(市、区)占所有监测县(市、区)的76.9%,与2003年的监测结果81.6%相比也呈下降趋势,这一情况应引起我们的警惕。从监测结果可见,合格碘盐食用率低于90%的县(市、区)主要集中在泉州市和漳州市及同安区、翔安区、荔城区,与甲状腺肿大率严重地区的分布情况基本一致,其中漳浦县、翔安区和荔城区的合格碘盐食用率不超过70%,情况尤为严重。可见,在今后的工作中仍应加强对碘缺乏病防治的健康教育宣传工作,各有关部门也需要加大对非碘盐冲击的打击力度,争取将合格碘盐食用率提高并维持在较高水平,已通过碘缺乏病验收的县(市、区)也不应放松防治工作的力度。此外,本年度监测结果也发现南平市延平区的碘盐覆盖率虽达到98%,但是合格碘盐食用率仅为83.3%,碘盐合格率为84.9%,远低于其他监测县(市、区),可见也要加强对碘盐加工厂的监督监测,确保不符合的产品不流入市场,为广大居民提供符合国家卫生标准的合格碘盐。

(三)尿碘监测

本次监测可见各县(市、区)尿碘中位数均达100 $\mu g/L$ 以上,各县(市、区)尿碘值小于20 $\mu g/L$ 所占比例都不超过10%。绝大部分县(市、区)的尿碘中位数都处于100~300 $\mu g/L$ 之间,只有新罗区的尿碘中位数超过300 $\mu g/L$,说明我省居民现在的碘营养状况是比较理想的,目前碘盐的浓度是适宜安全的。

经过10年全民食盐加碘的干预措施后,我省居民的合格碘盐食用率达到国家消除碘缺乏病的标准,甲状腺肿大率明显下降,碘营养状况处于合理的状态,这说明全民食盐加碘是预防碘缺乏对人类健康危害一个行之有效的措施,这也和多年来在防治第一线的防疫工作者的努力是分不开的。但我省南部沿海一带由于其特殊地理位置,受到私盐的严重冲击,加上当地居民的思想观念转变较慢,以至于合格碘盐食用率较不理想,病情也相对较严重。今后我们应当加强在这些地区的工作力度,严厉打击私盐、强化居民健康教育;已通过碘缺乏病评估的县(市、区)也不应放松警惕;同时应重视对碘盐加工厂的监督,防止不合格的碘盐流入市场。

第七节　福建省 2005 年"盐民自用盐"监测结果分析

根据省政府办公厅印发的《整顿和规范盐业市场工作方案》和省卫生厅、省盐务局下发的《关于加强我省产盐区居民食用合格碘盐工作的通知》等文件及有关会议的精神,从 7 月开始,凡供应"盐民自用盐"的地方,由当地疾控机构每月采集 5 个村,每个村40 份盐样进行定量检测,各设区市疾病控制机构每个月负责收集汇总监测数据上报省疾病控制中心。

一、"盐民自用盐"监测工作完成情况

按照《关于加强我省产盐区居民食用合格碘盐工作的通知》的要求,各地"盐民自用盐"的监测工作从 7 月下旬开始部署,8 月逐渐落实到位,截至 2005 年 12 月,福州、莆田、泉州、厦门、漳州各有关县(市、区)疾控中心(防疫站)对所辖的盐民自用盐供应地区均开展每月一次的监测工作。

二、"盐民自用盐"监测结果

从 2005 年 8—12 月,全省累计供应"盐民自用盐"531.5 吨,受益人口数达到500734 人。5 个月共随机采样检测 10010 份盐样,7869 份为碘盐(其中 7646 份合格,223 份不合格),2141 份为非碘盐,合格碘盐食用率为 76.4％,碘盐覆盖率为 78.6％,碘盐合格率为 97.2％,非碘盐率为 21.4％,监测结果见表 3-1。

表 3-1　8—12 月福建省供应"盐民自用盐"地区碘盐监测情况

月份	检测份数	合格份数	非碘盐份数	不合格份数	非碘盐率/%	碘盐覆盖率/%	碘盐合格率/%	合格碘盐食用率/%
8	1770	1389	358	23	20.2	79.8	98.4	78.5
9	2040	1488	519	33	25.4	74.6	97.8	72.9
10	2080	1551	478	51	23.0	77.0	96.8	74.6
11	2080	1618	419	43	20.1	79.8	97.4	77.8
12	2040	1600	367	73	18.0	82.0	95.6	78.4
合计	10010	7646	2141	223	21.4	78.6	97.2	76.4

(一)福州市"盐民自用盐"供应情况和监测结果

福州市 2005 年 8—12 月累计供应"盐民自用盐"21.7 吨,受益人口达到 39907 人。5 个月累计监测福清、平潭和罗源 3 个县(市、区)"盐民自用盐"供应村 2491 份盐样,监

测结果 1673 份合格,合格碘盐食用率为 67.2％,碘盐覆盖率为 67.4％,碘盐合格率为 99.7％,非碘盐率为 32.6％,监测结果见表 3-2。

表 3-2　8—12 月福州市供应"盐民自用盐"地区碘盐监测情况

月份	检测份数	合格份数	非碘盐份数	不合格份数	非碘盐率/％	碘盐覆盖率/％	碘盐合格率/％	合格碘盐食用率/％
8	411	298	111	2	27.0	73.0	99.3	72.5
9	520	283	237	0	45.6	54.4	100.0	54.4
10	520	319	198	3	38.1	61.9	99.1	61.3
11	520	361	159	0	30.6	69.4	100.0	69.4
12	520	412	108	0	20.8	79.2	100.0	79.2
合计	2491	1673	813	5	32.6	67.4	99.7	67.2

(二)泉州市"盐民自用盐"供应情况和监测结果

泉州市 2005 年 8—12 月累计供应"盐民自用盐"209.5 吨,受益人口达到 142689 人。5 个月累计监测惠安、南安和泉港 3 个县(市、区)"盐民自用盐"供应村 2600 份盐样,监测结果 2264 份合格,合格碘盐食用率为 87.1％,碘盐覆盖率为 92.3％,碘盐合格率为 94.3％,非碘盐率为 7.7％,监测结果见表 3-3。

表 3-3　8—12 月泉州市供应"盐民自用盐"地区碘盐监测情况

月份	检测份数	合格份数	非碘盐份数	不合格份数	非碘盐率/％	碘盐覆盖率/％	碘盐合格率/％	合格碘盐食用率/％
8	400	385	7	8	1.8	98.2	98.0	96.2
9	600	531	53	16	8.8	91.2	97.1	88.5
10	600	507	67	26	11.2	88.8	95.1	84.5
11	520	458	33	29	6.3	93.7	94.0	88.1
12	480	383	40	57	8.3	91.7	87.0	79.8
合计	2600	2264	200	136	7.7	92.3	94.3	87.1

(三)莆田市"盐民自用盐"供应情况和监测结果

莆田市 2005 年 8—12 月累计供应"盐民自用盐"38.9 吨,受益人口 142694 人。5 个月共监测荔城区、城厢区和秀屿区 3 个区 2199 份盐样,监测结果 1286 份合格,合格碘盐食用率为 58.5％,碘盐覆盖率为 61.1％,碘盐合格率为 95.7％,非碘盐率为 38.9％,监测结果见表 3-4。

表 3-4　8—12 月莆田市供应"盐民自用盐"地区碘盐监测情况

月份	检测份数	合格份数	非碘盐份数	不合格份数	非碘盐率/%	碘盐覆盖率/%	碘盐合格率/%	合格碘盐食用率/%
8	439	295	134	10	30.5	69.5	96.7	67.2
9	440	240	190	10	43.2	56.8	96.0	54.5
10	440	231	193	16	43.9	56.1	93.5	52.5
11	440	240	188	12	42.7	57.3	95.2	54.5
12	440	280	150	10	34.1	65.9	96.6	63.6
合计	2199	1286	855	58	38.9	61.1	95.7	58.5

（四）厦门市"盐民自用盐"供应情况和监测结果

厦门市 2005 年 8—12 月累计供应"盐民自用盐"98.7 吨，受益人口 52306 人。5 个月累计监测翔安区 1000 份盐样，监测结果 903 份合格，合格碘盐食用率为 90.3%，碘盐覆盖率为 91.3%，碘盐合格率为 98.9%，非碘盐率为 8.7%，监测结果见表 3-5。

表 3-5　8—12 月厦门市供应"盐民自用盐"地区碘盐监测情况

月份	检测份数	合格份数	非碘盐份数	不合格份数	非碘盐率/%	碘盐覆盖率/%	碘盐合格率/%	合格碘盐食用率/%
8	200	177	23	0	11.5	88.5	100.0	88.5
9	200	174	23	3	11.5	88.5	98.3	87.0
10	200	186	10	4	5.0	95.0	97.9	93.0
11	200	182	18	0	9.0	91.0	100.0	91.0
12	200	184	13	3	6.5	93.5	98.4	92.0
合计	1000	903	87	10	8.7	91.3	98.9	90.3

（五）漳州市"盐民自用盐"供应情况和监测结果

漳州市 2005 年 8—12 月累计供应"盐民自用盐"162.7 吨，受益人口达到 123138 人。5 个月累计监测东山县和漳浦县 2 个县 1720 份盐样，监测结果 1520 份合格，合格碘盐食用率为 88.4%，碘盐覆盖率为 89.2%，碘盐合格率为 99.1%，非碘盐率为 10.8%，监测结果见表 3-6。

表 3-6　8—12 月漳州市供应"盐民自用盐"地区碘盐监测情况

月份	检测份数	合格份数	非碘盐份数	不合格份数	非碘盐率/%	碘盐覆盖率/%	碘盐合格率/%	合格碘盐食用率/%
8	320	234	83	3	25.9	74.1	98.7	73.1
9	280	260	16	4	5.7	94.3	98.5	92.9

续表

月份	检测份数	合格份数	非碘盐份数	不合格份数	非碘盐率/%	碘盐覆盖率/%	碘盐合格率/%	合格碘盐食用率/%
10	320	308	10	2	3.1	96.9	99.4	96.2
11	400	377	21	2	5.2	94.8	99.5	94.2
12	400	341	56	3	14.0	86.0	99.1	85.2
合计	1720	1520	186	14	10.8	89.2	99.1	88.4

三、监测结果分析

确保人民群众食用合格的碘盐是实现消除碘缺乏病目标的关键,由于我省沿海盐场分布零散,管理能力弱,私盐冲击严重,盐场附近居民大量食用非碘盐,在全省产盐村周围推广"盐民自用盐"彻底改变了产盐村村民食用非碘盐的习惯,通过5个月监测数据可以看出盐场附近居民合格碘盐食用率已经达到了76.4%,极大保证产盐区居民的健康。

①福州市的监测指标显示碘盐合格率比较稳定,接近100%;碘盐覆盖率8月尚有73.0%,9月急剧下滑到54.4%,10月、11月才开始逐步回升,12月基本维持在8月的水平,非碘盐率均在20%~45%的高位徘徊,显示当地非碘盐冲击现象仍十分严重,造成合格碘盐食用率维持在50%~80%之间波动。

②泉州市监测指标显示不合格碘盐数量较多,仅12月就查出57份不合格碘盐,5个月累计查出136份不合格碘盐,个别月份碘盐合格率不足90%,提示生产或监测方面可能存在不稳定因素;碘盐覆盖率除10月低于90%外,其他月份均高于90%;非碘盐率除10月微超10%外,其他月份均低于10%,显示非碘盐冲击市场现象基本得到控制;合格碘盐食用率除10月(79.8%)外均在80%以上。

③莆田市的监测指标显示碘盐合格率都在90%以上,碘盐覆盖率和合格碘盐食用率指标较低,仅在50%~70%低位波动,而非碘盐率却在30%~50%的高位,提示莆田部分区域非碘盐冲击市场现象十分严重,盐业部门应尽快采取措施整顿盐业市场。

④厦门的监测指标显示碘盐合格率接近100%,碘盐覆盖率和合格碘盐食用率指标均在90%左右波动,非碘盐率在供应早期超过10%,其他的月份均在10%以下,提示市场推广和宣传力度较大。

⑤漳州的监测指标显示碘盐合格率均接近100%,碘盐覆盖率和合格碘盐食用率在8月只有74.1%和73.1%,9月、10月、11月全部高于90%,非碘盐率除8月接近30%外,9月、10月、11月均低于6%,提示市场宣传销售工作做得较好,但12月的非碘盐率上升到14.0%,碘盐覆盖率和合格碘盐食用率低于90%,应给予重视。

四、建议

①"盐民自用盐"监测工作是保障受非碘盐冲击严重市居民食用合格碘盐的重要工作之一,各地应该把这项工作列入各级卫生部门的常规工作计划,并保证必要的监测经费,以确保"盐民自用盐"监测的长期有效开展。各级卫生部门要充分利用监测资料,及时将监测结果反馈到有关部门,及时与盐业部门沟通,发现问题及时解决,特别是一些前期已经供应较好年底又出现反复的地方,相关县(市、区)疾控机构应会同当地盐业部门认真分析原因,提出整改方案,尽快健全供应网络,保障人民的健康,发挥"盐民自用盐"监测的作用。

②各地应按照省卫生厅的通知要求,每月及时开展监测,加强实验室规范化建设,并使用统一的格式上报监测数据,各市区疾控中心需要核实把关上报数据的科学性,对具体的供应情况要有文字说明。

③各地疾控机构要及时和当地盐业部门配合,了解最新的"盐民自用盐"供应情况,及时对新增供应村加强监测。

④加强碘盐市场的管理,尤其是沿海市应加大力度,打击非碘盐,净化碘盐市场,同时要进一步强化碘盐质量管理,加强对加工厂碘盐质量监督,坚决杜绝不合格碘盐流入市场。

⑤继续加强碘缺乏病健康教育促进活动,使群众自觉地购买碘盐,拒绝非碘盐,特别要加强非碘盐冲击严重地方使用"盐民自用盐"好处的宣传工作,以提高碘盐覆盖率。

第八节　2006年福建省碘缺乏病病情监测分析

自1995年实行全民食盐加碘防治措施以来,我省碘缺乏病病情得到明显的改善。为巩固防治工作的成效并为制定今后的防治策略提供依据,我省每年对部分县(市、区)开展病情监测工作,现将2006年监测结果分析如下。

一、材料与方法

(一)监测对象

8~10岁学校儿童。

(二)监测指标

8~10岁儿童甲状腺肿大率、尿碘中位数及频数分布、碘盐覆盖率、合格碘盐食用率、碘盐合格率及非碘盐率。

（三）监测方法

1.抽样方法

全省抽取 46 个县（市、区），每个县（市、区）按容量比例概率抽样法（PPS）确定30 所小学，在被抽到的学校中，随机抽查 40 名 8～10 岁学生，对甲状腺进行触诊检查，同时抽查 7 名学生尿样和家中盐样做尿碘测定及盐碘测定。每个县（市、区）共计抽查 1200 名学生甲状腺、210 份尿样和 210 份盐样。

2.监测方法

甲状腺检查：触诊法按国家标准的甲状腺肿分类方法进行。
尿碘测定：采用砷铈催化分光光度法。
盐碘测定：采用直接滴定法。

（四）质量保障

开展县级人员培训，统一认识；省疾病预防控制中心及各有关卫生防疫站通过国家碘缺乏病参照实验室盐碘、尿碘外质控样考核工作。现场工作人员大多有多年流行病学调查工作经验，为监测工作顺利、精确地完成提供保障。

二、结果

（一）8～10 岁儿童甲状腺肿大率

44 个县（市、区）共监测 48846 名 8～10 岁儿童，其中甲状腺Ⅰ度肿大人数为 1298 人，Ⅱ度肿大人数为 31 人，甲状腺肿大率为 2.7％。其中诏安县、南靖县和建宁县 3 个县的甲状腺肿大率超过 5％。

（二）盐碘检测结果

采集盐样 8808 份，其中碘盐 8423 份，合格碘盐 8154 份。碘盐覆盖率为 95.6％，合格碘盐食用率为 92.6％，碘盐合格率 96.8％，非碘盐率为 4.4％。碘盐覆盖率低于 90％的县（市、区）为泉港区、东山县、城厢区、秀屿区和平潭县，占所有监测县（市、区）的 10.9％；合格碘盐食用率低于 90％的县（市、区）有洛江区、泉港区、龙文区、东山县、福安市、城厢区、秀屿区和平潭县，占所有监测县（市、区）的 17.4％。

（三）儿童尿碘水平

共检测尿样 8503 份，各县（市、区）尿碘中位数均达到 100 μg/L，尿碘值低于 20 μg/L 所占比例各县（市、区）均不超过 10％。尿碘中位数在 100～200 μg/L 之间的县（市、区）有德化县、洛江区、泉港区、安溪县、诏安县、南靖县、东山县、龙海市、明溪县、泰宁县、建宁县、三元区、顺昌县、建瓯市、湖里区、屏南县、福安市、柘荣县、涵江区、城厢区、秀屿区、闽清县、永泰县、寿宁县及福州市区，占所有监测县（市、区）的 63.0％；尿碘中位数位于 200～300 μg/L 之间的县(市、区)有石狮市、龙文区、长泰县、将乐县、沙县、宁化县、武平县、长汀县、松溪县、政和县、光泽县、邵武县、集美区、海沧区、福鼎市和平潭县,占所有监测县(市、区)的 34.8%;漳平市的尿碘中位数超过 300 μg/L。

三、讨论

(一)8～10 岁儿童甲状腺肿大率

甲状腺肿大率是反映碘缺乏病病情的重要指标之一。本次监测的结果显示我省 8～10 岁儿童甲状腺肿大率为 2.72%,在 1995 年、1997 年、1999 年、2001 年、2003 年和 2005 年这 6 次碘缺乏病病情监测中,8～10 岁儿童甲状腺肿大率分别为27.7%、16.6%、7.2%、5.1%、3.8%和 3.37%,对比既往数据表明自 1995 年实行全民食盐加碘干预措施以后,甲状腺肿大率呈逐年下降趋势,碘缺乏病病情明显改善。但仍有部分地区问题不容乐观,诏安县、南靖县和建宁县 3 个县的甲状腺肿大率超过 5%。诏安县位于我省东南沿海,由于其特殊的地理位置,私盐问题比较严重,一直是我省防治工作密切关注的地区。但是由于该县的防治工作起步较晚,防治人员缺乏从事健康教育工作的经验,而且当地居民对碘缺乏病危害的思想认识不够,故而该县碘缺乏病病情较严重。而建宁县和南靖县为通过碘缺乏病考核验收工作的县,但在本次监测中这两个县的甲状腺肿大率超过国家消除碘缺乏病标准,应引起我们的重视。对于已通过考核验收工作的县(市、区)仍不应该放松碘缺乏病知识的健康教育宣传和普及碘盐的工作。

(二)居民户盐碘

全民食盐加碘工作已开展 10 多年,我省大部分县(市、区)的合格碘盐食用率都达到国家消除碘缺乏病的标准,本次监测结果表明,目前我省合格碘盐食用率为 92.6%,较之去年的结果 91.8%有所上升,合格碘盐食用率大于 90%的县(市、区)占所有监测县(市、区)的 82.6%,与去年监测结果 76.9%相比也呈上升趋势。合格碘盐食用率低于 90%的县(市、区)都集中在沿海地区,尤其是泉港区和东山县,合格率仅为 66.2%和 51.4%。沿海地区由于其特殊的地理位置,受到私盐的严重冲击,且当地居民有长期食用海盐的生活习惯并持自己生活在海边多吃海产品不缺碘的观念,故而普及碘盐工作难度较大,今后要加强这些地区碘缺乏病知识的健康教育宣传工作。

(三)尿碘监测

从监测结果可见,各县(市、区)尿碘中位数均达 100 μg/L 以上,各县(市、区)尿碘值小于 20 μg/L 所占比例都不超过 10%。大部分县(市、区)的尿碘中位数都处于 100～300 μg/L 之间,漳平市的尿碘中位数大于 300 μg/L,表明目前我省居民碘营养状况处于合理状态。

自 1995 年全民食盐加碘防治措施实施以来,居民合格碘盐食用率在省级水平达到国家消除碘缺乏病标准,甲状腺肿大率逐年下降,尿碘中位数居于理想水平,尿碘的频数分布也较为合理。可见,这11年工作所取得的成绩是显著的,切实地保护了人民群众的健康。但是,仍有一些问题应该引起我们的足够重视,沿海地区因其海盐资源丰富以至普及碘盐困难较大,这也是困扰我们这一工作多年的难题,今后应加强沿海地区的工作力度,继续探讨切实可行的健康教育和普及碘盐的方法。在今年的监测工作中,还应该注意,一些已经通过碘缺乏病考核工作的地区放松这方面的控制力度,以致病情有所抬头,因此已通过防治验收的县(市、区)仍应在思想和行动上重视碘缺乏病的防治,把这一保障人民群众健康的工作落实到位,而不能就满足于通过考核验收工作。

第九节　福建省 2007 年碘盐监测结果分析

按照《卫生部办公厅关于印发全国碘盐监测方案的通知》及《福建省卫生厅关于印发〈福建省碘盐监测实施细则〉的通知》的要求,全省各级疾病预防控制中心认真开展碘盐监测工作,完成了 2007 年全年碘盐监测任务并上报结果。

一、全省碘盐监测工作完成情况

按照 2007 年全省地方病防治工作会议的要求,上半年于 6 月 30 日,下半年于 11 月 30 日前全省各设区市疾病预防控制中心应将辖区各县(市、区)加工厂(含批发部)、居民用户的碘盐监测结果通过碘盐监测信息管理系统报送省疾病预防控制中心,各设区市疾病预防控制中心按时完成了数据收集、上报工作。

省疾病预防控制中心按照年初制订的督导计划,对鼓楼区、晋安区、仓山区、台江区、连江县、平潭县、武夷山市、邵武市、光泽县、洛江区、泉港区、惠安县、漳平市、武平县、屏南县、周宁县、古田县、仙游县、涵江区等县(市、区)疾控机构碘盐监测质量进行了督导检查。其中邵武市疾病预防控制中心在碘盐监测的各个环节中都做到规范有序、安排合理。

(一)生产层次碘盐监测工作完成情况

全省全年共监测 11 家碘盐生产、批发、加工企业。龙岩市、厦门市、漳州市、莆田市疾病预防控制中心每月及时上报第一层次监测数据。

(二)居民户层次碘盐监测工作完成情况

全省的县(市、区)均上报了居民层次的监测数据,上报率为 100%。同时,各县(市、区)都能按碘盐监测方案的要求完成 288 份监测样品。

二、全省碘盐监测信息系统软件运行情况

从今年上报数据的情况来看,各设区市疾控中心碘盐监测信息系统软件使用运行

正常。三元区、永安市、政和县、大田县、建宁县、泰宁县、尤溪县、明溪县、延平区、浦城县、建瓯市、石狮市、永春县、德化县、荔城区、漳浦县、芗城区、华安县、同安区、海沧区、思明区、新罗区、漳平市、连城县、长汀县、闽清县在将监测数据上报给相应的设区市疾病控制中心的同时也将数据发送到省疾病预防控制中心。

三、全省碘盐监测结果分析

（一）生产层次碘盐监测结果分析

全省共监测碘盐加工厂 156（含批发部）批次，1404 份盐样。其中合格 155 批次，1403 份盐样，批质量合格率为 99.4％，碘盐合格率为 99.9％，均数为 30.9 mg/kg，标准差为 2.8 mg/kg，变异系数为 9.0％。其中加工厂抽检 72 批次，648 份盐样；合格批次 72 批次，648 份盐样；碘盐合格率为 100％，均数为 31.1 mg/kg，标准差为 3.4 mg/kg，变异系数为 10.9％。批发部抽检 84 批次，756 份盐样；合格 83 批次，755 份盐样；批质量合格率为 98.8％，碘盐合格率为 99.9％，均数为 30.8 mg/kg，标准差为 2.7 mg/kg，变异系数为 8.7％。三明疾病控制中心在 7 月的监测中，检出一批次不合格后，及时将信息反馈给三明盐业公司。

（二）居民户层次碘盐监测结果分析

1.全省居民户层次碘盐监测合格情况

全省共监测 24232 份盐样，23357 份合格，合格碘盐食用率为 96.4％，碘盐覆盖率为 96.9％，碘盐合格率为 98.6％，非碘盐率为 3.1％。

2.各设区市合格碘盐食用率

各设区市合格碘盐食用率分别为福州市 96.9％、厦门市 97.0％、莆田市 83.0％、三明市 98.5％、泉州市 96.7％、漳州市 92.7％、南平市 96.5％、宁德市 98.0％、龙岩市 97.9％。

3.各设区市非碘盐率情况

各设区市非碘盐率分别为福州市 2.4％、厦门市 2.2％、莆田市 15.0％、泉州市 2.5％、漳州市 6.0％、龙岩市 0.4％、三明市 0.2％、南平市 0.6％、宁德市 0.2％。

以县（市、区）为单位的统计结果显示，非碘盐率较高的县（市、区）有：荔城区 25.0％、东山县 29.5％、漳浦县 14.2％、平潭县 14.9％、秀屿区 12.5％。

2007 年用户合格碘盐食用率未达到 90％的县（市、区）有：东山县 69.4％、翔安区 87.1％、荔城区 73.6％、漳浦县 84.7％、平潭县 85.1％、秀屿区 86.5％。

四、存在的问题

①个别县上报监测结果不及时，影响了全省资料的汇总和反馈。有一部分县在数

据输入中忽视乡镇基本资料和编码维护,乡镇基本资料的缺失会对数据的统计造成一定的影响,类似问题在今后工作中应引起重视。

②通过对部分地区碘盐监测工作的督导,发现有的县(市、区)在样品的采集和存放中存在编号不清晰的现象。

③在对各县的碘盐监测工作督导中发现,部分县的IODION2000碘盐监测信息管理系统存在碘盐监测数据不完整的现象。

五、今后工作建议

①各地应规范现场采样工作,统一采用塑料自封袋的形式,切勿用纸袋包装监测样品。针对县级人员岗位更换较频繁的问题,各地应做好碘盐监测的交接工作,确保采样工作的规范性,确保碘盐监测数据的及时上报和碘盐历史数据的完整保存。

②鉴于2008年全国碘盐监测方案将会进行修改,并采用新的网络直报的系统,现行IODION2000碘盐监测信息管理系统将停止使用,因此各级疾病预防控制中心应通过IODION2000碘盐监测信息管理系统将历史数据输入完整,并采用妥善的方式进行历史数据文件的备份。

③2008年各地要根据新的《福建省碘缺乏病监测实施细则》和2008年福建省地方病项目启动会的要求,按照规定的碘盐监测时间、地点、数量、工作程序完成碘盐监测工作,及时将碘盐监测结果、碘盐监测工作总结同时上报。

④各地要保存好与碘盐监测工作有关的原始记录,并将所采集的盐样保留5个月。在盐样采集、检测、保存过程中,必须确保每一份盐样的编号可清晰识别。省疾控中心在2008年将按照卫生部和省卫生厅有关文件的要求,开展督导工作,组织人员对各地疾控机构碘盐监测开展情况进行督导。

⑤加强碘盐市场的管理,尤其是沿海地区应加大力度,打击非碘盐,净化碘盐市场。

⑥要进一步强化碘盐质量管理,加强对加工厂(批发部)碘盐质量监督。及时将监测结果反馈给有关部门,发现问题及时解决,发挥碘盐监测的应有作用。

第十节　福建省碘缺乏病高危地区监测报告

根据《2008年地方病防治项目管理方案》《2008年度中央补助地方公共卫生专项资金地方病防治项目技术实施方案》要求,按照《全国碘缺乏病监测方案(试行)》开展碘缺乏病高危监测,选择福建省受非碘盐冲击严重、碘盐覆盖率低于80%的沿海地区荔城区和东山县作为碘缺乏病高危地区进行监测,现将调查结果报告如下。

一、对象与方法

(一)调查地点的选择

以乡(镇)为单位,在被监测县(区)抽取 3 个乡(镇)开展监测,优先抽取碘盐覆盖率低的乡(镇)。根据以往的碘盐覆盖率监测情况,本次监测选择荔城区的北高镇、新度镇、高洋镇以及东山县的陈城镇、康美镇和前楼镇作为调查点。

(二)调查方法和内容

对 2 个县 6 个乡镇的乡村医生进行地克病相关知识的技术培训,由乡村医生按《地方性克汀病和地方性亚临床克汀病诊断》(WS 104—1999)标准,对辖区内所有的 1997 年 1 月 1 日以后出生的儿童进行疑似地克病搜索,若发现疑似患儿,则进行登记。每个调查县(区),抽取 3 个乡(镇、街道),在每个乡(镇、街道)抽取 2 所小学,在每所小学抽取 40 名 8～10 岁儿童进行甲状腺 B 超检查和采集尿样检定尿碘;在小学所在村入户调查 20 名 18～40 岁育龄妇女的家庭食用盐情况,采集其中 10 名育龄妇女的尿样进行检测;按方案的要求采集各村居民饮用水,测定水碘。

(三)诊断依据和检测方法

地克病诊断采用《地方性克汀病和地方性亚临床克汀病诊断》标准(WS 104—1999),甲状腺检查按《地方性甲状腺肿诊断标准》(WS 276—2007)进行检查和判定,尿碘浓度采用砷铈催化分光光度测定法(WS/T 107—2006),盐碘含量采用直接滴定法(GB/T 13025.7—1999)。

(四)资料统计

使用 Epi Info 2002 软件处理数据。

二、结果

(一)疑似地克病儿童搜索结果

6 个乡镇均未发现疑似地克病儿童。

(二)8～10 岁儿童检查结果

1.甲状腺检查结果

儿童甲状腺共检查 510 人,甲状腺肿大 11 人,肿大率为 2.2%,见表 3-7。

表 3-7 荔城区和东山县 8～10 岁儿童甲状腺检查结果

地点	乡(镇)数	检查人数	肿大人数	肿大率/%
荔城区	3	239	2	0.8
东山县	3	271	9	3.3
合计	6	510	11	2.2

2.尿碘测定结果

儿童尿碘测定 506 人,尿碘中位数为 138.2 μg/L。其中荔城区儿童为 138.4 μg/L,东山县为 138.0 μg/L,见表 3-8。

表 3-8 荔城区和东山县 8～10 岁儿童尿碘检测结果

地点	乡(镇)数	调查人数	中位数/(μg/L)	0～	50～	100～	300～
					尿碘频数分布		
荔城区	3	239	138.4	13.8(33)	21.8(52)	48.5(116)	15.9(38)
东山县	3	267	138.0	7.1(19)	23.2(62)	53.2(267)	16.5(44)
合计	6	506	138.2	10.3(52)	22.6(114)	75.7(383)	16.2(82)

注:括号前数字为占比,单位为%,括号内为人数;0～、50～、100～、300～分别表示尿碘为 0～49.9、50～99.9、100～299.9、≥300,单位为 μg/L。表 3-9 同。

(三)18～40 岁育龄妇女检查结果

1.家庭食用盐

共检查育龄妇女家庭食用盐 249 份,碘盐 161 份,碘盐覆盖率为 64.7%。其中荔城区检测 120 份,碘盐覆盖率为 68.3%;东山县检测 129 份,碘盐覆盖率为 61.2%。

2.尿碘测定结果

共检测育龄妇女尿样 140 份,尿碘中位数为 140.4 μg/L。其中荔城区妇女为 145.2 μg/L、东山县妇女为 127.4 μg/L,见表 3-9。

表 3-9 荔城区和东山县 18～40 岁育龄妇女尿碘检测结果

地点	乡(镇)数	调查人数	中位数/(μg/L)	0～	50～	100～	300～
					尿碘频数分布		
荔城区	3	58	145.2	8.6(5)	15.5(9)	65.5(38)	10.3(6)
东山县	3	82	127.4	7.3(9)	26.8(22)	54.9(45)	7.3(6)
合计	6	140	140.4	10.0(14)	22.1(31)	59.3(83)	8.6(12)

三、讨论

荔城区和东山县的调查结果表明,8～10岁儿童和18～40岁育龄妇女的尿碘中位数在总体水平上分别达到了 138.2 $\mu g/L$ 和 140.4 $\mu g/L$,处于适宜水平,不存在碘过量问题。而且从 2 个县(区)尿碘频数分布范围来看,无论是 8～10 岁儿童还是 18～40 岁育龄妇女尿碘值小于 50 $\mu g/L$ 所占比例均在 10％左右,小于 100 $\mu g/L$ 的占 32％左右,说明仍有一定比例的儿童和育龄妇女还处于碘营养不足状态。由于本次监测未监测孕妇和哺乳期妇女,从以往的监测来看,孕妇和哺乳期妇女的尿碘水平一般要比育龄妇女低,估计当地孕妇和哺乳期妇女的尿碘水平有可能处于碘缺乏状态。建议有关部门,要密切配合,继续做好碘缺乏病监测工作,加强宣传力度抵制私盐,关注孕妇和哺乳期妇女的碘营养状况,确保所有重点人群的碘营养水平都保持在适宜水平。

第十一节　福建省 2012 年居民户碘盐监测报告

按照《全国碘缺乏病监测方案》以及《福建省碘缺乏病监测实施细则》的要求,在我省各级疾控机构地方病专业技术人员的共同努力下,本年度我省的居民户碘盐监测工作如期完成,现将监测情况报告如下。

一、组织实施

①根据中国疾病预防控制中心地方病控制中心印发的《全国碘缺乏病监测方案》等 6 个地方病监测方案的通知精神,结合我省实际情况,福建省疾病预防控制中心制定了《福建省碘缺乏病监测实施细则》和《2012 年福建省碘盐监测质量督导方案》,召开项目启动会,部署本年度碘盐监测工作。

②各设区市疾病预防控制中心负责所辖县(市、区)疾控机构碘缺乏病监测人员的培训、督导、评估和质量控制工作;负责县(市、区)级碘盐监测抽样。

③各县(市、区)级疾病预防控制机构具体实施碘盐监测工作。

二、监测方法

（一）抽样方法

按东、西、南、北、中划分 5 个抽样片区,在每个片区各随机抽取 1 个乡(镇、街道)。辖有 5 个或不足 5 个乡(镇、街道)的县(市、区),抽取所有乡(镇、街道);在每个乡(镇、街道),随机抽取 4 个行政村(居委会),在每个行政村(居委会),随机抽检 15 户居民食用盐。

（二）检测方法

在居民户采集食盐后，即在现场进行半定量检测（若发现有非碘盐，查找并登记非碘盐的来源渠道）；随后将盐样送到县（市、区）疾病预防控制机构实验室，按照直接滴定法（GB/T 13025.7—1999）（川盐及其他强化食用盐采用仲裁法）测定盐中碘含量。

三、判断标准

我省经专家论证选择在食用盐中加入碘酸钾后，食用盐产品（碘盐）中碘含量的平均水平（以碘元素计）为 25 mg/kg，并于 2012 年 3 月 15 起实施，因而流通环节存在新、旧标准浓度碘盐并存情况，按照国家相关监测方案精神，本年度合格碘盐判断标准为盐碘含量在 18～50 mg/kg 之间。

四、质量控制

（一）人员培训

①召开项目启动会。以会代训对各设区市、县（市、区）疾控机构负责碘缺乏病监测人员进行培训，确保监测方法统一、技术规范和协调有序。

②检测技术培训。举办"地方病实验室检测技术培训班"，对我省各级疾控机构实验室工作的分管领导及从事地方病实验室检测工作的一线骨干进行培训。

（二）检验环节

①组织全省 9 个设区市和 84 个县（市、区）疾控机构参加国家碘缺乏病参照实验室组织的外质控样考核，全部获得通过。

②省疾控中心购置质控样品分发给每个县（市、区）疾控机构，要求在每批检测样品时带入，以保证数据的准确。

（三）质量督导

省疾病预防控制中心对 10％的县（市、区）进行现场督导，评估监测质量，及时发现和纠正存在的问题。督导评估的重点：执行方案的一致性、样本采集和抽样方法的规范性、检测技术的准确性、资料收集的可靠性和完整性、报告与反馈的及时性、信息利用的有效性。

五、碘盐监测结果分析

①全省 9 个设区市 84 个县（市、区）共检测盐样 24960 份，其中合格碘盐 24004 份，不合格碘盐 472 份，非碘盐 484 份；食盐碘含量中位数为 26.7 mg/kg；有效监测率

100%,上报率100%。在省级水平上,碘盐覆盖率为98.1%,合格碘盐食用率96.2%,碘盐合格率98.1%,均处于较理想的水平。说明我省经过多年的食盐加碘防治碘缺乏病工作,碘盐销售网点在全省范围内基本普及,食用加碘食盐已经成为我省大部分居民的日常生活习惯。

②在本年度的监测中,碘盐覆盖率介于80%至90%区间的县(市、区)有2个,分别为平潭县、漳浦县,占所有监测县(市、区)比例的2.4%;碘盐覆盖率小于70%的县(市、区)有1个,为东山县,占所有监测县(市、区)比例的1.2%。合格碘盐食用率介于80%至90%区间的县(市、区)有4个,分别为平潭县、荔城区、泉港区、漳浦县,占所有监测县(市、区)比例的4.8%,合格碘盐食用率低于70%的县(市、区)有1个,为东山县,占所有监测县(市、区)比例的1.2%。这些碘盐覆盖率和合格碘盐食用率较低的县(市、区)均是我省东南沿海县(市、区),究其原因,主要有两方面:一是沿海当地不少居民存在认识误区,认为沿海地区日常饮食中有许多海产品,不存在缺碘的危险,在思想上不重视防治碘缺乏;二是这些县(市、区)都有小盐田,当地许多居民习惯到盐场取盐食用,并分送给亲戚朋友,有的盐场虽然已废转多年,但仍有大量的非碘盐库存,严重冲击碘盐市场,干扰碘盐普及。

六、碘盐监测质量控制及督导情况

2012年省疾病预防控制中心抽检了厦门市、福州市2个市,在翔安区、同安区、漳浦县、台江区等11个县(市、区)进行碘盐监测现场督导检查工作,并抽取每个县(市、区)15份盐样进行复核,督导结果较满意,盐样复核结果一致性也较好。

七、存在问题

①沿海地区食用非碘盐问题依然突出,主要分布在平潭县、漳浦县、东山县以及其他部分沿海县(市、区)。

②监测信息反馈和利用不到位。部分县(市、区)在完成碘盐监测任务后,未能及时将碘盐监测结果反馈到相关部门,特别是在监测中发现的非碘盐等问题。

③部分县在盐碘检测时没有每批都带入碘盐质控样,这势必影响结果的可靠性。

八、建议

①继续做好碘缺乏病的健康教育工作。在巩固多年工作取得成果的基础上,联合盐业等相关部门对防治工作薄弱地区采取有针对性的以健康教育为重点的综合防治措施,使群众全面了解碘缺乏病相关知识,杜绝食用非碘盐,以全面提高我省的碘盐覆盖率和合格碘盐食用率。同时做好盐田废转的后续工作,管理好废转盐田遗留的非碘盐问题,防止当地居民随意取用。

②严格按照《福建省碘缺乏病监测实施细则》的要求实施碘盐监测和管理,在监测

中发现的问题及时反馈,特别是在监测中发现非碘盐要及时跟踪,并向居民普及碘缺乏病防治知识,切实提高合格碘盐食用率。

③实验室检测人员,要加强责任意识。为了确保碘盐检测数据的真实、可信,一定要做好实验室的质量控制,发现问题要及时做好复检工作。

④各地要保存好与碘盐监测工作有关的原始记录,并将所采集的盐样保留5个月以上。在盐样采集、检测、保存过程中,必须确保每一份盐样的编号可清晰识别,省疾控中心将不定期开展督导工作。

第十二节 2014年福建省重点人群碘营养及相关健康状况调查报告

为推进《全国地方病防治"十二五"规划》提出的因地制宜、分类指导和科学补碘防控策略,动态了解重点人群碘营养现状及相关健康状况,进一步完善防控策略措施,国家卫生计生委疾控局决定在北京、辽宁、上海、江苏、浙江、福建、山东7个省(市)开展重点人群碘营养现状及相关健康状况监测试点工作。我省的厦门市及南平市部分县区被列为试点项目县。根据《国家卫生计生委疾控局关于印发重点人群碘营养及相关健康状况监测试点方案的通知》和省疾控中心"2014年福建省重点人群碘营养及相关健康状况监测试点工作技术培训班"的要求,我省在南平市和厦门市开展了重点人群碘营养现状及相关健康状况的监测工作,现将结果报告如下。

一、组织实施

省卫生计生委按照《国家卫生计生委疾控局关于印发重点人群碘营养及相关健康状况监测试点方案的通知》要求,组织疾病预防控制中心等有关单位开展了调查工作。

二、调查内容与方法

(一)调查点的选择

厦门市选择思明区、集美区、翔安区,南平市选择延平区、建瓯市、政和县、建阳区、邵武市共8个县(市、区)作为试点监测县(市、区)。上述每个监测县(市、区)按东、西、南、北、中划分5个抽样片区,在每个片区各随机抽取1个乡(镇、街道)。辖有5个或不足5个乡的县(市、区),抽取所有乡(镇、街道)。

(二)调查方法和监测内容

1.生活饮用水水碘含量

在每个监测县(市、区)抽中的乡(镇、街道),集中式供水采集2份末梢水水样,分散式供水按照东、西、南、北、中五个方位各采集 2 户居民饮用水水样,测定碘含量,同时记录供水方式、水井深度等信息。

2.居民户食用盐碘含量检测

在每个监测乡(镇、街道)随机抽取 4 个行政村(居委会);在每个行政村(居委会)抽取 15 户居民,优先选择开展尿碘含量检测的行政村和居民户,采集其家中食盐检测盐碘含量。

3. 8～10 岁儿童尿碘含量检测和甲状腺检查

在上述每个监测乡(镇、街道)随机抽取 1 所小学,在每所小学抽取 30 名 8～10 岁学生(年龄均衡、男女各半),采集学生的尿样检测尿碘含量。

选择思明、翔安、建阳、邵武 4 个市(区),对检测尿碘的 8～10 岁学生,采用 B 超法测量甲状腺容积,计算甲状腺肿大率(甲肿率)。

4.食盐选择模式及摄入量调查

对上述抽中小学进行尿碘含量检测的 8～10 岁学生的家中,通过问卷调查了解居民对于选择加碘食盐或不加碘食盐的态度,以及对碘缺乏病危害的认识程度。同时,对其中 10 名学生家庭采用三日称量法测算其家中人均食盐摄入量。

5.孕妇尿碘含量检测

在每个监测乡(镇、街道)抽取 20 名孕妇(早、中、晚孕期均衡),采集尿样检测尿碘含量。

三、诊断依据和检测方法

尿碘含量:采用砷铈催化分光光度法(WS/T 107—2006)。

甲状腺检测:采用 B 超法或触诊法,按《地方性甲状腺肿诊断标准》(WS 276—2007)判定。

盐碘含量:参考《制盐工业通用试验方法 碘的测定》(GB/T 13025.7—2012)。

生活饮用水水碘含量:采用适合缺碘及高碘地区的水碘检测方法(国家碘缺乏病参照实验室推荐方法)。

四、质量控制

(一)组织培训

省疾控中心制定了实施方案,并对所有参与现场调查工作的专业人员进行了统一培训。

(二)现场调查环节

省疾控中心统一发放了采样工具;省和相关市、县疾控机构组成联合调查组,设专人负责组织现场调查和样品收集;由省疾控中心专业人员负责开展 B 超检查。

（三）实验室检测环节

碘营养状况调查项目所有样品的检测都是由通过全国尿碘、盐碘、水碘外质控考核的市疾控中心实验室完成;全部检测均采用国家碘缺乏病参照实验室制备的标准物质进行质量控制。

（四）调查数据处理环节

地方病预防控制中心统一编制数据库下发 7 个省（区、市）;由专人进行数据录入与核对,发现有疑问的数据及时与检测人员及现场调查人员沟通核实,或重新采样验证。

五、资料统计

使用 Epi Info 软件处理数据。

六、监测结果

（一）生活饮用水水碘监测结果

生活饮用水水碘监测结果见表 3-10。

表 3-10　水碘检测结果

地区	检测份数	中位数/(μg/L)	检测值范围/(μg/L)
南平	58	1.4	0.1～26.4
厦门	30	5.6	3.1～6.4
合计	88	2.8	0.1～26.4

经非参数 Mann-Whitney 检验,山区城市南平和沿海城市厦门水碘中位数比较,$Z = -5.624$,$P < 0.001$,差异有统计学意义。

（二）居民户食用盐碘含量监测结果

居民户食用盐碘含量监测结果见表 3-11。

表 3-11　食用盐碘含量检测结果

地区	监测份数	碘盐覆盖率/%	合格碘盐食用率/%	中位数/(mg/kg)
南平	1500	99.6	94.2	23.2
厦门	900	98.4	97.2	23.7
合计	2400	99.2	95.3	23.4

（三）人均日食盐摄入量监测结果

人均日食盐摄入量监测结果见表 3-12。

表 3-12　人均每日食盐摄入量

地区	监测户数	P25/(g/人·日)	P50/(g/人·日)	P75/(g/人·日)
南平	253	5.0	6.9	9.4
厦门	153	4.2	6.2	9.0
合计	406	4.8	6.6	9.1

经非参数 Mann-Whitney 检验,山区城市南平和沿海城市厦门人均日食盐摄入量比较,$Z = -2.383$,$P = 0.017$,差异有统计学意义。

（四）学生家庭购买食盐种类情况

大部分选择购买碘盐的人,都是因为碘盐能够防治碘缺乏病;大部分选择购买不加碘食盐的人,都是因为他们认为自己现在应该不缺碘;选择两种盐都买的人,有部分人群觉得目前碘盐浓度偏高,部分人群觉得这样可以保持摄入的碘不多不少,还有部分人群是觉得这样可以避免发生碘缺乏和高碘危害。学生家庭购买食盐种类情况见表 3-13,对缺碘的危害认识调查结果见表 3-14。

表 3-13　购买食盐种类意向

地区	样本量	碘盐/%	不加碘食盐/%	两者都有/%
南平	750	93.3	1.3	5.3
厦门	591	79.2	2.4	18.4
合计	1341	87.1	1.8	11.1

表 3-14　对缺碘的危害认识调查结果

地区	调查人数	不同程度的智力损害		地方性甲状腺肿大		不知道		其他	
		人数	占比/%	人数	占比/%	人数	占比/%	人数	占比/%
南平	750	139	18.5	486	64.8	123	16.4	2	0.3
厦门	591	126	21.3	390	66.0	72	12.2	3	0.5
合计	1341	265	19.8	876	65.3	195	14.5	5	0.4

（五）8～10 岁儿童尿碘含量检测和甲状腺检查

1.儿童甲状腺检查

监测 741 名 8～10 岁儿童,甲肿率(B 超)为 2.2%,其中南平市甲肿率(B 超)为 1.3%,厦门市甲肿率(B 超)为 2.7%,见表 3-15。

表 3-15 8～10 岁儿童甲状腺 B 超检查结果

地区	检查人数	肿大人数	肿大率/%	发现结节人数	发现率/%
南平	300	4	1.3	45	15.0
厦门	441	12	2.7	46	10.4
合计	741	16	2.2	91	12.3

经卡方检验,山区城市南平和沿海城市厦门的甲状腺肿大率比较,$\chi^2=1.628$,$P=0.202$,差异无统计学意义;同样,山区城市南平和沿海城市厦门甲状腺结节检出率比较,$\chi^2=3.460$,$P=0.063$,差异无统计学意义。

2. 8～10 岁学生尿碘水平

南平市调查 5 个县(市、区),共采集 749 名学生尿样,尿碘中位数为 190.1 $\mu g/L$,尿碘小于 50 $\mu g/L$ 的比例为 1.5%,小于 100 $\mu g/L$ 所占的比例为 11.1%。厦门市调查 3 个区,共采集 592 名学生尿样,尿碘中位数为 181.6 $\mu g/L$,尿碘小于 50 $\mu g/L$ 的比例为 5.6%,小于 100 $\mu g/L$ 所占的比例为 19.6%,见表 3-16。

表 3-16 8～10 岁儿童尿碘值检测结果

地区	检查人数	中位数/($\mu g/L$)	0～	50～	100～	200～	300～
			频数分布情况/%				
南平	749	190.1	1.5	9.6	41.3	30.8	16.8
厦门	592	181.6	5.6	14.0	36.8	25.7	17.9
合计	1341	186.6	3.3	11.5	39.3	28.7	17.2

注:0～、50～、100～、200～、300～分别表示尿碘为 0～49.9、50～99.9、100～199.9、200～299.9、$\geqslant$300,单位为 $\mu g/L$。

经非参数 Mann-Whitney 检验,山区城市南平和沿海城市厦门 8～10 岁儿童尿碘中位数比较,$Z=-2.073$,$P=0.038$,差异有统计学意义。

(六)孕妇尿碘

南平市调查 5 个县(市、区)共采集 498 名孕妇尿样,尿碘中位数为 131.7 $\mu g/L$,尿碘值小于 150 $\mu g/L$ 所占的比例为 57.8%。厦门市调查 3 个区共采集 308 名孕妇尿样,尿碘中位数为 136.6 $\mu g/L$,尿碘值小于 150 $\mu g/L$ 所占的比例为 56.5%,见表 3-17。

表 3-17 孕妇尿碘检测结果

地区	检查人数	中位数/($\mu g/L$)	0～	150～	250～	500～
			频数分布情况/%			
南平	498	131.7	57.8	26.3	12.7	3.2
厦门	308	136.6	56.5	27.9	12.0	3.6
合计	806	135.8	57.3	27.1	12.3	3.3

注:0～、150～、250～、500～分别表示尿碘为 0～149.9、150～249.9、250～499.9、$\geqslant$500,单位为 $\mu g/L$。

经非参数 Mann-Whitney 检验,山区城市南平和沿海城市厦门孕妇尿碘中位数比较,$Z=-0.222$,$P=0.825$,差异无统计学意义。

七、结论

①所调查的山区城市南平和沿海城市厦门的项目县(市、区)的饮用水含碘量除建阳区的 3 份井水水样超过 10 μg/L 外,其余均在 10 μg/L 以下,说明自然环境仍属于碘缺乏状态,沿海城市的水碘含量在总体上要略高于山区城市。

②山区城市南平的居民人均日食用盐摄入量的中位数为 6.9 g,沿海城市厦门的居民人均日食用盐摄入量的中位数为 6.2g,山区城市南平的居民人均日食用盐摄入量要略大于沿海城市厦门,两市大部分居民日人均食盐摄入量在 10 g 以下。

③从居民食盐选择模式调查结果来看,仍有一些群众对补碘防治碘缺乏病工作存在错误认识,对碘缺乏病危害认识不足,以及在补碘过程中存在错误做法等,需在下一步加强相关宣传和教育,提高大众对碘缺乏病危害的认识和教给群众正确食用碘盐的方法。

④对照国家消除碘缺乏病标准,山区城市南平和沿海城市厦门的居民碘盐覆盖率、合格碘盐食用率、8~10 岁儿童尿碘水平以及甲状腺肿大率都持续保持在国家消除碘缺乏病标准内。

⑤对照 WHO/UNICEF/ICCIDD 提出的评价标准,山区城市南平和沿海城市厦门的 8~10 岁儿童的碘营养水平总体都处于适宜状态,山区城市南平的儿童尿碘水平要略高于沿海城市厦门,这可能与山区城市的人均食盐摄入量略高于沿海城市有关。但无论是山区城市还是沿海城市,孕妇的碘营养水平都处于不足的状态,应引起高度重视。

第十三节　福建省 2014 年碘盐监测报告

按照全国《全国碘缺乏病监测方案》以及《福建省碘缺乏病监测实施细则》(简称《实施细则》)的要求,在各级疾控机构地方病专业技术人员的共同努力下,本年度我省的碘盐监测工作如期完成,现将监测情况报告如下。

一、全省碘盐监测工作完成情况

按照《实施细则》的要求,全省各设区市疾病预防控制中心应在 5 月 30 日之前向省级上报居民户层次随机抽样碘盐监测数据;负责监测碘盐加工厂的单位要求每月监测一次,在次月 10 日之前将监测结果上报。

（一）生产层次碘盐监测工作完成情况

2014 年全省现有 4 家定点碘盐加工厂和一家盐业配送中心,除省疾病预防控制中心每月负责对福州碘盐加工厂监测外,负责其他 4 家碘盐监测的疾控中心基本上都在规定的时限内上报结果。

（二）居民户层次碘盐监测工作完成情况

全省各设区市疾病预防控制中心都能在规定上报时间内将居民用户的碘盐监测结果通过全国碘盐监测信息管理平台报送。全省 84 个县（市、区）和莆田的湄洲岛,均上报了居民户层次的监测数据,有效监测率为 100％,上报率为 100％。同时,各县（市、区）按《实施细则》的要求完成了采样量。

二、全省碘盐监测软件运行情况

从 2014 年上报数据的情况来看,各设区市疾控中心碘盐监测信息系统软件运行正常,所有监测数据都能通过全国碘盐监测信息管理平台上报。

三、全省碘盐监测结果分析

（一）生产层次碘盐监测结果分析

生产批发层次碘盐监测结果:全省共监测 4 家碘盐加工企业和一家盐业配送中心,监测 73 批次,合格 71 批次,批合格率为 97.3％,均数为 23.5 mg/kg,标准差为 2.4 mg/kg,变异系数为 10.2％。其中中盐福建分公司抽检 24 批次,合格 24 批次,批合格率为 100％,均数为 22.3 mg/kg,标准差为 1.8 mg/kg,变异系数为 8.1％;盐业配送中心抽检 13 批次,合格 11 批次,批合格率为 84.6％,均数为 22.1 mg/kg,标准差为 2.5 mg/kg,变异系数为 11.3％;泉港碘盐加工厂抽检 12 批次,合格 12 批次,批合格率为 100％,均数为 21.7 mg/kg,标准差为 2.5 mg/kg,变异系数为 11.5％;莆田碘盐加工厂抽检 12 批次,合格 12 批次,批合格率为 100％,均数为 24.8 mg/kg,标准差为 1.9 mg/kg,变异系数为 7.7％;漳浦碘盐加工厂抽检 12 批次,合格 12 批次,批合格率为 100％,均数为 25.3 mg/kg,标准差为 1.4 mg/kg,变异系数为 5.5％。

（二）居民户层次碘盐监测结果分析

①全省 9 个设区市 84 个县（市、区）及莆田的湄洲岛共检测盐样 25020 份,其中合格碘盐 24066 份,不合格碘盐 573 份,非碘盐 381 份;食盐碘含量中位数为 23.3 mg/kg。在省级水平上,碘盐覆盖率为 98.5％,合格碘盐食用率 96.2％,碘盐合格率 97.7％,均处于较理想的水平。说明我省经过多年的食盐加碘防治碘缺乏病工作,碘盐销售网点在全省范围内基本普及,食用加碘食盐已经成为我省大部分居民的日常生活习惯。

②各设区市居民户碘盐合格率均高于 90％,合格碘盐食用率均高于 90％。

③在本年度以县(市、区)级为单位统计,碘盐覆盖率介于 80％至 90％区间的县(市、区)有 2 个,分别为平潭县、荔城区,占所有监测县(市、区)比例的 2.4％;碘盐覆盖率小于 80％的县(市、区)有 1 个,为东山县,占所有监测县(市、区)比例的 1.2％。合格碘盐食用率介于 80％至 90％区间的县(市、区)有 2 个,分别为湄洲岛、荔城区,占所有监测县(市、区)比例的 2.4％,合格碘盐食用率低于 80％的县(市、区)有 2 个,分别为平潭县和东山县,占所有监测县(市、区)比例的 2.4％。这些碘盐覆盖率和合格碘盐食用率较低的县(市、区)均分布在我省东南沿海,主要有以下三个方面原因:一是沿海当地不少居民存在认识误区,认为沿海地区日常饮食中有许多海产品,不存在缺碘的危险,在思想上不重视防治碘缺乏;二是这些县(市、区)都有小盐田,当地许多居民习惯到盐场取盐食用,并分送给亲戚朋友,有的盐场虽然已废转多年,但仍有大量的非碘盐库存,严重冲击碘盐市场,干扰碘盐普及;三是有些群众受到一些媒体宣传的影响以及临床医生的误导,超市上放开销售甲亢用盐也是一个重要的原因。

四、存在问题

①厦门市盐业配送中心发现 2 批不合格碘盐,主要是碘盐浓度低于 18 mg/kg。

②部分县(市、区)疾控机构外勤人员责任心不强,在去年通报会上一再强调的情况下,还是不能按照《实施细则》的要求采集居民用户食盐样品,而是分包给村医代为采集,食盐样品的真实性不能得到保证。

③沿海地区食用非碘盐问题依然突出,主要分布在平潭县、荔城区、东山县以及其他部分沿海县(市、区)。

④监测信息反馈和利用不到位。部分县(市、区)在完成碘盐监测任务后,未能及时将碘盐监测结果反馈到相关部门,特别是在监测中发现的非碘盐等问题。

五、建议

①各碘盐生产加工企业要严格把好碘盐生产质量关,要按新碘盐标准浓度组织生产并不断改进措施,保持浓度均匀和稳定,保证合格碘盐的供应。

②各县(市、区)级疾控机构要严格按照《实施细则》的要求采集食盐样品,严禁分包给乡村医生,以保证食盐样品的真实性。

③继续做好碘缺乏病的健康教育工作。在巩固多年工作成果的基础上,联合盐业等相关部门对防治工作薄弱地区采取有针对性的、以健康教育为重点的综合防治措施,使群众全面了解碘缺乏病相关知识,杜绝食用非碘盐,以全面提高我省的碘盐覆盖率和合格碘盐食用率。同时做好盐田废转的后续工作,管理好废转盐田遗留的非碘盐问题,防止当地居民随意取用。关于超市上的甲亢用盐买卖,最好制定一些相应的规则或办法。

④严格按照《实施细则》的要求实施碘盐监测和管理,在监测中发现问题及时反馈,

特别是在监测中发现非碘盐要及时跟踪,并向居民普及碘缺乏病防治知识,切实提高合格碘盐食用率。

第十四节　2016 年福建省碘缺乏病监测报告

为动态观察碘盐新标准执行后我省重点人群碘营养状况,积极推进因地制宜、分类指导和科学补碘的防控策略,按照国家新修订的《全国碘缺乏病监测方案》以及《福建省 2016 年碘缺乏病监测方案》要求,各级疾控机构开展了碘缺乏病监测工作,现将 2016 年福建省碘缺乏病监测结果报告如下。

一、监测范围

三元、永安、明溪、大田、建瓯、延平、邵武、政和、晋安、闽清、长乐、台江、鲤城、南安、永春、石狮、东山、芗城、漳浦、华安、蕉城、霞浦、福鼎、新罗、漳平、武平、荔城、城厢、翔安、集美、平潭综合实验区等 31 个县(市、区)。

二、监测内容

(一)监测人群

监测点居住半年以上常住人口中的 8～10 岁儿童、孕妇。

(二)监测项目

8～10 岁儿童尿碘、盐碘含量和甲状腺肿大、结节情况;孕妇尿碘、盐碘含量。

三、抽样方法

每个监测县(市、区)按东、西、南、北、中划分 5 个抽样片区,在每个片区各随机抽取 1 个乡(镇、街道),其中至少包括 1 个街道,每个乡(镇、街道)各抽取 1 所小学校,每所小学抽取 40 名 8～10 岁非寄宿学生(不足 40 名可在邻近的学校补齐)。每个监测县(市、区)在所抽取的 5 个乡中抽取 20 名孕妇(人数不足可在邻近乡补齐)。

(一)8～10 岁儿童尿碘、盐碘含量检测和甲状腺检查

在上述每个监测乡(镇、街道)随机抽取 1 所小学,在每所小学抽取 40 名 8～10 岁非寄宿学生(年龄均衡、男女各半),采集尿样和学生家中食用盐样,检测尿碘和盐碘含量。采用 B 超法测量甲状腺容积,计算甲状腺肿大率。

（二）孕妇尿碘、盐碘含量检测

每个监测乡（镇、街道）各抽取 20 名孕妇（早、中、晚孕期尽量均衡），采集孕妇尿样和家中食用盐，检测尿碘含量和盐碘含量。

四、监测结果

（一）盐碘

1. 8～10 岁学生家中盐碘监测情况

全省 31 个监测县（市、区）共监测学生家中食盐 6341 份，合格碘盐 5781 份，不合格碘盐 178 份，非碘盐 382 份，碘盐覆盖率为 94.0%，碘盐合格率为 97.0%，合格碘盐食用率为 91.2%，盐碘中位数为 23.2 mg/kg，表明我省以食盐加碘为主的碘缺乏病综合防治措施得到有效落实。但是在市级水平上漳州市、莆田市的碘盐覆盖率、合格碘盐食用率均低于 90%；在县级水平上荔城区、东山县、漳浦县、平潭综合实验区 4 个县（市、区）的碘盐覆盖率和合格碘盐食用率均低于 90%，城厢区、翔安区、建瓯市、政和县合格碘盐食用率低于 90%，提示碘盐防治措施要继续加强不能松懈。

2. 孕妇家中盐碘监测情况

在 31 个监测县（市、区）共监测孕妇家中食盐 3103 份，合格碘盐 2915 份，不合格碘盐 70 份，非碘盐 118 份，盐碘中位数为 23.4 mg/kg。碘盐覆盖率 96.2%，碘盐合格率 97.7%，合格碘盐食用率 93.9%，均达到国家消除碘缺乏病的标准，但漳州市、东山县、平潭综合实验区碘盐覆盖率和合格碘盐食用率均低于 90%。东山县、平潭综合实验区碘盐覆盖率和合格碘盐食用率均在 60% 左右。

（二）尿碘

1. 8～10 岁儿童尿碘

31 个监测县（市、区）共检测 6341 份尿样，尿碘中位数为 187.3 $\mu g/L$，其中尿碘含量 100 $\mu g/L$ 以下的比率为 20.0%，50 $\mu g/L$ 以下的比率为 6.1%，各监测县（市、区）的尿碘中位数均在 100～200 $\mu g/L$ 之间，表明总体上学生的碘营养水平处于适宜状态。

2. 孕妇尿碘

31 个监测县（市、区）共检测 3103 份孕妇尿样，尿碘中位数为 125.8 $\mu g/L$，31 个监测县除了华安县、三元区、明溪县、大田县尿碘中位数大于 150 $\mu g/L$ 外，其他各县（市、区）均低于 150 $\mu g/L$，提示我省孕妇碘营养处于不足状态，必须引起高度的重视。

（三）甲状腺检查情况

1. 8～10 岁儿童甲状腺肿大情况

采用 B 超法测量甲状腺容积，共检测 8～10 岁学生 6341 名，甲状腺肿大 237 人，甲状腺肿大率为 3.7%。表明我省在总体水平上，儿童的甲肿率降到国家消除碘缺乏病标准的水平上。但是在市级水平上，福州市儿童的甲肿率大于 5%，台江区、晋安区、长乐市、闽清县、东山县、漳浦县、华安县、三元区、永安市、蕉城区 10 个县（市、区）儿童的甲肿率均大于 5%，与往年相比病情有所反弹，必须高度重视。

2. 8～10 岁儿童甲状腺结节检出情况

共检测 6341 名 8～10 岁学生，检出甲状腺结节 737 人，甲状腺结节检出率为 11.6%。其中厦门市和平潭综合实验区学生甲状腺结节检出率最高，分别为 20.0% 和 20.3%，具体原因还要进一步研究。

五、存在的主要问题

①我省在省级水平上碘盐覆盖率、碘盐合格率及合格碘盐食用率均达到碘缺乏病消除指标，但漳州、莆田 2 市碘盐覆盖率和合格碘盐食用率均低于 90%，荔城、翔安、东山、漳浦、平潭等县（市、区）碘盐覆盖率和合格碘盐食用率均低于 90%，特别是东山县、平潭综合实验区碘盐覆盖率和合格碘盐食用率较低；往年合格碘盐食用率较高的建瓯市和政和县今年的合格碘盐食用率也低于 90%。

②碘盐浓度调整后，我省 8～10 岁儿童尿碘中位数大多在 100～200 μg/L 之间，说明 8～10 岁儿童碘营养状况是适宜的。但是孕妇的尿碘水平均未达到 150 μg/L，存在碘营养不足的情况。儿童的甲肿率总体上降到 5% 以下，达到消除碘缺乏病的目标，但福州市的甲肿率＞5%，台江、晋安、长乐、闽清、东山、漳浦、华安、三元、永安、蕉城等 10 个县（市、区）甲肿率均大于 5%，病情出现反弹。

③全省学生甲状腺结节检出率为 11.6%，但厦门市和平潭综合实验区儿童的甲状腺结节检出率在 20% 以上。

六、下一步工作建议

①围绕持续消除碘缺乏危害、使人群碘营养水平总体保持在适宜状态的工作目标，加强碘盐质量和食用情况监测，要积极协调配合各有关部门，认真履行职责，依法做好碘盐生产、流通、销售等环节的质量监管工作，减少非碘盐的冲击。

②进一步提高碘盐和碘营养水平监测工作质量。各地要严格按照国家和省碘缺乏病监测方案开展碘缺乏病监测工作，认真落实各项技术规范，强化质量控制，切实提高采样点选择、样品采集、实验室检测、数据汇总、信息上报等各个环节工作质量。市级要加强对所辖县级监测的技术指导和工作督导，做好样品复核，及时发现问题并予纠正，确保监测数据及时、准确、可靠。

③进一步加大重点地区碘缺乏病防控措施落实力度。要将 2016 年在监测中发现的不合格碘盐、无碘盐情况及时向有关部门通报。开展碘缺乏病防治知识健康教育，确保各项指标不反弹，巩固地方病防治成果。

④今后要进一步研究、探讨甲状腺结节发生的影响因素，为预防甲状腺结节的发生提供帮助。

第十五节　2017年度福建省生活饮用水水碘、水氟含量报告

为贯彻落实《"十三五"全国地方病防治规划》《福建省盐业体制改革实施方案》和《国家卫生计生委办公厅关于开展全国生活饮用水水碘含量调查工作的通知》要求,逐步查明各地生活饮用水水碘、水氟含量,绘制全省生活饮用水水碘、水氟含量分布地图,采取针对性防治措施和科学调整干预策略提供依据,2017年福建省各级疾控机构,第一轮以乡(镇、街道)为单位开展调查,第二轮对水碘中位数大于 10 $\mu g/L$ 的乡(镇、街道)以行政村(居委会)为单位开展调查。现将调查结果报告如下。

一、内容与方法

(一)监测范围

83 个县(市、区)及平潭综合实验区。

(二)监测内容及方法

1.以乡(镇、街道)为单位开展生活饮用水水碘、水氟含量调查

如调查乡(镇、街道)为统一集中供水,调查该供水工程运行情况,采集 1 份末梢水水样测定水碘、水氟含量(每份水样进行 2 次平行测定,计算平均值),同时调查乡(镇、街道)常住人口数,记录乡中心地理位置(经度和纬度)。

如调查乡(镇、街道)为部分集中供水,将每个乡(镇、街道)分成东、西、南、北、中 5 个片区,在每个片区随机抽取 1 个行政村,集中供水行政村采集 1 份末梢水水样测定水碘、水氟含量(每份水样进行 2 次平行测定,计算平均值);分散供水行政村按东、西、南、北、中各随机抽取 1 口井,少于 5 口井则全部抽取,每口井采集 1 份水样测定水碘、水氟含量,并调查乡(镇、街道)常住人口数,分散供水方式、井深,行政村(居委会)中心地理位置。

如调查乡(镇、街道)全部为分散供水,将每个乡(镇、街道)分成东、西、南、北、中 5 个片区,在每个片区分别随机抽取 1 个行政村,每个行政村按东、西、南、北、中各随机抽取 1 口井,少于 5 口井则全部抽取,每口井采集 1 份水样测定水碘、水氟含量,并调查乡(镇、街道)常住人口数,分散供水方式、井深,行政村(居委会)中心地理位置。

2.以行政村(居委会)为单位进行生活饮用水水碘调查

在上一轮轮调查中,水碘中位数大于 10 $\mu g/L$ 的乡(镇、街道)将进行第二轮以行政村(居委会)为单位的进一步调查。

如调查行政村(居委会)为集中供水,调查该供水工程运行情况,并仅采集 1 份末梢

水水样测定水碘含量(每份水样进行 2 次平行测定,计算平均值),并调查行政村(居委会)常住人口数,记录行政村中心地理位置(记录经度和纬度)。

如调查行政村(居委会)为分散供水,将每个村分成东、西、南、北、中 5 个片区,每个片区分别随机抽取 2 口井,少于 10 口井则全部抽取,每口井采集 1 份水样测定水碘含量,并调查行政村(居委会)常住人口数,分散供水方式、井深、行政村中心地理位置。

(三)质量控制

1.人员培训

(1)调查方案培训

通过对各级调查相关人员的逐级培训,确保调查方法统一、技术规范和协调有序。

(2)调查技术培训

水碘、水氟检测数据录入技术由省级统一组织培训,受训人员考核合格后,方可上岗。

2.督导

省疾病预防控制中心对调查工作进行科学化、规范化和制度化的管理,对不少于10%的县(市、区)进行现场督导,及时发现和纠正存在的问题。督导的重点是执行方案的一致性、样本采集的规范性、检测技术的准确性、资料收集的可靠性和完整性、报告与反馈的及时性、信息利用的有效性。

3.实验室检测

承担水碘、水氟检测任务的实验室,须分别经中国疾病预防控制中心国家碘缺乏病参照实验室、中国疾病预防控制中心地方病控制中心外质控考核合格后,方可开展实验室检测工作。

各设区市和平潭综合实验区疾病预防控制中心所检测的水样应妥善保存。省疾病预防控制中心对不少于 5%的水样检测结果进行随机抽检复核。

(四)水样采集保存与检测方法

1.水样采集与保存

采用生活饮用水标准检验方法进行采集及保存(GB/T 5750.2—2023)。

2.水碘检测方法

采用中国疾病预防控制中心国家碘缺乏病参照实验室推荐的"适合缺碘及高碘地区水碘检测的方法"。由于我省大部分地区属于外环境缺碘地区,在检测水样时,各检测单位先使用低浓度水碘的测定方法进行检测,有超过检测范围的样品再依次使用中浓度水碘和高浓度水碘的测定方法进行检测。

3.水氟检测方法

采用《生活饮用水标准检验方法 无机非金属指标》(GB/T 5750.5—2006)中氟化物的测定方法进行检测。

二、调查结果

(一)水碘调查结果

1.以乡(镇、街道)为单位开展饮用水水碘调查

在全省共 1103 个乡(镇、街道)开展饮用水水碘调查,共抽取 5713 个村,采集水样 18251 份。全省水碘中位数为 2.2 μg/L。水碘中位数大于 100 μg/L 的乡(镇、街道)个数为 0 个;水碘中位数为 50～100 μg/L 的乡(镇、街道)有 1 个,即福建省泉州市晋江市青阳街道;水碘中位数在 10～50 μg/L 的乡(镇、街道)有 88 个,主要分布在泉州和漳州地区。全省有 219 个乡(镇、街道)是集中式供水,884 个乡(镇、街道)是分散式供水。乡镇集中式供水方式水碘中位数为 4.9 μg/L,乡镇分散式供水方式的水碘中位数为 1.0 μg/L,混合式供水方式的水碘中位数为 2.0 μg/L。其中,以泉水为饮用水水源的水碘中位数为 1.1 μg/L,以河水为饮用水水源的水碘中位数为 0.8 μg/L,以井水为饮用水水源的水碘中位数为 4.7 μg/L。内陆地区水碘中位数为 0.9 μg/L,沿海地区水碘中位数为 4.0 μg/L。

2.第二轮以行政村(居委会)为单位进行生活饮用水水碘调查

以行政村(居委会)为单位,对水碘中位数大于 10 μg/L 的乡(镇、街道)进行的生活饮用水水碘调查共有 1143 个村参与,541 个行政村(居委会)是集中式供水,602 个行政村(居委会)是分散式供水[以井水为饮用水水源的有 297 个行政村(居委会),以泉水为饮用水水源的有 27 个行政村(居委会),以其他饮用水为水源的有 278 个行政村(居委会)],共采集水样 7156 份。水碘中位数大于 100 μg/L 的行政村(居委会)为 0 个;水碘中位数为 50～100 μg/L 的行政村(居委会)有 44 个,分布在泉州、漳州、莆田、平潭综合实验区;水碘中位数在 10～50 μg/L 的行政村(居委会)有 685 个,主要分布在泉州、漳州、福州等地区。

(二)水氟调查结果

以乡(镇、街道)为单位,共对 1103 个乡(镇、街道)进行水氟调查,共测水氟水样 18251 份。水氟均数最大值为 0.90 mg/L。未发现大型集中式供水水氟值大于 1.0 mg/L。以行政村(居委会)为单位,水氟均数大于 1.2 mg/L 的有 2 个村,分别是福建省莆田市仙游县象溪乡菜溪村(2.50 mg/L)和福建省泉州市惠安县黄塘镇下坂村(1.23 mg/L)。

(三)督导情况

省疾控中心对全省 9 个设区市和平潭综合实验区疾控中心以及长乐、福清、连江等 41 个县(市、区)级疾控机构的生活饮用水水碘、水氟含量调查的质量开展督导工作,复核水样 1100 份。

三、主要结论

①以乡(镇、街道)为单位,共对 1103 个乡(镇、街道)开展饮用水水碘调查,水碘中位数大于 100 μg/L 的乡(镇)个数为 0 个,水碘中位数为 50～100 μg/L 的乡(镇、街道)有 1 个,水碘中位数在 10～50 μg/L 的乡(镇、街道)有 88 个。

②在水碘中位数大于 10 μg/L 的乡(镇、街道)中,有 1143 个村进行了以行政村(居委会)为单位进行生活饮用水水碘调查,采集水样 7156 份。水碘中位数大于 100 μg/L 的行政村(居委会)为 0 个,水碘中位数为 50～100 μg/L 的行政村(居委会)有 44 个,水碘中位数在 10～50 μg/L 的行政村(居委会)有 685 个。

③以乡(镇、街道)为单位,共对 1103 个乡(镇、街道)进行水氟调查,共测水氟水样 18251 份。乡(镇、街道)水氟均数最大值为 0.90 mg/L。未发现大型集中式供水水氟值大于 1.0 mg/L。以行政村(居委会)为单位,水氟均数大于 1.2 mg/L 的有 2 个村。

第十六节　2017 年福建省碘缺乏病监测报告

为持续动态观察新标准碘盐执行后我省重点人群碘营养状况,积极推进因地制宜、分类指导和科学补碘的防控策略,按照省卫生计生委修订的《全国碘缺乏病监测方案》以及《2017 年度福建省地方病防治项目技术实施方案》要求,各级疾控机构开展了碘缺乏病监测工作,现将 2017 年福建省碘缺乏病监测结果报告如下。

一、监测范围

全省 84 个县(市、区)(以下简称监测县)。

二、监测内容

(一)监测人群

在监测点居住半年以上的常住人口中的 8～10 岁儿童、孕妇。

(二)监测项目

8～10 岁儿童尿碘、盐碘含量和甲状腺肿大、结节情况;孕妇尿碘、盐碘含量。

三、抽样方法

每个监测县按东、西、南、北、中划分 5 个抽样片区,在每个片区各随机抽取 1 个乡

（镇、街道），其中至少包括 1 个街道，每个乡（镇、街道）各抽取 1 所小学，每所小学抽取 40 名 8～10 岁非寄宿学生（不足 40 名可在邻近的学校补齐）。每个监测县在所抽取的 5 个乡（镇、街道）中抽取 20 名孕妇（人数不足可在邻近监测点补齐）。

（一）8～10 岁儿童尿碘、盐碘含量检测和甲状腺检查

在上述每个监测乡（镇、街道）随机抽取 1 所小学，每所小学抽取 40 名 8～10 岁非寄宿学生（年龄均衡、男女各半），采集尿样和学生家中食用盐样，检测尿碘和盐碘含量。采用 B 超法测量甲状腺容积，计算甲状腺肿大率。

（二）孕妇尿碘、盐碘含量检测

每个监测乡（镇、街道）各抽取 20 名孕妇（早、中、晚孕期尽量均衡），采集孕妇尿样和家中食用盐，检测尿碘含量和盐碘含量。

四、监测结果

（一）盐碘

1. 8～10 岁学生家中盐碘监测情况

在全省 84 个监测县中共检测学生家中食盐 17376 份，非碘盐 604 份，碘盐 16772 份，合格碘盐 16349 份，不合格碘盐 423 份，碘盐覆盖率为 96.5%，合格碘盐食用率为 94.1%，盐碘中位数为 23.7 mg/kg，在省级和地市级水平上均达到国家消除碘缺乏病的标准。但在县级水平上平潭综合实验区、荔城区、南安市、东山县的碘盐覆盖率和合格碘盐食用率均低于 90%，鼓楼区、台江区、漳浦县、古田县、武夷山市合格碘盐食用率低于 90%。碘盐覆盖率介于 80% 至 90% 区间的有 1 个，为南安市，占所有监测县的 1.2%；碘盐覆盖率小于 80% 的有 3 个，分别为平潭综合实验区、荔城区、东山县，占所有监测县的 3.6%；合格碘盐食用率介于 80% 至 90% 区间的有 6 个，分别为鼓楼区、台江区、南安市、漳浦县、古田县、武夷山市，占所有监测县的 7.1%；合格碘盐食用率低于 80% 的有 3 个，分别为平潭综合实验区、荔城区、东山县，占所有监测县的 3.6%。

2. 孕妇家中盐碘监测情况

在 84 个监测县中共检测孕妇家中食盐 8535 份，非碘盐 222 份，碘盐份数 8313 份，合格碘盐 8153 份，不合格碘盐 160 份，盐碘中位数为 23.8 mg/kg。碘盐覆盖率为 97.4%，合格碘盐食用率为 95.5%，在省级和地市级水平上均达到国家消除碘缺乏病的标准。在县级水平上，平潭综合实验区、仓山区、惠安县的碘盐覆盖率和合格碘盐食用率均均低于 90%，鼓楼区、鲤城区、漳浦县、东山县合格碘盐食用率低于 90%。碘盐覆盖率介于 80% 至 90% 区间的有 2 个，分别为仓山区和惠安县，占所有监测县的 2.4%；碘盐覆盖率小于 80% 的有 1 个，为平潭综合实验区，占所有监测县的 1.2%；合格碘盐食用率介于 80% 至 90% 区间的有 6 个，分别为鼓楼区、仓山区、鲤城区、惠安县、漳浦县及东山县，占所有监测县的 7.1%；合格碘盐食用率低于 80% 的有 1 个，为平潭综合实

验区,占所有监测县的 1.2%

(二)尿碘

1. 8～10 岁儿童尿碘

84 个监测县共检测 17367 份尿样,尿碘中位数为 180.0 μg/L,其中尿碘含量为 100 μg/L 以下的比率为 21.0%,50 μg/L 以下的比率为 6.7%,在省级水平上达到国家消除碘缺乏病的标准。在市级水平上,南平市、龙岩市和三明市尿碘中位数为 200～300 μg/L,碘营养水平处于超适宜状态;其余 6 个设区市尿碘中位数为 100～200 μg/L,碘营养水平处于适宜状态。在县级水平上,鼓楼区、晋安区、长乐市、集美区、鲤城区、石狮市、晋江市、华安县、柘荣县、福鼎市、延平区、浦城县、松溪县、政和县、武夷山市、建瓯市、新罗区、永定区、上杭县、武平县、连城县、漳平市、梅列区、三元区、明溪县、大田县、尤溪县、沙县、建宁县及永安市共 30 个监测县尿碘中位数为 200～300 μg/L,碘营养水平处于超适宜状态,占所有监测县的 35.7%;其余 54 个监测县尿碘中位数为 100～200 μg/L,碘营养水平处于适宜状态,占所有监测县的 64.3%。

2. 孕妇尿碘

在 84 个监测县中共检测 8535 份孕妇尿样,尿碘中位数为 132.0 μg/L,在省级水平上尚未达到国家消除碘缺乏病的现有标准。在市级水平上,除南平市尿碘中位数为 171.5 μg/L 外,其余 8 个设区市尿碘中位数均低于 150 μg/L,尤其是漳州市,尿碘中位数为 99.4 μg/L,低于 100 μg/L。在县级水平上,鼓楼区、台江区、晋安区、集美区、鲤城区、丰泽区、德化县、石狮市、晋江市、华安县、柘荣县、大田县、尤溪县、漳平市、延平区、顺昌县、浦城县、松溪县、政和县、邵武市、武夷山市、建瓯市及建阳区共 23 个监测县尿碘中位数为 150～250 μg/L,占所有监测县的 27.4%;平潭综合实验区、涵江区、秀屿区、惠安县、云霄县、诏安县、漳浦县、东山县、平和县及龙海市共 10 个监测县尿碘中位数小于 100 μg/L,占所有监测县的 11.9%;其余 51 个县尿碘中位数为 100～150 μg/L,占所有监测县的 60.7%。这表明我省孕妇碘营养仍然处于不足状态,应引起高度的重视。

(三)甲状腺检查情况

8～10 岁儿童甲状腺肿大情况:采用 B 超法测量甲状腺容积,共检测 8～10 岁学生 17376 名,甲状腺肿大 392 人,甲状腺肿大率为 2.3%。表明我省在总体水平上,儿童的甲肿率持续保持在国家消除碘缺乏病标准。在市级水平上,全省 9 个设区市儿童的甲肿率均低于 5%;但在县级水平上,涵江区、古田县、芗城区及洛江区 4 个监测县儿童的甲肿率均大于 5%,占所有监测县的 4.8%。

五、存在的主要问题

①我省在省级和市级水平上碘盐覆盖率和合格碘盐食用率均达到碘缺乏病消除指

标,但平潭综合实验区、荔城区、南安市及东山县的碘盐覆盖率和合格碘盐食用率均低于90%,漳浦县合格碘盐食用率低于90%,内陆县包括鼓楼区、台江区、古田县及武夷山市本年度合格碘盐食用率低于90%。

②新标准碘盐执行后,我省8～10岁儿童尿碘中位数在100～200 $\mu g/L$ 之间,说明8～10岁儿童碘营养水平是适宜的。相较于2016年度,南平市、龙岩市和三明市3市及鼓楼区、晋安区及长乐市等23个监测县儿童碘营养水平处于超适宜状态。孕妇的尿碘水平低于150 $\mu g/L$,存在碘营养不足。儿童甲肿率总体上持续降到5%以下,在省级和市级水平上达到消除碘缺乏病目标,而涵江区、古田县、芗城区及洛江区的儿童甲肿率均大于5%,应引起重视。

六、下一步工作建议

①围绕持续消除碘缺乏危害、使人群碘营养水平总体保持在适宜状态的工作目标,加强碘盐质量和食用情况监测,要积极协调配合各有关部门,认真履行职责,依法做好碘盐生产、流通、销售等环节的质量监管工作,减少非碘盐的冲击。

②进一步提高碘盐和碘营养水平监测工作质量。各地要严格按照国家和省碘缺乏病监测方案开展碘缺乏病监测工作,认真落实各项技术规范,强化质量控制,切实提高采样点选择、样品采集、实验室检测、数据汇总、信息上报等各个环节工作质量。市级要加强对所辖县级监测的技术指导和工作督导,做好样品复核,及时发现问题并予纠正,确保监测数据及时、准确、可靠。

③进一步加大重点地区碘缺乏病防控措施落实力度。要将2017年在监测中发现的不合格碘盐、无碘盐情况及时向有关部门通报。开展碘缺乏病防治知识健康教育,巩固地方病防治成果。

第十七节　　2018年福建省碘缺乏病监测报告

为持续动态观察新标准碘盐执行后我省重点人群碘营养状况,积极推进因地制宜、分类指导和科学补碘的防控策略,按照国家卫生计生委修订的《全国碘缺乏病监测方案》以及《2018年度福建省地方病防治项目技术实施方案》要求,组织开展了碘缺乏病监测工作,现将2018年福建省碘缺乏病监测结果报告如下。

一、监测范围

全省83个县(市、区)及平潭综合实验区(以下简称监测县)。

二、监测内容

（一）监测人群

在监测点居住半年以上的常住人口中的 8～10 岁儿童、孕妇。

（二）监测项目

8～10 岁儿童尿碘、盐碘含量和甲状腺肿大情况；孕妇尿碘、盐碘含量。

三、抽样方法

每个监测县按东、西、南、北、中划分 5 个抽样片区，在每个片区各随机抽取 1 个乡（镇、街道），其中至少包括 1 个街道，每个乡（镇、街道）各抽取 1 所小学，每所小学抽取 40 名 8～10 岁非寄宿学生（不足 40 名可在邻近的学校补齐）。每个监测县在所抽取的 5 个乡（镇、街道）中抽取 20 名孕妇（人数不足可在邻近监测点补齐）。

（一）8～10 岁儿童尿碘、盐碘含量检测和甲状腺检查

在上述每个监测乡（镇、街道）随机抽取 1 所小学，每所小学抽取 40 名 8～10 岁非寄宿学生（年龄均衡、男女各半），采集尿样和学生家中食用盐样，检测尿碘和盐碘含量。采用 B 超法测量甲状腺容积，计算甲状腺肿大率。

（二）孕妇尿碘、盐碘含量检测

每个监测乡（镇、街道）各抽取 20 名孕妇（早、中、晚孕期尽量均衡），采集孕妇尿样和家中食用盐，检测尿碘含量和盐碘含量。

四、碘缺乏病消除评价标准

按照《重点地方病控制和消除评价办法》开展碘缺乏病消除评价，技术指标按照下列条件进行判定：①8～10 岁儿童尿碘中位数 $\geqslant100$ μg/L，且尿碘水平 <50 μg/L 的比例不超过 20%；孕妇尿碘中位数 $\geqslant150$ μg/L（连续 2 年以上居民户合格碘盐食用率达 90% 以上且 8～10 岁儿童尿碘中位数 $\geqslant100$ μg/L 的地区，孕妇尿碘中位数 $\geqslant100$ μg/L）。②8～10 岁儿童甲状腺肿大率 $<5\%$。③居民户合格碘盐食用率 $>90\%$。

五、监测结果

（一）盐碘

1.8～10 岁学生家中盐碘监测情况

在全省 84 个监测县中共检测学生家中食盐 17609 份，非碘盐 819 份，碘盐 16790

份,合格碘盐 16422 份,不合格碘盐 368 份,碘盐覆盖率为 95.3%,合格碘盐食用率为 93.3%,盐碘中位数为 23.7 mg/kg,加碘盐变异系数为 15.1%,在省级水平上达到国家消除碘缺乏病的标准。但在市级水平上,福州市合格碘盐食用率低于 90%,莆田市碘盐覆盖率和合格碘盐食用率均低于 90%;在县级水平上,平潭综合实验区、鼓楼区、台江区、晋安区、荔城区、惠安县、南安市、漳浦县、东山县的碘盐覆盖率和合格碘盐食用率均低于 90%,涵江区合格碘盐食用率低于 90%。

2.孕妇家中盐碘监测情况

在全省 84 个监测县中共检测孕妇家中食盐 8538 份,非碘盐 371 份,碘盐份数 8167 份,合格碘盐 8002 份,不合格碘盐 165 份,盐碘中位数为 23.7 mg/kg。碘盐覆盖率为 95.7%,合格碘盐食用率为 93.7%,加碘盐变异系数为 13.2%,在省级和地市级水平上均达到国家消除碘缺乏病的标准。在县级水平上,平潭综合实验区、鼓楼区、晋安区、闽侯县、荔城区、鲤城区、惠安县、漳浦县、东山县、霞浦县的碘盐覆盖率和合格碘盐食用率均低于 90%,马尾区、秀屿区、丰泽区、柘荣县、古田县合格碘盐食用率低于 90%。

(二)尿碘

1.8~10 岁儿童尿碘

在 84 个监测县中共检测 17609 份尿样,尿碘中位数为 177.6 μg/L,其中尿碘含量 100 μg/L 以下的比率为 21.8%,50 μg/L 以下的比率为 6.5%,在省级和市级水平上均达到国家消除碘缺乏病的标准。在县级水平上,仙游县尿碘中位数为 97.5 μg/L,处于碘不足状态,占所有监测县的 1.2%,未达到消除碘缺乏病目标;其余 83 监测县尿碘中位数均 ≥100 μg/L,占所有监测县的 98.8%。

2.孕妇尿碘

在全省 84 个监测县中共检测 8538 份孕妇尿样,尿碘中位数为 128.9 μg/L,在省级水平上尚未达到国家消除碘缺乏病的标准。在市级水平上,除南平市尿碘中位数为 167.2 μg/L 外,其余 8 个设区市尿碘中位数均低于 150 μg/L,尤其是莆田市,其尿碘中位数为 96.2 μg/L,低于 100 μg/L。在县级水平上,仓山区、马尾区、丰泽区、德化县、石狮市、武平县、延平区、光泽县、政和县、邵武市、武夷山市、建瓯市、三元区、明溪县及永安市等 15 个监测县尿碘中位数为 150~250 μg/L,占所有监测县的 17.9%;平潭综合实验区、荔城区、仙游县、惠安县、云霄县、诏安县、平和县、福安市等 8 个监测县尿碘中位数小于 100 μg/L,占所有监测县的 9.5%,未达到消除碘缺乏病目标;其余 61 个监测县孕妇尿碘中位数为 100~150 μg/L,而连续 2 年以上居民户合格碘盐食用率达 90% 以上且 8~10 岁儿童尿碘中位数 ≥100 μg/L,这表明我省孕妇碘营养仍然处于不足状态,应引起高度的重视。

(三)甲状腺检查情况

8~10 岁儿童甲状腺肿大情况:采用 B 超法测量甲状腺容积,共检测 8~10 岁儿童 17609 名,甲状腺肿大 269 人,甲状腺肿大率为 1.5%。表明我省在总体水平上,儿童的甲肿率持续保持在国家消除碘缺乏病标准。在市级水平上,全省 9 个设区市儿童的甲肿率均低于 5%;但在县级水平上,云霄县儿童甲肿率为 5%,占所有监测县的 1.2%,提示云霄县未达到消除碘缺乏病目标。

六、结论

我省在省级水平上持续保持消除碘缺乏病状态,儿童碘营养总体保持适宜水平,而孕妇存在轻度碘营养不足。按照《碘缺乏病消除评价办法》,以县级为单位,若仅考虑儿童碘营养情况,我省仅有 85.7% 的县(市、区)继续保持消除碘缺乏病消除状态,而平潭综合实验区、鼓楼区、台江区、晋安区、荔城区、涵江区、惠安县、南安市、漳浦县、东山县、云霄县及仙游县 12 个县(市、区)未达到碘缺乏病消除目标;若同时考虑孕妇尿碘水平,我省仅有 82.1% 的县(市、区)继续保持消除碘缺乏病消除状态,而平潭综合实验区、鼓楼区、台江区、晋安区、荔城区、涵江区、惠安县、南安市、漳浦县、东山县、云霄县、仙游县、诏安县、平和县及福安市 15 个县(市、区)未达到碘缺乏病消除目标。

七、存在的主要问题

①平潭综合实验区、荔城区、仙游县、惠安县、云霄县、诏安县、平和县及福安市 8 个县(市、区),以及莆田市孕妇尿碘中位数<100 μg/L,可能原因为:一是孕妇食用非碘盐或者不合格碘盐;二是孕妇妊娠期低盐饮食;三是采样环节或者实验室检测存在问题。

②平潭综合实验区、鼓楼区、台江区、晋安区、荔城区、涵江区、惠安县、南安市、漳浦县及东山县 10 个县(市、区)合格碘盐食用率低于 90%。其可能原因为:一是非碘盐冲击当地盐业市场;二是当地居民存在认识误区,认为膳食中有许多海产品,不存在缺碘危险,在思想上不重视碘缺乏病防治;三是食盐种类的多样,碘盐的加碘方式及形式的不同也会增加检测难度,影响检测准确性。

八、下一步工作建议

①按照《"十三五"全国地方病防治规划》及《地方病防治专项三年攻坚行动方案(2018—2020 年)》要求,今后我省应继续坚持"因地制宜、分类指导、科学补碘"的原则,实施以食盐加碘为主的综合防控策略,继续开展以县(市、区)为单位的碘缺乏病监测,到 2020 年我省能够实现 100% 以上的县(市、区)保持消除碘缺乏病危害状态以及人群碘营养总体保持适宜水平的目标。

②加强食盐行业管理和安全监管,确保全省合格碘盐覆盖率、食用率保持在 90% 以上。继续落实食盐加碘策略,保障合格碘盐市场供给;进一步规范食盐市场,加强食盐质量安全监管,加大对销售私盐、不合格碘盐等违法犯罪行为的查处打击力度,防止私盐、不合格碘盐等冲击碘盐市场,对碘缺乏病防治工作造成不良影响;要及时追踪监测中发现的私盐、不合格碘盐并向有关部门通报情况。

③进一步提高碘缺乏病监测工作质量。各地要严格按照国家和省碘缺乏病监测方案开展碘缺乏病监测工作,认真落实各项技术规范,强化质量控制,切实提高采样点选择、样品采集、实验室检测、数据汇总、信息上报等各个环节工作质量。市级要加强对所辖县级监测的技术指导和工作督导,做好样品复核,及时发现问题并予纠正,确保监测数据及时、准确、可靠。县级部门要将每年的监测报告通报相关部门,并上报县级人民政府。县级人民政府要根据监测报告所反映出的问题及时采取有效的干预措施。

第十八节　2019 年福建省碘缺乏病监测报告

为持续动态观察新标准碘盐执行后我省重点人群碘营养状况,积极推进因地制宜、分类指导和科学补碘的防控策略,根据国家卫生健康委等十部门制定的《地方病防治专项三年攻坚行动方案(2018—2020 年)》相关要求,组织开展了福建省 2019 年碘缺乏病监测工作,现将监测结果报告如下。

一、监测范围

全省 83 个县(市、区)及平潭综合实验区(以下简称监测县)。

二、监测内容

(一)监测人群

在监测点居住半年以上的常住人口中的 8～10 岁儿童、孕妇。

(二)监测项目

8～10 岁儿童尿碘、盐碘含量和甲状腺肿大情况;孕妇尿碘、盐碘含量。

三、抽样方法

每个监测县按东、西、南、北、中划分 5 个抽样片区,在每个片区各随机抽取 1 个乡(镇、街道),其中至少包括 1 个街道,每个乡(镇、街道)各抽取 1 所小学,每所小学抽取 40 名 8～10 岁非寄宿学生(不足 40 名可在邻近的学校补齐)。每个监测县在所抽取的 5 个乡(镇、街道)中抽取 20 名孕妇(人数不足可在邻近监测点补齐)。

(一)8～10 岁儿童尿碘、盐碘含量检测和甲状腺检查

在上述每个监测乡(镇、街道)随机抽取 1 所小学,在每所小学抽取 40 名 8～10 岁非寄宿学生(年龄均衡、男女各半),采集尿样和学生家中食用盐样,检测尿碘和盐碘含

量。采用 B 超法测量甲状腺容积,计算甲状腺肿大率。

(二)孕妇尿碘、盐碘含量检测

每个监测乡(镇、街道)各抽取 20 名孕妇(早、中、晚孕期尽量均衡),采集孕妇尿样和家中食用盐,检测尿碘含量和盐碘含量。

四、碘缺乏病消除评价标准

碘缺乏病消除评价内容及判定标准参考《重点地方病控制和消除评价办法(2019版)》。

五、监测结果

(一)8～10 岁儿童病情监测情况

1.家中盐碘监测情况

在全省 84 个监测县中共检测儿童家中食用盐 17483 份,非碘盐 899 份,碘盐 16584份,合格碘盐 16205 份,不合格碘盐 379 份,碘盐覆盖率为 94.9%,合格碘盐食用率为92.7%,盐碘中位数为 24.1 mg/kg,加碘盐变异系数为 17.3%。在市级水平上,福州市合格碘盐食用率为 89.9%,小于 90%,其余 8 个设区市合格碘盐食用率范围为90.5%～99.5%,均大于 90.0%。在县级水平上,平潭综合实验区、东山县、荔城区、鼓楼区、台江区、福安市、漳浦县、思明区 8 个监测县合格碘盐食用率分别为 21.2%、64.0%、70.8%、79.0%、80.1%、83.5%、85.0%、86.7%,均小于 90%;其余 76 个监测县合格碘盐食用率范围为 90.0%～100%,均大于或等于 90%。

2.尿碘

在 84 个监测县中共检测 17483 份尿样,尿碘中位数为 175.6 $\mu g/L$,其中尿碘含量100 $\mu g/L$ 以下的比率为 21.9%,50 $\mu g/L$ 以下的比率为 7.5%。在市级水平上,龙岩市和三明市尿碘中位数分别为 202.3 $\mu g/L$ 和 232.3 $\mu g/L$,处于碘超适宜水平;其余 7 个设区市尿碘中位数范围为 121.8～197.7 $\mu g/L$,均在 100～199 $\mu g/L$ 范围内,处于碘适宜水平。在县级水平上,全省 84 个监测县尿碘中位数范围为 105.9～276.0 $\mu g/L$,均大于 100 $\mu g/L$;其中上杭县、惠安县、建瓯市、延平区、浦城县、晋江市、明溪县、宁化县、建宁县、石狮市、政和县、大田县、尤溪县、永春县、将乐县、鼓楼区、仓山区、武夷山市、梅列区、丰泽区、长汀县、沙县、三元区、德化县、武平县、清流县、永安市 27 个监测县尿碘中位数范围为 200.2～276.0 $\mu g/L$,均大于 200 $\mu g/L$,处于碘超适宜水平;其余 57 个县尿碘中位数范围为 105.9～193.3 $\mu g/L$,均大于 100 $\mu g/L$ 小于 200 $\mu g/L$,处于碘适宜水平。

3.甲状腺检查情况

8～10 岁儿童甲状腺肿大情况:采用 B 超法测量甲状腺容积,共检测 8～10 岁儿童

17483 名,甲状腺肿大 272 人,甲状腺肿大率为 1.6%。全省 84 个监测县儿童甲肿率范围为 0.0%~4.5%,均低于 5%。

(二)孕妇病情监测情况

1.家中盐碘监测情况

在全省 84 个监测县中共检测孕妇家中食用盐 8554 份,非碘盐 373 份,碘盐份数 8181 份,合格碘盐 8045 份,不合格碘盐 136 份,盐碘中位数为 24.2 mg/kg,碘盐覆盖率为 95.6%,合格碘盐食用率为 94.0%,加碘盐变异系数为 10.6%。在市级水平上,9 个设区市合格碘盐食用率范围为 90.0%~98.0%,均大于 90%。在县级水平上,平潭综合实验区、台江区、福安市、晋安区、鼓楼区、漳浦县、古田县、城厢区、仓山区、闽侯县 10 个县合格碘盐食用率分别为 31.4%、71.0%、81.0%、83.0%、84.0%、86.0%、87.1%、88.0%、88.0%、89.0%,均低于 90%;其余 74 个县合格碘盐食用率范围为 90.0%~100.0%,均大于或等于 90.0%。

2.尿碘

在全省 84 个监测县中共检测 8554 份孕妇尿样,尿碘中位数为 135.1 $\mu g/L$。在市级水平上,除泉州市和三明市尿碘中位数分别为 152.7 和 166.8 $\mu g/L$ 外,其余 7 个设区市尿碘中位数均大于 100 $\mu g/L$ 小于 150 $\mu g/L$。在县级水平上,秀屿区、平和县、龙海市、古田县、诏安县 5 个县尿碘中位数范围为 76.2~98.4 $\mu g/L$,处于中度碘缺乏水平;翔安区、梅列区、台江区、延平区、鼓楼区、漳平市、尤溪县、武夷山市、明溪县、鲤城区、晋江市、石狮市、长汀县、大田县、永泰县、安溪县、仓山区、武平县、德化县、清流县、永春县、将乐县、永安市、三元区 24 个县尿碘中位数范围为 150.1~222.5 $\mu g/L$,处于碘适宜水平;其余 55 个县尿碘中位数范围为 101.3~148.9 $\mu g/L$,处于轻度碘缺乏水平。

3.孕妇补碘率调查情况

根据碘缺乏病消除评价内容及判定标准,对平潭综合实验区和漳浦县进行孕妇补碘率调查,孕妇补碘率分别为 90.5% 和 92.0%,均大于 90%。

六、结论

按照《重点地方病控制和消除评价办法(2019 版)》评价,以县(市、区)为单位进行判定,全省 84 个监测县技术指标均达到消除标准。我省在省、市、县级水平上持续保持消除碘缺乏病状态,儿童碘营养总体保持适宜水平,而孕妇存在轻度碘营养不足情况。

七、存在的主要问题

①秀屿区、平和县、龙海市、古田县、诏安县 5 个县孕妇尿碘中位数<100 $\mu g/L$,可能原因为:一是孕妇食用非碘盐或者不合格碘盐;二是孕妇妊娠期低盐饮食;三是采样环节或者实验室检测存在问题。

②平潭综合实验区、东山县、荔城区、鼓楼区、台江区、福安市、漳浦县、思明区8个县(市、区)儿童合格碘盐食用率低于90％。其可能原因为:一是非碘盐冲击当地盐业市场;二是当地居民存在认识误区,认为膳食中有许多海产品,不存在缺碘危险,在思想上不重视碘缺乏病防治;三是食盐种类的多样,碘盐的加碘方式及形式的不同也会增加检测难度,影响检测准确性。

八、下一步工作建议

①按照《"十三五"全国地方病防治规划》及《地方病防治专项三年攻坚行动方案(2018—2020年)》要求,今后我省应继续坚持"因地制宜、分类指导、科学补碘"的原则,实施以食盐加碘为主的综合防控策略,继续开展以县(市、区)为单位的碘缺乏病监测,到2020年我省能够实现100％以上的县(市、区)保持消除碘缺乏病危害状态以及人群碘营养总体保持适宜水平的目标。

②加强食盐行业管理和安全监管,确保全省合格碘盐覆盖率、食用率保持在90％以上。继续落实食盐加碘策略,保障合格碘盐市场供给;进一步规范食盐市场,加强食盐质量安全监管,加大对销售私盐、不合格碘盐等违法犯罪行为的查处打击力度,防止私盐、不合格碘盐等冲击碘盐市场,对碘缺乏病防治工作造成不良影响;要及时追踪监测中发现的私盐、不合格碘盐并向有关部门通报情况。

③进一步提高碘缺乏病监测工作质量。各地要严格按照国家和省碘缺乏病监测方案开展碘缺乏病监测工作,认真落实各项技术规范,强化质量控制,切实提高采样点选择、样品采集、实验室检测、数据汇总、信息上报等各个环节工作质量。市级要加强对所辖县级监测的技术指导和工作督导,做好样品复核,及时发现问题并予纠正,确保监测数据及时、准确、可靠。县级部门要将每年的监测报告通报相关部门,并上报县级人民政府。县级人民政府要根据监测报告所反映出的问题及时采取有效的干预措施。

第十九节　2020年福建省碘缺乏病监测报告

为持续动态观察新标准碘盐执行后我省重点人群碘营养状况,积极推进因地制宜、分类指导和科学补碘的防控策略,根据国家卫生健康委等十部门制定的《地方病防治专项三年攻坚行动方案(2018—2020年)》要求,为确保碘缺乏病监测工作的质量,按照《福建省疾控中心关于2020年地方病防治项目工作重点的通知》精神,组织开展了福建省2020年碘缺乏病监测工作,现将监测结果报告如下。

一、监测范围

全省83个县(市、区)及平潭综合实验区(以下简称监测县)。

二、监测内容

(一)监测人群

在监测点居住半年以上的常住人口中的 8～10 岁儿童、孕妇。

(二)监测项目

8～10 岁儿童尿碘、盐碘含量和甲状腺肿大情况;孕妇尿碘、盐碘含量。

三、抽样方法

每个监测县按东、西、南、北、中划分 5 个抽样片区,在每个片区各随机抽取 1 个乡(镇、街道),其中至少包括 1 个街道,每个乡(镇、街道)各抽取 1 所小学校,每所小学抽取 40 名 8～10 岁非寄宿学生(不足 40 名可在邻近的学校补齐)。每个监测县在所抽取的 5 个乡(镇、街道)中抽取 20 名孕妇(人数不足可在邻近监测点补齐)。

(一)8～10 岁儿童尿碘、盐碘含量检测和甲状腺检查

在上述每个监测乡(镇、街道)随机抽取 1 所小学,在每所小学抽取 40 名 8～10 岁非寄宿学生(年龄均衡、男女各半),采集尿样和学生家中食用盐样,检测尿碘和盐碘含量。采用 B 超法测量甲状腺容积,计算甲状腺肿大率。

(二)孕妇尿碘、盐碘含量检测

每个监测乡(镇、街道)各抽取 20 名孕妇(早、中、晚孕期尽量均衡),采集孕妇尿样和家中食用盐,检测尿碘含量和盐碘含量。

四、碘缺乏病消除评价标准

碘缺乏病消除评价内容及判定标准参考《重点地方病控制和消除评价办法(2019版)》。

五、监测结果

(一)8～10 岁儿童病情监测情况

1.家中盐碘监测情况

全省 83 个监测县及平潭综合实验区共检测儿童家中食用盐 17440 份,非碘盐 764份,碘盐 16676 份,合格碘盐 16243 份,不合格碘盐 433 份,碘盐覆盖率为 95.6%,合格

碘盐食用率为93.1%,盐碘中位数为23.3 mg/kg,加碘盐变异系数为12.1%。在市级水平上,9个设区市合格碘盐食用率范围为90.9%～98.7%,均大于90.0%。在县级水平上,平潭综合实验区、东山县、福鼎市、丰泽区、惠安县、漳浦县、蕉城区7个监测县合格碘盐食用率分别为34.0%、58.0%、78.6%、81.7%、82.8%、83.0%、84.6%,均小于90%;其余77个监测县合格碘盐食用率范围为90.0%～100%,均大于或等于90%。

2.尿碘

全省83个监测县及平潭综合实验区共检测17440份尿样,尿碘中位数为205.0 μg/L,大于100 μg/L。在市级水平上,9个设区市尿碘中位数范围为132.2～190.0 μg/L,均大于100 μg/L。在县级水平上,全省84个监测县尿碘中位数范围为105.2～293.8 μg/L,均大于100 μg/L。

3.8～10岁儿童甲状腺肿大情况

采用B超法测量甲状腺容积,共检测17440名8～10岁儿童,甲状腺肿大313人,甲状腺肿大率为1.8%,低于5.0%。全省83个监测县及平潭综合实验区儿童甲肿率范围为0.00%～4.98%,均低于5.0%。

(二)孕妇病情监测情况

1.家中盐碘监测情况

全省83个监测县及平潭综合实验区共监测孕妇家中食用盐8510份,非碘盐413份,碘盐8097份,合格碘盐7956份,不合格碘盐141份,盐碘中位数为24.2 mg/kg,碘盐覆盖率这95.1%,合格碘盐食用率为93.5%,加碘盐变异系数为11.3%。在市级水平上,宁德市和福州市合格碘盐食用率分别为87.3%和89.6%,小于90%,其余7个设区市合格碘盐食用率范围为92.8%～98.7%,均大于90.0%。在县级水平上,平潭综合实验区、福鼎市、仓山区、蕉城区、连江县、东山县、福安市、霞浦县、鼓楼区、惠安县、浦城县、台江区、石狮市13个监测县合格碘盐食用率分别为35.6%、74.0%、76.0%、77.3%、78.0%、81.0%、81.0%、81.0%、84.2%、85.0%、85.0%、86.0%、87.0%,均低于90%;其余71个监测县合格碘盐食用率范围为90.0%～100.0%,均大于或等于90.0%。

2.尿碘

全省83个监测县及平潭综合实验区共检测8510份孕妇尿样,尿碘中位数为144.2 μg/L,大于100 μg/L小于150 μg/L。在市级水平上,厦门市、泉州市、龙岩市和三明市尿碘中位数分别为152.19 μg/L、153.0 μg/L、159.6 μg/L和165.1 μg/L,均大于150 μg/L;其余5个设区市尿碘中位数范围为119.2～148.4 μg/L,均大于100 μg/L小于150 μg/L。在县级水平上,清流县、蕉城区、同安区、思明区、晋安区、洛江区、建阳区、翔安区、大田县、顺昌县、三元区、沙县、安溪县、晋江市、长汀县、永春县、永泰县、石狮市、邵武市、松溪县、延平区、梅列区、鲤城区、台江区、永定区、湖里区、漳平市、鼓楼区、光泽县、武夷山市、政和县、武平县、马尾区33个监测县尿碘中位数范围为151.1～213.1 μg/L,均大于150 μg/L;其余50个监测县和平潭综合实验区尿碘中位数范围为100.8～149.6 μg/L,均大于100 μg/L小于150 μg/L。

3.孕妇补碘率调查情况

根据碘缺乏病消除评价内容及判定标准,对平潭综合实验区、东山县、福鼎市和惠安县进行孕妇补碘率调查,孕妇补碘率分别为 90.5％、93.5％、92.0％和 94.5％,均大于 90％。

六、结论

按照《重点地方病控制和消除评价办法(2019 版)》评价,以县(市、区)为单位进行判定,全省 83 个县(市、区)及平潭综合实验区技术指标均达到消除标准,我省在省、市、县级水平上持续保持消除碘缺乏病状态。

七、存在的主要问题

平潭综合实验区、东山县、福鼎市、丰泽区、惠安县、漳浦县、蕉城区 7 个监测县儿童合格碘盐食用率均低于 90％。其可能原因为:一是非碘盐冲击当地盐业市场;二是当地居民存在认识误区,认为膳食中有许多海产品,不存在缺碘危险,在思想上不重视碘缺乏病防治;三是食盐种类的多样,碘盐的加碘方式及形式的不同也会增加检测难度,影响检测准确性。

第二十节　2021 年福建省碘缺乏病监测报告

为持续动态观察新标准碘盐执行后我省重点人群碘营养状况,积极推进因地制宜、分类指导和科学补碘的防控策略,巩固地方病防治专项三年攻坚行动成果,按照《"健康中国 2030"规划纲要》《健康中国行动(2019—2030 年)》《福建省人民政府办公厅关于印发健康福建行动实施方案的通知》精神,根据《国家卫生健康委办公厅关于印发地方病预防控制工作规范(试行)的通知》及《福建省疾控中心关于印发 2021 年地方病防治项目工作重点的通知》的要求,开展了福建省 2021 年碘缺乏病监测工作,现将监测结果报告如下。

一、监测范围

全省 82 个县(市、区)及平潭综合实验区(以下简称监测县)。

二、监测内容

(一)监测人群

在监测点居住半年及以上的常住人口中的 8～10 岁儿童及孕妇。

(二)监测项目

8～10 岁儿童尿碘、盐碘含量和甲状腺肿大情况;孕妇尿碘、盐碘含量。

三、抽样及检测方法

每个监测县按东、西、南、北、中划分 5 个抽样片区,在每个片区各随机抽取 1 个乡(镇、街道),其中至少包括 1 个街道,每个乡(镇、街道)各抽取 1 所小学,每所小学抽取40 名 8～10 岁非寄宿学生(不足 40 名可在邻近的学校补齐)。每个监测县在所抽取的5 个乡(镇、街道)中抽取 20 名孕妇(人数不足可在邻近监测点补齐)。

(一)8～10 岁儿童尿碘、盐碘含量检测和甲状腺检查

在上述每个监测乡(镇、街道)随机抽取 1 所小学,在每所小学抽取 40 名 8～10 岁非寄宿学生(年龄均衡、男女各半),采集尿样和学生家中食用盐样,采用砷铈催化分光光度法检测尿碘,采用直接滴定法检测盐碘含量。采用 B 超法测量甲状腺容积,计算甲状腺肿大率。

(二)孕妇尿碘、盐碘含量检测

每个监测乡(镇、街道)各抽取 20 名孕妇(早、中、晚孕期尽量均衡),采集孕妇尿样和家中食用盐,检测尿碘含量和盐碘含量,检测方法与上述儿童一致。

四、监测结果

(一)8～10 岁儿童病情监测情况

1.家中盐碘监测情况

在全省 83 个监测县中共检测儿童家中食用盐 17443 份,非碘盐 910 份,碘盐 16533份,合格碘盐 16120 份,不合格碘盐 413 份,碘盐覆盖率为 94.8%,合格碘盐食用率为92.5%,盐碘中位数为 24.1 mg/kg,食用盐变异系数为 27.1%、加碘盐变异系数为13.4%。在市级水平上,除宁德市合格碘盐食用率小于 90.0%外,其余 8 个设区市合格碘盐食用率均大于 90.0%,范围为 90.5%～97.7%。在县级水平上,平潭、台江、仓山、长乐、闽侯、思明、鲤城、丰泽、惠安、石狮、东山、建瓯、蕉城、霞浦、福鼎 15 个监测县合格

碘盐食用率分别为 30.5％、75.2％、85.0％、88.5％、85.1％、86.1％、89.9％、80.9％、81.8％、89.0％、82.0％、89.3％、69.5％、59.5％、87.8％，均小于 90.0％；其余 68 个监测县合格碘盐食用率范围为 90.0％～100.0％，均大于或等于 90.0％。

2.尿碘

在全省 83 个监测县中共检测 17445 份尿样，尿碘中位数（mUIC）为 194.4 $\mu g/L$，17.5％的监测县 mUIC 小于 100.0 $\mu g/L$，5.0％的监测县 mUIC 小于 50.0 $\mu g/L$。在市级水平上，9 个设区市 mUIC 范围为 129.0～222.3 $\mu g/L$，均大于 100.0 $\mu g/L$。在县级水平上，全省 83 个监测县 mUIC 范围为 107.4～283.4 $\mu g/L$，均大于 100.0 $\mu g/L$。

3.8～10 岁儿童甲状腺肿大情况

在全省 83 个监测县中共检测 17442 名 8～10 岁儿童，甲状腺肿大 270 人，甲状腺肿大率为 1.5％。全省 83 个监测县儿童甲肿率范围为 0.0％～5.0％，均低于 5.0％。

（二）孕妇病情及家中盐碘监测情况

在全省 83 个监测县中共检测孕妇家中食用盐 8507 份，非碘盐 511 份，碘盐 7996 份，合格碘盐 7815 份，不合格碘盐 181 份，盐碘中位数为 24.1 mg/kg，碘盐覆盖率 94.0％，合格碘盐食用率 91.9％，食用盐变异系数为 33.1％，加碘盐变异系数为 21.0％。在市级水平上，除福州市、宁德市合格碘盐食用率小于 90.0％外，其余 7 个设区市合格碘盐食用率均大于 90.0％，范围为 93.6％～97.9％，。在县级水平上，平潭、鼓楼、台江、仓山、长乐、连江、思明、荔城、丰泽、永春、东山、建瓯、蕉城、霞浦、古田、寿宁、柘荣、福安、福鼎 19 个监测县合格碘盐食用率分别为 20.4％、86.4％、78.0％、83.2％、61.0％、86.0％、85.7％、84.0％、88.6％、85.0％、81.0％、68.0％、81.5％、59.0％、85.0％、87.4％、87.4％、84.0％、77.0％，均低于 90.0％；其余 64 个监测县合格碘盐食用率范围为 90.0％～100.0％，均大于或等于 90.0％。

在全省 83 个监测县中共检测 8512 份孕妇尿样，mUIC 为 137.6 $\mu g/L$。在市级水平上，除南平市达到碘适宜水平（mUIC 为 151.5 $\mu g/L$），其余 8 个设区市 mUIC 均位于 100.0～150.0 $\mu g/L$ 之间，处于碘缺乏状态。在县级水平上，鼓楼、永泰、思明、湖里、同安、仙游、三元、明溪、尤溪、沙县、泰宁、永安、丰泽、安溪、德化、石狮、漳浦、浦城、松溪、政和、武夷山、建瓯、永定、武平、漳平、柘荣 26 个监测县 mUIC 范围为 151.3～186.3 $\mu g/L$，处于碘适宜水平，其余 57 个监测县 mUIC 范围为 92.9～148.6 $\mu g/L$，处于碘缺乏状态，其中秀屿、平和、龙海 3 个县 mUIC 范围为 92.9～96.6 $\mu g/L$，均小于 100 $\mu g/L$。

五、结论

按照 WHO/UNICEF/ICCIDD 提出的评价标准，我省 8～10 岁儿童的碘营养状况总体保持适宜水平，而孕妇存在碘营养不足情况。

六、存在的主要问题

①合格碘盐食用率低于90.0％的县(市、区)有所增加。不论是儿童还是孕妇,其合格碘盐食用率低于90.0％的县(市、区)与往年相比有增加趋势。其可能原因为:一是非碘盐冲击当地盐业市场;二是当地居民存在认识误区,认为膳食中有许多海产品,不存在缺碘危险,在思想上不重视碘缺乏病防治;三是食盐种类的多样,碘盐的加碘方式及形式的不同也会增加检测难度,影响检测准确性。

②孕妇人群存在碘营养不足的危险。本年度监测结果显示,全省大部分县(市、区)孕妇人群碘营养处于不足状态,可能原因为:一是孕妇食用非碘盐或者不合格碘盐;二是孕妇妊娠期间肾脏对碘的清除率增高,发生内源性碘丢失;三是由于妊娠反应、水肿、妊娠高血压等,孕妇减少了食盐的摄入量而导致碘摄入减少。

第二十一节　2022年福建省碘缺乏病监测报告

为持续动态观察新标准碘盐执行后我省重点人群碘营养状况,积极推进因地制宜、分类指导和科学补碘的防控策略,巩固地方病防治专项三年攻坚行动成果,根据《国家卫生健康委办公厅关于印发大骨节病等重点地方病监测方案(2019版)的通知》,以及《福建省疾控中心关于印发2022年地方病防治项目工作重点的通知》等的要求,开展了福建省2022年碘缺乏病监测工作,现将监测结果报告如下。

一、监测范围

全省82个县(市、区)及平潭综合实验区(以下简称监测县)。

二、监测内容

（一）监测人群

在监测点居住半年以上的常住人口中的8~10岁儿童、孕妇。

（二）监测项目

8~10岁儿童尿碘、盐碘含量和甲状腺肿大情况;孕妇尿碘、盐碘含量。

三、抽样方法

每个监测县按东、西、南、北、中划分5个抽样片区,在每个片区各随机抽取1个乡

（镇、街道），其中至少包括 1 个街道，每个乡（镇、街道）各抽取 1 所小学，每所小学抽取 40 名 8～10 岁非寄宿学生（不足 40 名可在邻近的学校补齐）。每个监测县在所抽取的 5 个乡（镇、街道）中抽取 20 名孕妇（人数不足可在邻近监测点补齐）。

（一）8～10 岁儿童尿碘、盐碘含量检测和甲状腺检查

在上述每个监测乡（镇、街道）随机抽取 1 所小学，在每所小学抽取 40 名 8～10 岁非寄宿学生（年龄均衡、男女各半），采集尿样和学生家中食用盐样，检测尿碘和盐碘含量。采用 B 超法测量甲状腺容积，计算甲状腺肿大率。

（二）孕妇尿碘、盐碘含量检测

每个监测乡（镇、街道）各抽取 20 名孕妇（早、中、晚孕期尽量均衡），采集孕妇尿样和家中食用盐，检测尿碘含量和盐碘含量。

四、监测结果

（一）8～10 岁儿童病情监测情况

1. 家中盐碘监测情况

在全省 83 个监测县中共检测儿童家中食用盐 17272 份，非碘盐 1007 份，碘盐 16265 份，合格碘盐 15780 份，不合格碘盐 485 份，碘盐覆盖率为 94.2％，合格碘盐食用率为 91.4％，盐碘中位数为 24.1 mg/kg，碘盐的变异系数为 11.9％。在市级水平上，除宁德市合格碘盐食用率为 84.7％，小于 90.0％外，其余 8 个设区市合格碘盐食用率范围为 90.9％～98.3％，均大于 90.0％。在县级水平上，平潭、台江、马尾、闽清、海沧、丰泽、泉港、惠安、石狮、芗城、东山、浦城、建瓯、蕉城、霞浦、福安、福鼎等 17 个监测县合格碘盐食用率分别为 23.4％、82.5％、76.3％、86.5％、89.1％、77.1％、89.6％、88.6％、80.5％、88.0％、66.0％、81.4％、82.2％、66.2％、84.4％、69.3％及 75.1％，均小于 90.0％；其余 66 个县合格碘盐食用率范围为 90.0％～100.0％，均大于或等于 90.0％。

2. 尿碘

在全省 83 个监测县中共检测 17272 份尿样，尿碘中位数为 175.1 $\mu g/L$，其中尿碘含量＜50.0 $\mu g/L$ 的比例为 6.9％，50.0～100.0 $\mu g/L$ 的比例为 15.0％，100.0～200.0 $\mu g/L$ 的比例为 37.1％，200.0～300.0 $\mu g/L$ 的比例为 24.0％，＞300.0 $\mu g/L$ 的比例为 17.0％。在市级水平上，9 个设区市尿碘中位数范围为 132.6～178.0 $\mu g/L$，均＞100.0 $\mu g/L$。在县级水平上，全省 83 个监测县尿碘中位数范围为 109.6～238.7 $\mu g/L$，均＞100.0 $\mu g/L$。

3. 8～10 岁儿童甲状腺肿大情况

采用 B 超法测量甲状腺容积，共检测 17272 名 8～10 岁儿童，甲状腺肿大 300 人，甲状腺肿大率为 1.7％。全省 83 个县儿童甲肿率范围为 0.0％～4.9％，均低于 5.0％。

(二)孕妇病情监测情况

1.家中盐碘监测及补碘率调查情况

在全省 83 个监测县中共检测孕妇家中食用盐 8471 份,非碘盐 463 份,碘盐 8008 份,合格碘盐 7847 份,不合格碘盐 161 份,盐碘中位数为 24.1 mg/kg,碘盐覆盖率为 94.5%,合格碘盐食用率为 92.6%。在市级水平上,福州市、宁德市合格碘盐食用率分别为 89.9% 和 86.2%,均小于 90.0%,其余 7 个设区市合格碘盐食用率范围为 91.4%～ 97.8%,均大于 90.0%。在县级水平上,平潭、台江、仓山、马尾、连江、思明、泉港、芗城、东山、浦城、蕉城、霞浦、寿宁、福安等 14 个监测县合格碘盐食用率分别为 20.9%、71.0%、81.0%、77.2%、82.0%、78.2%、89.1%、87.0%、79.1%、76.0%、88.2%、60.9%、84.0% 及 74.0%,均低于 90.0%;其余 69 个监测县合格碘盐食用率范围为 90.0%～ 100.0%,均大于或等于 90.0%。全省 83 个监测县共对 8466 名孕妇进行补碘率调查,结果显示补碘率为 98.7%。

2.尿碘

在全省 83 个监测县中共检测 8471 份孕妇尿样,尿碘中位数为 127.0 $\mu g/L$。在市级水平上,福州、莆田、漳州、宁德等 4 个设区市尿碘中位数为 100.0～150.0 $\mu g/L$,厦门、泉州、龙岩、三明、南平等 5 个设区市尿碘中位数＞150.0 $\mu g/L$。在县级水平上,仓山、闽侯、思明、集美、同安、三元、明溪、清流、沙县、泰宁、建宁、鲤城、石狮、云霄、建阳、光泽、政和、永定、长汀、上杭、漳平、古田等 22 个监测县尿碘中位数范围为 150.7～ 181.4 $\mu g/L$,处于碘适宜水平,其余 61 个监测县尿碘中位数范围为 83.5～148.6 $\mu g/L$,处于碘缺乏状态,其中城厢、平和的尿碘中位数范围为 83.5～95.7 $\mu g/L$,均小于 100 $\mu g/L$。

五、结论

按照《重点地方病控制和消除评价办法(2019 版)》评价,以县(市、区)为单位进行判定,全省 83 个县(市、区)及平潭综合实验区技术指标均达到消除标准,我省在省、市、县级水平上持续保持消除碘缺乏病状态。8～10 岁儿童的碘营养状况总体保持适宜水平,而孕妇存在碘营养不足的情况。

六、存在的主要问题

①合格碘盐食用率与近年的持平,但仍有覆盖不足的地区。不论是儿童还是孕妇,其合格碘盐食用率低于 90.0% 的县(市、区)与往年相比,没有明显的变化。存在合格碘盐食用率低于 90% 的现象的可能原因为:一是非碘盐冲击当地盐业市场;二是当地居民存在认识误区,认为膳食中有许多海产品,不存在缺碘危险,在思想上不重视碘缺乏病防治;三是食盐种类的多样,碘盐的加碘方式及形式的不同也会增加检测难度,影响

检测准确性。

②孕妇人群存在碘营养不足的危险。本年度监测结果显示,全省大部分县(市、区)孕妇人群碘营养处于不足状态,可能原因为:一是孕妇食用非碘盐或者不合格碘盐;二是孕妇妊娠期间肾脏对碘的清除率增高,而发生内源性碘丢失;三是由于妊娠反应、水肿、妊娠高血压等,孕妇减少了食盐的摄入量而导致碘摄入减少。

第二十二节　碘盐新标准实施前后诏安县碘盐监测结果分析

诏安县地处东南沿海,流行病学调查发现福建省诏安县存在碘营养不足的问题。1995 年我国实行全民食用碘盐,我县开展居民碘盐监测等碘缺乏病防治工作,取得显著成效,2007 年通过省级消除碘缺乏病阶段性验收。按照《食用盐碘含量》(GB 26878—2011)标准,我省 2012 年 3 月起食盐加碘量从 35 mg/kg±15 mg/kg 调整为 25 mg/kg。为了解新标准实施后对合格碘盐食用率和盐碘水平的影响,为调整防治措施提供依据,现分析诏安县碘盐新标准实施前后的碘盐监测结果,报道如下。

一、材料与方法

(一)材料与抽样方法

按照《全国碘缺乏病监测方案(试行)》及我省的碘盐监测方案,对辖区 13 个乡镇随机抽样:2010 年、2011 年从东、西、南、北中 5 个方位随机抽取 9 个乡镇 288 份盐样(即中部抽 1 个乡镇,其余 4 个方位各抽取 2 个乡镇,然后从抽到的每个乡镇中再随机抽取 4 个村,每村 8 户入户采盐样);2012—2014 年每年从 5 个方位随机抽取 1 个乡镇共 5 个乡镇 300 份盐样(即抽到的每个乡镇再随机抽取 4 个村,每村 15 户入户采盐样)。所有盐样每份均≥50g。

(二)检测方法

按照《制盐工业通用试验方法　碘离子的测定》(GB/T 13025.7—1999)的直接滴定法(以碘离子计)测定实验室盐碘浓度。

(三)判定标准

按《食用盐》(GB 5461—2000)标准,2010 年、2011 年碘盐含量 5～19 mg/kg 或 >50 mg/kg 为不合格,20～50 mg/kg 为合格,非碘盐<5 mg/kg;2012—2014 年按新盐碘含量标准,5～17 mg/kg 或>50 mg/kg 为不合格,18～50 mg/kg 为合格,非碘盐<5 mg/kg。将 13 个乡镇按地理位置分为沿海(四都、金星、梅岭、桥东、南诏和深桥 6 个乡镇)和山区(西潭、建设、红星、太平、霞葛、官陂和秀篆 7 个乡镇)。

（四）质量控制

按照福建省碘缺乏病监测要求，采样前先对采样人员进行操作方法的统一培训，对各方位随机抽取监测点进村入户，疾控中心负责碘盐样品的采集和碘盐含量检测。碘盐实验室在国家盐碘实验室外质控标准考核中均为合格，符合要求。

（五）数据处理

监测数据录入全国碘盐信息平台，用 SPSS 11.5 软件统计分析，$P < 0.05$ 表示差异有统计学意义。

二、结果

（一）居民食用碘盐概况

5 年间共监测盐样 1476 份，其中碘盐 1431 份（覆盖率 97.0%），合格碘盐 1417 份（碘盐合格率 99.0%），不合格碘盐 14 份（1.0%），非碘盐 45 份（3.0%）；2010—2014 年 5 年间碘盐覆盖率均 ≥95.0%，合格碘盐食用率均 ≥90.0%，碘盐合格率除 2012 年（96.1%）外均为 100%；5 年中非碘盐率 2014 年最低（1.3%），见表 3-18。

表 3-18 诏安县 2010—2014 年碘盐监测结果

年份	检测份数	碘盐份数	碘盐覆盖率/%	碘盐合格率/%	合格碘盐食用率/%	最高值/(mg/kg)	中位数/(mg/kg)	平均值/(mg/kg)
2010	288	274	95.1	100.0	95.1	32.6	27.9	26.3
2011	288	282	97.9	100.0	97.9	39.2	30.0	29.5
2012	300	285	95.0	96.1	91.3	45.2	21.9	21.6
2013	300	294	98.0	100.0	98.0	34.3	26.7	25.7
2014	300	296	98.7	100.0	98.7	34.7	25.0	24.6
合计	1476	1431	97.0	99.0	96.0	45.2	26.2	25.5

（二）盐碘水平调整前后比较

2010 年、2011 年两年共检测盐样 576 份，2012 年实行新标准，调整后 2013 年、2014 年共检测盐样 600 份，盐碘中位数从调整前的 29.3 mg/kg，降到调整后的 25.8 mg/kg（$Z = -8.83$，$P < 0.001$），见表 3-19。

表 3-19 居民食用碘盐 2012 年碘含量调整前后监测结果

碘盐标准	检测份数	碘盐份数	碘盐覆盖率/%	碘盐合格率/%	合格碘盐食用率/%	最高值/(mg/kg)	中位数/(mg/kg)	平均值/(mg/kg)
调整前	576	553	96.0	100.0	96.0	39.2	29.3	27.9
调整后	600	590	98.3	100.0	98.3	34.7	25.8	25.2
合计	1176	1143	97.2	100.0	97.2	39.2	27.1	26.5

(三)沿海山区盐碘检测结果比较

2012 年执行盐碘含量新标准,沿海的盐碘含量中位数由调整前的 29.6 mg/kg 下降到调整后的 25.8 mg/kg($Z=10.17,P<0.05$);山区的盐碘含量中位数由调整前的 29.2 mg/kg 下降到调整后的 25.4 mg/kg($Z=14.255,P<0.05$);而 2012 年调整前盐碘含量中位数沿海(29.6 mg/kg)和山区(29.2 mg/kg)差异无统计学意义($Z=-0.435$,$P>0.05$);2012 年调整后盐碘中位数沿海(25.8 mg/kg)和山区(25.4 mg/kg)差异也无统计学意义($Z=1.583,P>0.05$),见表 3-20。

表 3-20 诏安县沿海、山区的居民食用碘盐监测结果

地区	碘盐标准	检测份数	碘盐份数	碘盐覆盖率/%	合格碘盐食用率/%	碘盐合格率/%	非碘盐率/%	最高值/(mg/kg)	中位数/(mg/kg)
沿海	调整前	256	245	95.7	95.7	100.0	4.3	39.2	29.6
	调整后	240	236	98.3	98.3	100.0	1.7	34.7	25.8
山区	调整前	320	308	96.3	96.3	100.0	3.7	32.6	29.2
	调整后	360	354	98.3	98.3	100.0	1.7	34.3	25.4
合计		1176	1143	97.2	97.2	100.0	2.8	39.2	27.3	26.7

三、讨论

诏安县 5 年碘盐监测结果表明,碘盐覆盖率为 97.0%(国家标准≥95%)、非碘盐率 2014 年仅为 1.3%、碘盐合格率为 99.0%,合格碘盐食用率为 96.0%(国家标准≥90%),这些指标均符合国家消除碘缺乏病标准,说明诏安县在政府重视、有关部门配合下,碘缺乏病防治工作取得了显著成效。

我省按照 GB 26878—2011《食用盐碘含量》要求,2012 年 3 月起食盐加碘量调整为 25 mg/kg 的新标准。碘浓度调整结果,沿海乡镇从调整前的 29.6 mg/kg 下调到 25.8 mg/kg,山区乡镇盐碘浓度从 29.2 mg/kg 下调到 25.4 mg/kg,差异均有统计学意义。2012 年后监测历年盐碘中位数基本在 25 mg/kg 左右,符合《食用盐碘含量》标准

和我省食盐加碘浓度要求,说明我县食盐加碘浓度在 2012 年后已经基本调整到位,也与漳州市的调查结果类似。

碘缺乏病防治工作是一项长期任务,碘的补充是防治碘缺乏病的根本措施。通过食盐加碘,宣传碘缺乏病防治正确理念,改变陈旧的思想认识,诏安县居民户碘盐各项指标在达到阶段性目标后能继续维持在较高水平。5 年的碘盐监测结果表明,诏安县盐业市场正常供应碘盐,绝大部分居民还是食用碘盐的,福建省城乡居民碘的摄入来源有 70%~80% 是加碘食盐。陈志辉等调查结果也显示,沿海居民也会有碘营养不足问题,碘盐是居民膳食中碘的主要来源。从本次监测结果显示,诏安县无论是沿海或山区,都有一小部分食用非碘盐地区,今后应继续加强碘盐监测,提高居民碘缺乏病防治知识认知率,以推动碘缺乏病防治工作全面深入开展。

第二十三节　2013—2022 年诏安县重点人群碘营养状况分析

碘是一种人体必需的微量元素,有"智力元素"之称,在维持机体健康过程中发挥着重要作用,碘缺乏或者过多都会给人体带来危害。诏安县地处福建南端、闽粤交界处。自 2012 年 3 月 15 日开始供应符合食品安全国家标准《食用盐碘含量》(GB 26878—2011)的碘盐,为了解食盐加碘浓度调整对人群碘营养状况的影响,2013—2022 年诏安县卫生部门持续对重点人群碘营养状况开展监测,结果报道如下。

一、对象与方法

(一)调查对象

8~10 岁学龄儿童、孕妇。

(二)调查方法

在全县东、西、南、北、中 5 个方位各随机抽取 1 个乡(镇、街道)进行抽样调查,2013—2015 年每年采集 300 户居民食用盐盐样,2016 年每年采集 200 名儿童家中食用盐盐样,2017—2022 年每年采集 200 名儿童家中食用盐盐样,同时采集 100 名孕妇家中食用盐盐样,对采集盐样的学龄儿童同时采集尿样并进行甲状腺检查,对孕妇同时采集尿样。

(三)检测方法及标准

采用 B 超法测量儿童甲状腺容积,甲状腺肿大依据《地方性甲状腺肿诊断标准》(WS 276—2007)对 B 超法测量结果进行研判,计算甲状腺肿大率。盐碘采用《制盐工业通用试验方法 碘的测定》(GB/T 13025.7—2012)测定。

根据《食品安全国家标准 食用盐碘含量》(GB 26878—2011),福建省合格碘盐的判定标准为18～33 mg/kg。尿碘采用砷铈催化分光光度方法(WS/T 107—2006)进行测定。人群碘营养水平的判定依据世卫组织/联合国儿童基金会/国际控制碘缺乏病理事会(WHO/UNICEF/ICCIDD)评价标准,6岁以上一般人群尿碘中位数:<100 μg/L判定为碘不足,100～199 μg/L判定为碘适宜,200～299 μg/L判定为碘超过适宜量,≥300 μg/L判定为碘过量;孕妇尿碘中位数:<150 μg/L判定为碘不足,150～249 μg/L判定为碘适宜,250～499 μg/L判定为碘超过适宜量,≥500 μg/L判定为碘过量。

(四)质量控制

承担尿碘、盐碘检测的实验室每年均通过国家碘缺乏病参照实验室组织的外质控样品考核,并在样品检测过程中带入标准物质进行质量控制,每年省疾控中心和漳州市疾控中心抽检5%的样品复核,均在误差范围。

(五)统计学处理

用Excel建立数据库,采用SPSS软件对所得数据进行统计学分析,计量资料以中位数统计分析,采用Mann-Whitney U 检验和Kruskal-Wallis H 检验比较;计数资料以率(%)统计分析,采用趋势 χ^2 检验比较。$P<0.05$,差异有统计学意义。

二、结果

(一)碘盐覆盖率、碘盐合格率、合格碘盐食用率

2013—2022年诏安县碘盐覆盖率、碘盐合格率、合格碘盐食用率分别为97.7%(2832/2900)、100%(2832/2832)、97.7%(2832/2900),不同年份间的碘盐覆盖率分别为98.0%、98.7%、96.7%、98.0%、98.0%、97.0%、97.7%、96.3%、98.7%、97.7%,差异无统计学意义(趋势 $\chi^2=7.15$,$P>0.05$)。不同年份间的碘盐合格率均为100%,差异无统计学意义(趋势 $\chi^2=8.64$,$P>0.05$)。不同年份间的合格碘盐食用率分别为98.0%、98.7%、96.7%、98.0%、98.0%、97.0%、97.7%、96.3%、98.7%、97.7%,(趋势 $\chi^2=6.96$,$P>0.05$)比较,差异无统计学意义,见表3-21。

表 3-21　2013—2022年诏安县碘盐监测情况

年份	检测份数	碘盐份数	非碘盐份数	碘盐覆盖率/%	合格份数	不合格份数	碘盐合格率/%	合格碘盐食用率/%
2013	300	294	6	98.0	294	0	100	98.0
2014	300	296	4	98.7	296	0	100	98.7
2015	300	290	10	96.7	290	0	100	96.7
2016	200	196	4	98.0	196	0	100	98.0
2017	300	294	6	98.0	294	0	100	98.0

续表

年份	检测份数	碘盐份数	非碘盐份数	碘盐覆盖率/%	合格份数	不合格份数	碘盐合格率/%	合格碘盐食用率/%
2018	300	291	9	97.0	291	0	100	97.0
2019	300	293	7	97.7	293	0	100	97.7
2020	300	289	11	96.3	289	0	100	96.3
2021	300	296	4	98.7	296	0	100	98.7
2022	300	293	7	97.7	293	0	100	97.7
总计	2900	2832	68	97.7	2832	0	100	97.7

(二)学龄儿童甲肿率

2017—2022 年学龄儿童甲肿率为 1.3%(16/1200),2017—2022 年各年度儿童甲肿率分别为 4.5%、1.5%、0.5%、0.5%、0.5%、0.5%,不同年份间的学龄儿童甲肿率比较,差异有统计学意义(趋势 $\chi^2 = 19.51, P < 0.05$),其中 2017 年学龄儿童甲肿率最高,为 4.5%(9/200),见表 3-22。

表 3-22　2017—2022 年诏安县儿童甲肿率分析

年份	检查人数	甲肿人数	非甲肿人数	儿童甲肿率/%
2017	200	9	191	4.5
2018	200	3	197	1.5
2019	200	1	199	0.5
2020	200	1	199	0.5
2021	200	1	199	0.5
2022	200	1	199	0.5
总计	1200	16	1184	1.3

(三)学龄儿童与孕妇尿碘

2017—2022 年采集检测 8～10 岁儿童尿样 1200 份,尿碘中位数为 126.5 μg/L(101.0～156.7 μg/L),不同年份间尿碘含量比较差异有统计学意义($H = 45.58, P < 0.05$);儿童尿碘低于 100 μg/L 的占 36.3%,100～199 μg/L 的占 41.5%,200～299 μg/L 的占 14.7%,≥300 μg/L 的占 7.6%;进一步分析不同地理区域,沿海儿童尿碘中位数为 130.6 μg/L,山区为 120.1 μg/L,不同地区儿童尿碘中位数差异无统计学意义($U = -1.424, P > 0.05$)。采集孕妇尿样 600 份,尿碘中位数 101.4 μg/L(84.2～124.7 μg/L),不同年份孕妇尿碘中位数差异有统计学意义($H = 16.81, P < 0.05$),其中孕妇尿碘低于 150 μg/L 的占 74.0%,150～249 μg/L 的占 19.7%,250～499 μg/L 的占 5.0%,≥500 μg/L的占 1.3%;沿海孕妇尿碘中位数为 98.0 μg/L,山区为 108.0 μg/L,不同地

区孕妇尿碘中位数差异无统计学意义（$U= -0.806，P＞0.05$），见表 3-23。

表 3-23　2017-2022 年诏安县重点人群尿碘中位数

分组	儿童检查人数	儿童尿碘中位数 /$(\mu g/L)$	孕妇检查人数	孕妇尿碘中位数 /$(\mu g/L)$
年份				
2017	200	101.0	100	98.4
2018	200	114.6	100	84.2
2019	200	133.9	100	98.9
2020	200	121.3	100	108.4
2021	200	156.7	100	124.7
2022	200	136.3	100	95.0
地区				
沿海	840	130.6	420	98.0
山区	360	120.1	180	108.0
总计	1200	126.5	600	101.4

三、讨论

　　碘缺乏病是由于自然环境碘缺乏造成机体碘营养不良所表现出的一组疾病和危害的总称，食盐加碘是保证持续消除碘缺乏病的根本措施，碘盐覆盖率、合格碘盐食用率是反映防治措施落实的两项重要指标。从 2013—2022 年碘缺乏病盐碘监测结果看，自 2012 年《食用盐碘含量》国家新标准实施后，通过加强健康教育和整顿盐业市场，诏安县碘盐覆盖率、碘盐合格率、合格碘盐食用率趋于稳定，2017—2022 年各年碘盐覆盖率、碘盐合格率及合格碘盐食用率均高于 95％，维持在较高水平，达到国家消除碘缺乏病标准规定的"碘盐覆盖率≥95％和居民户合格碘盐食用率＞90％"要求。

　　儿童甲状腺肿大率是反映碘缺乏病病情重要指标，也是评估防治效果的主要依据，该指标在《国家卫生健康委关于印发重点地方病控制和消除评价办法（2019 版）的通知》中被列为两项基本指标之一。2017 年起诏安县根据国家下发的碘缺乏病监测方案，将 8～10 岁学龄儿童甲状腺 B 超检查纳入监测项目。从监测结果来看，2017—2022 年采用 B 超法对 1200 名儿童的甲状腺进行检查，学龄儿童甲状腺肿大率为 1.3％，波动范围 0.5％～4.5％，低于国际组织甲状腺肿大率＜5％的消除标准，也达到"十三五"全国地方病防治规划和地方病防治专项三年攻坚行动的指标，而且监测结果显示儿童甲肿率有下降趋势，提示诏安县全民食盐加碘为主的综合干预措施得到有效落实。

　　研究表明，机体摄入的碘中 90％膳食碘通过尿液排出，WHO 将尿碘浓度作为目前最实用的碘营养生化标志物。从 2017 年起，诏安县碘缺乏病的监测内容新增了 8～10

岁学龄儿童尿碘水平孕妇尿碘水平监测。2017—2022 年监测结果显示,儿童尿碘中位数为 126.5 $\mu g/L$,波动范围 101.0～156.7 $\mu g/L$,不同地区儿童尿碘中位数差异无统计学意义($P>0.05$),处于适宜水平。而孕妇尿碘中位数仅为 101.40 $\mu g/L$,波动范围 84.2～124.7 $\mu g/L$,不同地区孕妇尿碘中位数差异无统计学意义($P>0.05$),孕妇尿碘低于 150～249 $\mu g/L$ 为碘营养适宜水平。孕妇严重碘缺乏会导致后代大脑发育不可逆性损伤,因此孕妇是碘缺乏病防治的重点人群。孕妇碘营养水平直接影响其体内甲状腺激素的水平,孕妇缺碘会导致胎儿神经系统受损、甲状腺功能减退、生长缓慢、脑发育障碍、智力低下,孕妇由于其特殊的生理特点,更是碘缺乏的高危人群,孕妇对碘的需求高于普通人群。有研究表明,孕妇轻度或边缘性碘不足也可能会影响子代的脑神经发育。因此,要结合新生儿甲状腺功能减退筛查工作,加强对孕妇碘缺乏病防治知识的宣传,让孕妇及哺乳期妇女认识到补碘的重要性,自觉坚持食用合格碘盐及富碘食品,预防因碘缺乏所造成的儿童智力损伤。沿海地区日常饮食中有许多海产品,但从 2017—2022 年诏安县重点人群监测结果来看,沿海和山区儿童、孕妇尿碘中位数差异无统计学意义($P>0.05$),这与陈志辉等人调查认为福建省居民膳食碘的主要来源是碘盐,与食用其他富碘海产品关系不大的结果一致,因此需要改变部分沿海居民认为不存在缺碘的危险,或担心碘盐食用过多引起其他有害反应等错误观念,提高自我保健意识,正确使用碘盐。

综上所述,诏安县自食盐加碘浓度调整以来,保持消除碘缺乏病状态,一般人群碘营养保持适宜水平,但存在孕妇碘营养不足情况,应关注孕妇碘营养问题,加强监测和健康教育。

▶▶▶ 第四章
健康教育

　　碘缺乏病是自人类有史以来就广泛存在的一种地方病,其危害性不易被人们所认识,因而健康教育尤为重要,只有广泛宣传其危害性和防治知识,动员群众,才能真正做到群防群治。为了提高群众对碘缺乏病的正确认识和卫生知识水平,我省有关部门充分运用传统媒体和新媒体、线上和线下,利用会议、讲座、有线电视、广播、报刊、墙报、专栏、宣传单等宣传形式和每年碘缺乏病宣传日及学校课堂,广泛深入宣传碘缺乏病的危害,普及碘缺乏病防治知识,引起各级领导和社会各界的广泛关注。在宣传的形式上,采用了防病宣传教育与精神文明建设相结合,使之有明显的思想性;形象教育与科普教育相结合,使之有旺盛的生命力;普遍教育与典型事例相结合,使之有良好的效果。

第一节　碘缺乏病宣传日活动

　　早在 1993 年,福建省卫生厅、省卫生防疫站、省盐业公司三家在《盐业管理条例》颁布三周年之际,联合制作了 2 万张"为了 1500 万人的健康、食用加碘食盐防治碘缺乏病"大幅宣传单送往病区张贴,《福建日报》也刊出了"碘缺乏病忧思录"。

　　1994 年初,为了提高群众对碘缺乏病危害的认识,卫生部与碘缺乏病防治相关部委、局(中轻工总会、国家工商行政管理局、贸易部、国家技术监督局)协调,确定从 1994 年起,每年的 5 月 5 日为防治碘缺乏病日。后来由于防治碘缺乏病日(5 月 5 日)包含在了"五一"长假里,不便于宣传活动的组织开展,经过卫生部与碘缺乏病防治相关部委、局的协调,防治碘缺乏病日自 2000 年起改为 5 月 15 日,主办单位也由起初的 5 个部委、局逐渐增加到目前的 11 个部委、局。

　　1994 年 5 月 5 日,是我国第一次开展"防治碘缺乏病宣传日",福建省卫生厅根据卫生部传真电报精神,向全省各地(市)卫生局发出《关于开展全省防治碘缺乏病日宣传活动的通知》。5 月 5 日,省政府王良溥副省长,省卫生厅、省轻工厅、省工商局、省技术监督局、省供销社及省盐务局的领导与医务人员一道走上街头,开展宣传活动。1994年至 2024 年持续 30 年的宣传日活动过程中,我省各级行政领导走上街头宣传或发表电视(广播)讲话,新闻媒体也积极参与宣传活动,福建省各级电视台播放有关防治碘缺乏病的科普片,宣传碘缺乏危害的公益性广告;广播电台邀请有关专家到直播间对听众进行热线咨询。福建省各主要报刊也积极投身于碘缺乏病防治知识的普及工作,刊登有关专题文章和专家采访。从 1994 年至 2024 年,一年一度宣传活动,对动员各级政府和有关部门领导以及广大群众支持和参与碘缺乏病防治工作起到了积极的推动作用,提高了群众的防病意识,增强自我保健意识,促进了我省食用碘盐预防碘缺乏病措施的有效落实,从而推动了我省的碘缺乏病防治工作,为我省持续消除碘缺乏病工作奠定了坚实的基础。

2018 年,作为我国第 25 个"防治碘缺乏病日"开展的系列活动之一,中国疾病预防控制中心地方病控制中心在全国范围内开展了中小学生防治碘缺乏病日宣传画征集活动。我省从各设区市、平潭综合实验区报送的 55 幅作品中精心筛选后选送的 10 幅作品有 8 幅获奖,其中泉州市丰泽区第二中心小学凌芯瑜、莆田仙游县游洋镇中学邱世杰、漳州台商投资区角美中学黄奕婧 3 位同学分别获得 2018 年全国防治碘缺乏病日中、小学生宣传画征集大赛小学组、中学组一等奖,王曦瑶等 5 位同学分别获二、三等奖。

2024 年,为了进一步提高全社会对碘缺乏病防治工作的认识,加大科普宣传引导力度,中国疾病预防控制中心地方病控制中心在全国范围内征集防治碘缺乏病科普作品。本次活动在全省征集科普作品,包括画作、视频和 logo 等 3 类作品 119 个,经过初筛、评审专家匿名推荐及现场评审,择优推送 9 件作品参加国家评比,最终科学补碘等 6 件作品获奖。

历届防治碘缺乏病日宣传主题如下:

1994 年 5 月 5 日 第 1 届主题:碘盐与健康

1995 年 5 月 5 日 第 2 届主题:1995 年基本实现全民食盐加碘

1996 年 5 月 5 日 第 3 届主题:全民食用合格的碘盐

1997 年 5 月 5 日 第 4 届主题:食用合格碘盐,严禁销售非碘盐

1998 年 5 月 5 日 第 5 届主题:健康的母亲不能缺碘,缺碘的家庭不会健康

1999 年 5 月 5 日 第 6 届主题:坚持科学补碘,提高人口素质

2000 年 5 月 15 日 第 7 届主题:坚持食用碘盐,持续消除碘缺乏病

2001 年 5 月 15 日 第 8 届主题:加强碘盐监督管理,持续消除碘缺乏病

2002 年 5 月 15 日 第 9 届主题:科学补碘,健康成长

2003 年 5 月 15 日 第 10 届主题:食用碘盐,保护儿童智力发育

2004 年 5 月 15 日 第 11 届主题:科学补碘,预防出生缺陷与智力残疾

2005 年 5 月 15 日 第 12 届主题:控制碘缺乏病,保护母婴健康

2006 年 5 月 15 日 第 13 届主题:普及碘盐十年,人口素质提高

2007 年 5 月 15 日 第 14 届主题:坚持食用碘盐,预防出生缺陷

2008 年 5 月 15 日 第 15 届主题:坚持食用碘盐,享受健康生活

2009 年 5 月 15 日 第 16 届主题:全社会共同参与,持续消除碘缺乏病

2010 年 5 月 15 日 第 17 届主题:科学补碘,持续消除碘缺乏病

2011 年 5 月 15 日 第 18 届主题:坚持科学补碘,预防碘缺乏病

2012 年 5 月 15 日 第 19 届主题:坚持因地制宜,持续科学补碘

2013 年 5 月 15 日 第 20 届主题:科学补碘,保护智力,成就梦想
2014 年 5 月 15 日 第 21 届主题:科学补碘,保护智力正常发育
2015 年 5 月 15 日 第 22 届主题:科学补碘,重在生命最初 1000 天
2016 年 5 月 15 日 第 23 届主题:坚持科学补碘,建设健康中国
2017 年 5 月 15 日 第 24 届主题:每天一点碘,健康多一点
2018 年 5 月 15 日 第 25 届主题:"碘"亮智慧人生,共享健康生活
2019 年 5 月 15 日 第 26 届主题:科学补碘益智,健康扶贫利民
2020 年 5 月 15 日 第 27 届主题:众志成城战疫情,科学补碘保健康
2021 年 5 月 15 日 第 28 届主题:科学补碘,健康一生
2022 年 5 月 15 日 第 29 届主题:智慧人生健康路,科学补碘第一步
2023 年 5 月 15 日 第 30 届主题:科学补碘三十年,利国利民保健康
2024 年 5 月 15 日 第 31 届主题:食盐加碘防疾病,平衡营养健康行

第二节　重点县碘缺乏病健康教育

一、碘缺乏病综合干预项目

2000—2004 年,福建省先后在沿海 12 个私盐冲击较严重的县(市、区)(福清、南安、晋江、石狮、同安、翔安、漳浦、平和、华安、诏安、莆田和福鼎)实施以提高合格碘盐食用率为目标、以盐田废转和目标人群健康教育/健康促进为主要干预措施的消除碘缺乏病综合干预项目。本项目由联合国儿童基金会提供部分经费支持,在卫生部消除碘缺乏病国际合作项目技术指导中心(NTTST)指导下进行。项目工作由福建省卫生厅统一领导,福建省地方病防治研究所和福建省盐务局负责实施,有关"问题地区"的有关部门和单位参加。

项目目标:一是项目地区的小学生对碘缺乏病危害的知晓率达 90％以上,对碘缺乏病的预防方法知晓率提高到 90％以上,并有 70％以上的学生愿意主动向父母宣传碘缺乏病知识。二是项目地区的教师对碘缺乏病危害和预防方法的知晓率达 90％以上,超过 90％的教师愿意主动向学生宣传碘缺乏病知识。三是项目地区的家庭主妇对碘缺乏病危害和对碘缺乏病的预防方法知晓率比 1999 年基线调查时提高 20 个百分点。

2004 年底对项目县的评估结果显示:学生知晓碘缺乏病危害的百分比为 94.4％,知晓预防方法的为 93.3％,主动向父母宣传碘缺乏病防治知识的占 78.2％;教师知晓碘缺乏病危害的百分比为 99.8％,知晓预防方法的为 99.8％,向学生宣传碘缺乏病防治知识的占 98.5％;家庭主妇对碘缺乏病危害知晓率为 44.4％,知晓碘缺乏病预防方法的为 59.6％。虽然家庭主妇对碘缺乏病有关知识的知晓率仍较低,但此结果比 1999 年基线调查所显示的沿海居民仅有 10.8％知晓碘缺乏病危害、38.3％知晓碘缺乏病预防方法有了长足的进步。

二、中央补助地方公共卫生专项资金地方病防治项目

2009—2017 年,福建省根据国家下达的中央补助地方公共卫生专项资金地方病防治项目(2014 年以后改为中央补助地方健康素养促进行动项目)管理方案的要求,每年根据工作需要安排部分县(市、区)开展碘缺乏病健康教育工作。2009 年选定福安、建瓯、平潭、涵江、南安、漳浦、漳平、东山 8 个县(市、区),2010 年选定福安、建瓯、福清、荔城、南安、明溪、漳平、南靖 8 个县(市、区),2011 年上半年选定荔城、延平、武平、连江、永春、云霄、福安、明溪 8 个县(市、区),2011 年下半年选定政和、连城、柘荣、永泰、三元、芗城、城厢、泉港 8 个县(市、区),2012 年选定罗源、诏安、德化、秀屿、长汀、宁化、周宁、邵武 8 个县(市、区),2013 年选定永泰、翔安、东山、三元、大田、顺昌、上杭、寿宁 8 个县(市、区),2014 年选定诏安、荔城、漳平、邵武、周宁、德化、浦城、漳浦 8 个县(市、区),2015 年选定诏安、平潭、荔城、泉港、漳浦、东山、明溪、海沧 8 个县(市、区),2016 年选定诏安、寿宁、荔城、漳平、建瓯、东山、明溪、翔安 8 个县(市、区),2017 年选定诏安、荔城、漳平、翔安、寿宁、明溪、建瓯、东山 8 个县(市、区)。

项目主要工作:每个碘缺乏病健康教育项目县各自选择 3 个项目乡,每个乡在中心小学 4～6 年级的班级开展健康教育活动;在上述项目乡,每乡选择 3 个村,开展社区健康教育活动。在每个项目乡的中心小学随机抽取 5 年级 1 个班的 30 名学生,在每所项目学校所在地随机抽取 15 名家庭主妇开展基线调查。县级疾控机构协调广播、电视、报刊等媒体,在项目县辖区播放有关地方病防治知识的科普片和公益广告,宣传报道防治地方病的知识、策略和措施等信息;协调和配合教育部门在项目乡小学 4～6 年级上好 1 节碘缺乏病防治知识健康教育课,要求目标学生结合教学内容写 1 篇作文,并把所学到的相关知识传递给家庭成员;由村医组织项目村的家庭主妇开展 1～2 次相关地方病防治知识的培训;在每个项目乡政府、村委会所在地张贴或悬挂相关地方病防治知识的标语,在项目乡卫生院开设 2～3 期专题宣传栏,在村卫生所(室)张贴宣传画;利用"赶集日"在项目乡开展健康咨询活动。

项目实施前按照统一的方案开展基线调查,项目实施结束后,8 个碘缺乏病健康教育项目县在每所项目小学随机抽取 5 年级 1 个班的 30 名学生,在每所项目小学所在地抽取 15 名家庭主妇进行项目效果评估。通过项目活动,项目县小学 4 年级以上学生及家庭主妇碘缺乏病防治知识的知晓率分别比基线调查时有明显提高,实现了项目方案提出的"小学 4 年级以上学生及家庭主妇地方病防治知识的知晓率要达 80％以上"的控制目标。

科研成果

附录1　获奖科研成果

一、福建闽北地区地方性甲状腺肿与地方性克汀病的研究

获奖者：马新元、林碧光、林曙光、林国祥、林友诗

获奖情况：1987年度福建省医药卫生科技进步二等奖

二、福建省地方性甲状腺肿与自然环境地图集

获奖者：马新元、马会轩、游在森、李兆燕、钟志雄

获奖情况：1988年度福建省医药卫生科技进步二等奖

三、同安县水源性高碘地方性甲状腺肿的发现

获奖者：马新元、游在森、陈志辉、郑君玉、黄福民

获奖情况：1989年度福建省科学技术进步三等奖

　　　　　1988年度福建省医药卫生科技进步二等奖

四、福建省地方性亚临床克汀病的研究

获奖者：马新元、游在森、陈志辉、郑君玉、黄翠玉

获奖情况：1989年度福建省医药卫生科技进步二等奖

五、中国十大城市学龄儿童碘营养状况调查

获奖者：福建省卫生防疫站（名列第10，主要参加人员：陈志辉、林曙光、林本翔、何萌、张振华、林谷忠、林兆和、欧剑鸣）

获奖情况：1997年度卫生部医药卫生科技进步三等奖

六、闽东南沿海居民碘营养状况流行病学调查和地方性甲状腺肿病因的研究

获奖者：陈志辉、林曙光、许龙善、林本翔、林章清
获奖情况：1998 年度福建省科学技术进步三等奖
　　　　　1997 年度福建省医药卫生科技进步二等奖

七、碘缺乏病区新生儿碘营养状况的研究

获奖者：陈志辉、何萌、林曙光、许龙善、余锦
获奖情况：2000 年度福建省科学技术进步三等奖

八、B 超在碘缺乏病防治研究中的应用与学龄儿童甲状腺容积正常值的建立

获奖者：陈志辉、林曙光、许龙善、王木华
获奖情况：2002 年度福建省科学技术进步三等奖

九、龙岩市消除碘缺乏病防治研究

获奖者：陈建安、兰天水、陈志辉、蓝永贵、陈慧琴
获奖情况：2003 年度福建省科学技术进步三等奖
　　　　　2003 年龙岩市科学技术进步一等奖

十、实施有效碘干预对儿童智力和精神运动影响的系列研究

获奖者：陈志辉、许龙善、陈建安、林曙光、林心星
获奖情况：2007 年度福建医学科学技术三等奖

十一、厦门市碘缺乏病防治模式研究

获奖者：戴龙、刘德发、张亚平、苏惠健、张燕峰、曾立新、李燕云、黄忠容、张一中、丁鸿儒
获奖情况：2007 年厦门市科技进步二等奖

十二、地方性氟中毒防治研究

获奖者：陈建安、兰天水、陈志辉、兰永贵、陈慧琴
获奖情况：2008 年度福建省科学技术进步三等奖

十三、厦门市碘缺乏病防治模式研究与应用

获奖者：戴龙、张亚平、苏惠健、伍啸青、曾立新
获奖情况：2009 年福建医学科技奖（恒瑞杯）三等奖

十四、产盐区与非产盐区碘特需人群碘营养状况与对策研究

获奖者:伍啸青、陈志辉、戴龙、张亚平、牛建军、苏惠健、邱志敏、柯金练

获奖情况:2015 年度厦门市科学技术进步三等奖

十五、沿海地区居民碘营养状况与膳食碘摄入量的研究

获奖者:陈志辉、王木华、吴佳妮、陈迪群、叶莺

获奖情况:2021 年度福建医学科技三等奖

附录 2　获奖优秀论文

一、论文题目:神经型地方性克汀病患者 TSH 对 TRH 应答性的研究

作者:陈志辉、游在森、于凌志、夏亚平、马宁、王木华、陈秀铜、蒋圪长、林火龙、黄建成

获奖情况: 福建预防医学会第二次学术交流会优秀论文二等奖(1992 年)

二、论文题目:1999 年福建省碘缺乏病病情监测结果分析

作者:陈志辉、林曙光、余锦、王木华、夏亚平、林本翔、林兆和、许龙善

获奖情况:中华医学会地方病分会全国第六届碘缺乏病学术会议优秀论文(2000年)

三、论文题目:联合型瑞文测验福建省儿童常模的研制

作者:陈志辉、许龙善、林曙光、钱明、王木华、林兆和

获奖情况:福建省预防医学会优秀论文一等奖(2008 年)

第八届福建省自然科学优秀学术论文三等奖(2008 年)

四、论文题目:厦门市碘缺乏病防治现状与对策

作者:伍啸青、戴龙、张燕峰、谭东、王明斋、苏惠健、林水春、施红、王玉兰

获奖情况:第六届厦门市自然科学优秀学术论文一等奖(2008 年)

五、论文题目:尿碘的低砷量砷铈催化分光光度测定方法

作者:张亚平、黄嫣红、李呐

获奖情况:第七届厦门市自然科学优秀学术论文二等奖(2013 年)

2012 年度 F5000 论文 入选领跑者 5000 论文(2013 年)

福建省预防医学会优秀论文一等奖(2014 年)

第十一届福建省自然科学优秀学术论文二等奖(2014 年)

六、论文题目:实施新标准碘盐后福建省甲状腺疾病的影响因素分析

作者:陈迪群、陈志辉、吴佳妮

获奖情况:中华医学会地方病分会第九次全国地方病学术会议优秀青年学术论文(2016 年)

七、论文题目:福建省在校学生就餐地点频次和碘营养状况分析

作者:兰莺、陈迪群、陈志辉

获奖情况:中华医学会地方病分会全国第十一次地方病学术会议优秀论文(2023 年)

八、论文题目:2013—2022 年漳州市诏安县重点人群碘营养状况分析

作者:张远天、徐婷、沈婷婷、吴惠雪、何建华

获奖情况:中华医学会地方病分会全国第十一次地方病学术会议优秀论文(2023 年)

九、论文题目:Is the urinary iodine/creatinine ratio applicable to assess short term individual iodine status in Chinese adults? Comparison of iodine estimates from 24-h urine and timed-spot urine samples in different periods of the day

作者:刘专、林怡瑄、吴佳妮、陈迪群、吴晓燕、兰莺、陈志辉

获奖情况:2024 年福建省预防医学会优秀论文三等奖(2024 年)

附录 3　标准制修订

一、WS 276—2007《地方性甲状腺肿诊断标准》

起草单位:福建省疾病预防控制中心(名列第 2)
主要起草人:陈志辉(名列第 2)

二、GB 26878—2011《食品安全国家标准 食用盐碘含量》

主要起草人:陈志辉(标准编写成员)

三、WS/T 107—2006《尿中碘的砷铈催化分光光度测定方法》

起草单位:厦门市疾病预防控制中心(名列第 2)
主要起草人:张亚平(名列第 2)

四、WS/T 107.1—2016《尿中碘的测定 第 1 部分:砷铈催化分光光度法》

起草单位:厦门市疾病预防控制中心(名列第 1)

主要起草人:张亚平(名列第 1)、黄嫣红(名列第 7)

五、WS/T 572—2017《血清中碘的测定 砷铈催化分光光度法》

起草单位:厦门市疾病预防控制中心(名列第 2)

主要起草人:张亚平(名列第 3)、黄淑英(名列第 8)

六、WS/T 783—2021《血清中碘的测定标准 电感耦合等离子体质谱法》

起草单位:厦门市疾病预防控制中心(名列第 1)

主要起草人:张亚平(名列第 1)、黄淑英(名列第 3)

附录 4 专 利

专利名称:一种基于碘催化肼-[氧化剂-Ferroin 试剂]体系的碘离子检测试剂及方法

专利号:ZL 2018 1 0922773.3

发明人:张亚平、李呐、黄淑英

专利申请日:2018 年 8 月 14 日

专利权人:厦门市疾病预防控制中心(厦门市卫生检验检测中心)

授权公告日:2019 年 11 月 12 日

授权公告号:CN 108776134 B